U0276441

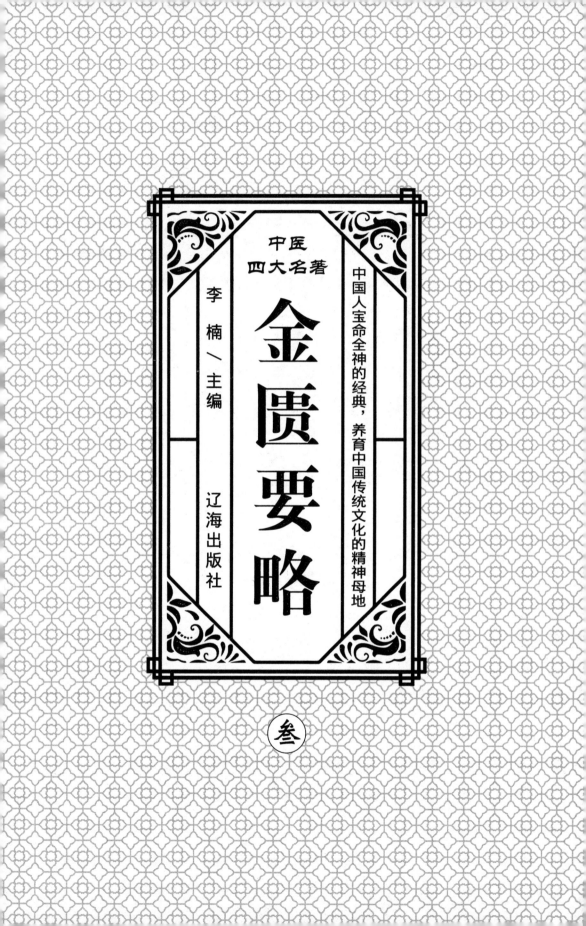

中医
四大名著

李 楠／主编

金匮要略

中国人宝命全神的经典，养育中国传统文化的精神母地

辽海出版社

叁

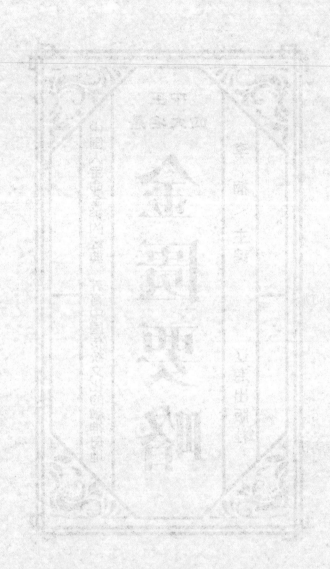

目　　录

第一章　脏腑经络先后病脉证

第二章　痉湿暍病脉证治

第三章　百合狐惑阴阳毒病脉证治

第四章　疟病脉证并治

第五章　中风历节病脉证并治

第六章　血痹虚劳病脉证并治

第七章　肺痿肺痈咳嗽上气病脉证治

第八章　奔豚气病脉证治

第九章　胸痹心痛短气病脉证治

第十章　腹满寒疝宿食病脉证治

第十一章　五脏风寒积聚病脉证并治

第十二章　痰饮咳嗽病脉证并治

第十三章　消渴小便不利淋病脉证并治

第十五章　黄疸病脉证并治

第十六章　惊悸吐衄下血胸满瘀血病脉证治

第十七章 呕吐哕下利病脉证治

第十八章　疮痈肠痈浸淫病脉证并治

第十九章　趺蹶手指臂肿转筋阴狐疝蛔虫病脉证治

第二十章　妇人妊娠病脉证并治

第二十一章　妇人产后病脉证治

第二十二章　妇人杂病脉证并治

第一章　脏腑经络先后病脉证

第一节　治未病

一、已病防传，虚实异治

问曰：上工治未病，何也？师曰：夫治未病者，见肝之病，知肝传脾，肯先实脾；四季脾王不受邪，即勿补之。中工不晓相传，见肝之病，不解实脾，惟治肝也。

夫肝之病，补用酸，助用焦苦，益用甘味之药调之。酸入肝，焦苦入心，甘入脾，脾能。制肾，肾气微弱，则水不行；水不行，则心火气盛；心火气盛，则制肺；肺被制，则金气不行；金气不行，则肝气盛。故实脾，则肝自愈。此治肝补脾之要妙也。肝虚则用此法，实则不在用之。

经曰："虚虚实实，补不足，损有余。"是其义也。余脏准此。

【译文】

问道：高明的医生治未病，这句话是什么意思呢？老师说：治未病的意义，如见到肝病，知道肝会影响到脾，就应当先补脾；但如一年四季脾气旺盛的时候，脾就不会受到肝邪的侵袭，那就不必补脾。一般的医生不知这种相传的道理，见到肝病，也不了解应当先实脾的方法，而只知道治肝。

肝为藏血之脏，体阴而用阳，所以治疗肝虚的病，应当用酸苦药以补之，用焦苦药以助之，以甘味药以调之。因为酸味药入肝，焦苦味入心，甘味入脾，脾气旺盛便能制肾，肾受到制约，肾中阴寒水气便不会亢而为害，由是可保持心之少火旺盛；而心之少火旺盛可以制约肺金，肺气受制，则肝气便可逐渐旺盛，所以补脾，肝病就会自然痊愈。这是用补脾来治疗肝病的一种重要方法。不过这种方法只能用在肝虚病，肝实病就不宜应用。

古代医经上说："虚征忌用泻法，误泻益虚；实证忌用补法，误补更实。应当用补法治疗正气不足的虚证，用泻法治疗邪气有余的实证。"这才是正确的治疗方法。不但肝要虚实异治，其余各脏的病，亦可以此为准，进行辨证论治。

【解读】

本条的基本精神，可以归纳为以下三方面。

（1）举肝病传脾为例，说明脏腑病理传变规律，提示在治疗时应注意照顾未病的脏腑，以预防疾病的传变。张仲景治未病何以突出肝脾为例？这是因为四时之气始于春，人体五脏之气始于肝，而脾为后天之本、生化之源，在疾病过程中，如果脾脏受损，气血营卫的来源就会缺乏，因而导致病情趋向恶化。另一方面，临床上肝木克脾土，肝脾失调的病变又最为常见，所以肝病传脾很具有代表性。首段"肝之病"属肝的实证，故在泻肝的同时，要注意调补不旺之脾，防止肝病传脾；如果脾旺则不受肝邪之传，即勿补脾；中工不知一脏有病可以影响他脏，只能见肝治肝。

（2）治病当分虚实，仍以肝病为例来说明。"补用酸，助用焦苦，益用甘味之药调之。"这是治肝虚的方法，酸入肝，肝虚当补之以本味，所以补用酸；焦苦入心，心为肝之子，子能令母实，所以助用焦苦；甘味能够和中补脾，所以"益用甘味之药调之"。至于肝实病证，以上方法就不适用，而应当泻肝顾脾。"酸入肝……此治肝补脾之要妙也"十七句是解释肝虚病用酸甘焦苦治法的意义。肝木既虚，肺金必然会侮其所胜，这是五行生克制化的一般规律。所以，在肺金未侮肝木之前，就得用酸味药来补肝的本体，用焦苦味药以助心火。助心火有三种意义：其一，心旺可以感气于肝；其二，心旺可以不泄肝气；其三，心火旺可以制约肺金，肺之邪气受制，则木不受克而肝病自愈。至于本法中用甘味药来调补脾土，其目的在于补土制水，肾的阴寒水气不亢而为害，则水不凌心，心的少火之气旺盛，则能制约肺金；肺的邪气不致乘侮肝木，则肝之本气自盛；且土能荣木，脾气健旺，有助于改善肝虚的病变。文中"制"字当作"制约"理解，说明五行（五脏）相互制约，才能维持人体生理平衡状态，才能生化不息。如果五脏之间失去了相互制约的生理功能，就会出现病理变化，可见五行生克制化规律是十分重要的。因而张仲景据此立论，重视调整脏腑失衡病变，使之归于平衡，以达到治愈疾病的目的。文中以肝虚为例，提出味具酸甘焦苦、功兼调补助益的具体治法，以恢复脏腑相互制约的生理平衡。显然，这是根据五行相制理论以调整五脏失调的治法的范例，具有指导意义。

（3）本条最后引用经文对虚实异治作出结论：虚证不能泻，实证不能补，否则虚者愈虚，实者愈实。必须虚者补之，实者泻之，补其不足，损其有余，才是正确的治法。肝病如此，其他诸脏可以类推，故云"余脏准此"。

二、未病防病，已病早治

夫人禀五常，因风气而生长。风气虽能生万物，亦能害万物，如水能浮舟，亦能覆舟。若五脏元真通畅，人即安和；客气邪风，中人多死。千般疢（chèn）难，不越三条：一者，经络受邪，入脏腑，为内所因也；二者四肢九窍，血脉相传，壅塞不通，为外皮肤所中也；三者，房室、金刃、虫兽所伤。以此详之，病由都尽。

若人能养慎，不令邪风干忤经络，适中经络，未流传脏腑，即医治之。四肢才觉重滞，即导引、吐纳、针灸、膏摩，勿令九窍闭塞；更能无犯王法、禽兽灾伤，房室勿令竭乏，服食节其冷、热、苦、酸、辛、甘，不遗形体有衰，病则无由入其腠理。腠者，是三焦通会元真之处，为血气所注；理者，是皮肤脏腑之文理也。

【译文】

一个人生活在自然界，要遵循木、火、土、金、水五行运行的常理，自然气候能帮助万物生长，也可以伤害万物，正如水能载舟，也能覆舟一样。若人体正气充足，脏腑功能活动正常，无论气候怎样变化，也都能适应，人即安和无病；如果人体脏腑失和，正气虚弱，又适逢外界气候反常变化，在外因通过内因的作用下，轻则发生疾病，重则引起死亡。疾病种类多种多样，但究其病因，归纳起来只有三条：第一是经络受邪，传到脏腑，因而引起内部疾病；第二是四肢九窍与血脉互相传变，阻塞不通，这是外部皮肤所引起的疾病；第三是房事过度、创伤和虫兽咬伤所引起的病痛。用这种方法来归纳，一切疾病的病因，都可以包括在内了。

如果人能内养正气，外慎风邪，不使风邪侵犯经络，那么就可以不病或少生病了。若受到邪气的侵袭，要趁病邪还未深入的时候抓紧早期治疗，则内因经络所受之邪就不致为患了；当四肢才觉重滞不适的时候，便可用导引、吐纳、针灸、膏摩等治疗方法，使四肢血脉流通，九窍不致闭塞，则外因皮肤所中的病就可痊愈了；更要注意不犯国家法令，避免虫兽伤害，节制房事，这样精气竭乏等因素所致的各种伤害就可避免了。另外，在衣着饮食方面，注意寒温适宜，不要偏嗜过辛、过甘、过酸、过苦、过咸的食品，使正气充足，形体不衰，则病邪无从进入腠理了。所谓"腠"，是皮肤的毛窍，为周身气血津液所通会灌输的地方；"理"，是皮肤与脏腑中间的纹理。

【解读】

本条从"夫人禀五常"至"客气邪风，中人多死"为第一部分，说明人与自然界关系密切，人的生长发育离不开自然气候。但自然气候有常有变，如果自然气候反常，就会伤害万物。人在气交之中，如不能适应反常气候，就会发生疾病。客气邪风虽然是致病因素，但能否引发疾病，仍取决于人体正气的盛衰、适应能力的强弱。如果五脏元真之气通畅，说明生命物质充裕，生理功能正常，抗病能力强盛，能适应反常气候的变化，则人体平和无病；反之，如果正气虚弱，适应能力减低，不能抵抗外邪，邪气就能乘虚而入，导致疾病发生，甚至造成死亡。此理即《素问·评热病论》所云："邪之所凑，其气必虚。"

自"千般疢难"至"以此详之，病由都尽"为第二部分，阐述病邪侵袭人体，其传变一般是由表入里，由经络传入脏腑。但由于病邪特性不同，体质强弱有差异，疾病的发生也会有种种不同的变化，尽管有"千般疢难"（疢难，即疾病），但归纳起来，不外三条：其一是脏腑正气不足，邪气乘虚侵袭人体，由经络传入脏腑，是内在环境有空疏亏虚之处，所以能被邪气侵入，故称"内所因也"。其二是邪气侵犯皮肤，仅在血脉传注，壅塞四肢九窍，使气血失于通畅，这是因为外邪由皮肤侵入，传注血脉，阻塞四肢九窍，故称"为外皮肤所中也"。其三是房室、金刃、虫兽所伤，即后世所谓的不内外因。无论疾病种类如何繁多，其病变总离不开脏腑、经络、气血；无论疾病的病因如何复杂，归纳起来，总不超越以上三条。

自"若人能养慎"至"病则无由入其腠理"为第三部分，主要论述养生的重要性，强调疾病要早期治疗，并提出具体的预防措施。如节制房事，以免损耗精气；起居饮食适当，以保持形体不衰；此外还应防备意外灾伤，如金刃、虫兽咬伤；更应遵守国家法纪，以免刑役之苦损伤形体。总的说来，如能做到养慎，病邪就不易侵入腠理。"适中经络，未流传脏腑，即医治之"，是强调疾病的早期治疗，防微杜渐，以防病邪深入。所以当经络开始受邪，尚未深入脏腑，便应及早治疗，通过导引（即自摩自捏，伸缩手足，除劳去烦）、吐纳、针灸、膏摩等方法，使机体气血通畅，提高正气的抗病能力，即可驱邪外出，使疾病早愈。不然的话，早期失治，病邪便会传变，产生"九窍闭塞"，甚至"流传脏腑"，导致病情加重或恶化，这时治疗就困难了。

原文的第四部分即末尾一段话，是仲景对腠理作出的解释，阐明广义的腠理为三焦所主，与皮肤、脏腑关系密切，它既是元真相会之处，又是血气流注的地方，如果人体对外抵抗能力减退，它即可成为外邪侵入的门户。腠理是人体御邪护正的屏障。

三、时色脉相违则病

师曰：寸口脉动者，因其王时而勤。假令肝王色青，四时各随其色。肝色青而反色白，非其时色脉，皆当病。

【译文】

老师说：寸口脉的搏动，是随着五脏所旺的季节而有所变动的。例如肝旺的季节颜色是青色，其他季节应表现的颜色，也都与五脏旺时有关。春季是肝旺的时候，它的颜色应见到青色，如果反见到白色，就不是所旺季节应有的颜色与脉象，都属于有病的象征。

【解读】

人体五脏之气各有旺时，与季节气候变化相应，因而随着春夏秋冬时序的更替，脉象和色泽也相应地发生有规律的变化。例如春季木旺，则肝脉应之，其色当青，其脉当弦；夏季火旺，则心脉应之，其色当赤，其脉当洪；秋季金旺，则肺脉应之，其色当白，其脉当浮；冬季水旺，则肾脉应之，其色当黑，其脉当沉。这是正常现象，这就叫做四时各随其脉色。假如春天肝旺，色应青而反色白，这就是非其时色；脉应弦而反浮，这就是非其时脉。非其时而有其色和脉，这是不正常的现象，故皆为有病。

四、气候节令相违亦病

问曰：有未至而至，有至而不至，有至而不去，有至而太过，何谓也？师曰：冬至之后，甲子夜半少阳起。少阳之时，阳始生，天得温和。以未得甲子，天因温和，此为未至而至也；以得甲子，而天未温和，为至而不至也；以得甲子，而天大寒不解，此属至而不去也；以得甲子，而天温如盛夏五、六月时，此为至而太过也。

【译文】

问道：时令与气候，有的未至而至，有的至而不至，有的至而不去，有的至而太过，这应该怎样解释呢？老师回答：季节的推移有常，气候的变化无定。一年分为二十四个节气，每个节气相隔的时间是十五天，而气候的寒暖变化，却不一定这样准确。例如"冬至"节后六十天就是"雨水"节，其时少阳当令。冰雪解冻雨水渐多，阳气开始生长，气候逐渐温和，就是时至气也至了，这是正常的气候。如未到"雨水"节，天气就已变温和，这就是时未至而气已至，所以叫"未至而至"；如已到"雨水"节，天气仍未温和，这是时已至而气未至，所以叫"至而不至"；如已到"雨水"节，而气候不温和，反而寒冷很厉害，这就是时已至而寒冬的气候未去，所以叫做"至而不去"；如刚到"雨水"节，而气候过热，如盛夏五、六月一样，这是时至气候太过的现象，所以叫"至而太过"。这些都是反常的气候，容易导致疾病的发生。

【解读】

节令与气候变化，相当相应，如春温、夏热、秋凉、冬寒，是正常的自然规律，有利于万物生长。本条所说"冬至之后，甲子夜半"（此处指冬至之后的六十天），实际即是冬至后六十天的雨水。此时阳气开始从地面生发，故称"少阳之时，阳始生"（少阳：古人将一年分为三阴三阳六个时段，各六十天，自少阳始，至厥阴止。详见《难经·七难》），说明气候渐转温和，时与气相符合，是为正常气候。

原文中从"以未得甲子"之后，主要说明时令与气候不相适应的情况，包括太过与不及，如未到雨水节，而气候已温暖，这是时未至而气已至；如已到雨水节，气候尚未温和，这是时已至而气未至；如已到雨水节，气候仍然很冷，这是时令已至，而严寒气候当去不去；如已到雨水节，气候变得像盛夏一样炎热，这是气候至而太过。以上所说的太过或不及，都属于反常现象。总之，非其时而有其气，就容易酿成六淫外感或时病流行，正如《素问·六微旨大论》所说："应则顺，否则逆。逆则变生，变生则病。"

五、杂病预后

问曰：寸脉沉大而滑，沉则为实，滑则为气，实气相搏，血气入脏即死，入腑即愈，此为卒（cù）厥，何谓也？师曰：唇口青，身冷，为入脏即死；如身和，汗自出，为入腑即愈。

【译文】

问道：寸口脉沉大而滑，重按搏指滑利有力，沉大为血实，滑大为气盛，血之与气并走于上，则突然发生昏厥，凡病情较重，邪入已深者为入脏；预后不良，病情较轻，邪入尚浅者为入腑，预后良好。这应该怎样来区别呢？老师回答：若唇口青紫，身体厥冷，说明邪气内闭，血行郁滞，阳气衰竭，病深且重，此为入脏，预后不良。若身体温和，微汗自出，说明气血流通，病浅且轻，此为入腑，故易治愈。

【解读】

"寸脉沉大而滑，沉则为实，滑则为气"是指脉沉为血实，脉滑为气实，脉大为邪盛；邪在于血则血实，邪在于气则气实，故寸脉沉大而滑，说明邪气充斥，气血俱病。

"实气相搏"，指血实与气实相并，可以引起血气并走于上的"卒厥"证（指突然昏倒的一种病证）。这与《素问·调经论》所说"血之与气，并走于上，则为大厥，厥则暴死，气复反则生，不反则死"的意义相同。

"血气入脏即死，入腑即愈"是指五脏主藏而不泻，血气并入以后，不能自还，使神明昏聩，猝倒无知，出现唇口青、身冷等症。唇口青是血行不利，身冷是阳气衰微。此时元真之气不行，升降出入道路阻绝，故谓"入脏即死"。六腑主泻而不藏，血气并入，容易外出，邪入于腑，虽有猝然昏仆、手足逆冷等症，但与脏气欲绝者不同。血气虽并入于腑，只是暂时现象，少顷即可气返血行，阳气外达，邪气随之外泄，使身体温和，汗自出，而病告愈，故谓"入腑即愈"。此示人及时救治，防其由轻变重。

第二节　阴阳规

一、杂病病机

问曰：经云"厥阳独行"，何谓也？师曰：此为有阳无阴，故称厥阳。

【译文】

问道：古代医经上说"厥阳独行"，这话如何解释？老师说：这句话的意思是说只有阳没有阴，阳气独行于上，所以称为厥阳。

【解读】

《素问·阴阳应象大论》云："阴在内，阳之守也；阳在外，阴之使也。"在正常情况下，阴阳之间处于一种相对的平衡状态。若阴血（液）亏虚于下，则无阴维系的孤绝之阳浮越于上，疾病便接踵而至。有与无乃相对之词，全系病态，借以表明阴阳失去相对平衡是导致一切杂病的总病机。

二、杂病分类与中人五邪

问曰：阳病十八，何谓也？师曰：头痛，项、腰、脊、臂、脚掣痛。问曰：阴病十八，何谓也？师曰：咳、上气、喘、哕、咽、肠鸣、胀满、心痛、拘急。五脏病各有十八，合为九十病。人又有六微，微有十八病，合为一百八病，五劳、七伤、六极，妇人三十六病，不在其中。

清邪居上，浊邪居下，大邪中表，小邪中裏；馨饪之邪，从口入者，宿食也。五邪中人，各有法度：风中于前，寒中于暮，湿伤于下，雾伤于上，风令脉浮，寒令脉急，雾伤皮腠，湿流关节，食伤脾胃，极寒伤经，极热伤络。

【译文】

问道：阳病十八种，包括哪些病征呢？老师说：头痛及项、腰、脊、臂、脚掣痛。又问道：阴病十八种是指的什么病？老师说：咳嗽、上气、喘息、哕逆、哕逆、肠鸣、胀满、心痛、拘急。五脏病各有十八种，合为九十种病。人又有六微，各有十八种病，合为一百零八种病，但五劳、七伤、六极和妇女三十六种病，不包括在内。

清邪即雾露之邪，多伤上部；浊邪即水湿之邪，多伤下部；大邪即风邪，多伤于表；小邪即寒邪，多伤于里；饮食失节从口而入，是食积为病。风、寒、湿、雾、饮食五种病邪伤人，各有一定的规律：风邪伤人多在上午，寒邪伤人多在下午，湿邪伤人偏于下部，雾邪伤人偏于上身，风邪使人脉浮，寒邪使人脉紧，雾邪伤人皮肤腠理，湿邪则易流入关节，饮食失节伤人脾胃，寒气盛伤经，热气盛伤络。

【解读】

本条可分为两段解析。

第一段论古代对疾病的分类和计数。阳病是指头痛及项、腰、臂、脊、脚掣痛等六种在肌表经络的病证。因阳病有营病、卫病、营卫合病三者的不同，三六合为十八病。阴病是咳、上气、喘、哕（呃逆）、咽（指咽中梗塞）、肠鸣、胀满、心痛、拘急等九种在脏腑的病证，因阴病有虚实的不同，故二九合为十八病。五脏病各有十八，是说五脏受风、寒、暑、湿、燥、火六淫之邪而为病，有气分、血分、气血兼病三者之别，三六合为十八，五个十八，合为九十病。六微谓六淫之邪中于六腑，腑病较脏病为轻，故称为六微。六微亦有气分、血分、气血兼病三者之别，三六合为十八，六个十八，合为一百零八病。至于五劳（《素问·宣明五气》及《灵枢·九针》均以久视伤血、久卧伤气、久坐伤肉、久立伤骨、久行伤筋为五劳所致；《诸病源候论》、《备急千金要方》以志劳、思劳、忧劳、心劳、疲劳为五劳；《诸病源候论》又有肺劳、肝劳、心劳、脾劳、肾劳之说）、七伤（《诸病源候论》以大饱伤脾，大怒气逆伤肝，强力举重、久坐湿地伤肾，形寒饮冷伤肺，忧愁思虑伤心，风雨寒暑伤形，大恐惧不节伤志为七伤。本书《血痹虚劳病脉证并治》篇大黄䗪虫丸条，有食伤、忧伤、饮伤、房室伤、饥伤、劳伤、经络营卫气伤，共为七伤）、六极（《诸病源候论》、《备急千金要方》均以气极、血极、筋极、骨极、肌极、精极为六极）以及妇女三十六病（《诸病源候论》《备急千金要方》均作十二瘕、九痛、七害、五伤、三痼），由于致病因素不属六淫外感，所以说"不在其中"。

第二段论述五种病邪的特性及伤人的规律。清邪为雾露之邪，故居于上；浊邪为水湿之邪，故居于下；大邪指风邪，其邪散漫，多中肌表；小邪指寒邪，其性紧束，常中经络之里；馨饪之邪即宿食，从口而入，损伤脾胃。由于五邪的性质各有不同，故其中人各有一定的规律可循：如风为阳邪，多中于午前，病在肤表，脉多浮缓；寒为阴邪，多中于日暮，病位偏里，脉多紧急；湿为重浊之邪，易伤于下而流入关节，故有腿酸、脚软、麻痹不仁等症；雾为轻清之邪，故伤于上而连及皮腠；脾主运化，饮食不节则伤脾胃；经脉在里为阴，络脉在外为阳，寒气归阴，所以说"极寒伤经"；热气归阳，所以说"极热伤络"。

第三节　诊疗

一、望诊

问曰：病人有气色见于面部，愿闻其说。师曰：鼻头色青，腹中痛，苦冷者死；鼻头色微黑者，有水气；色黄者，胸上有寒；色白者，亡血也；设微赤非时者死；其目正圆者痉，不治。又色青为痛，色黑为劳，色赤为风，色黄者便难，色鲜明者有留饮。

【译文】

问道：有病的人能从他的面部气色看出来吗？老师说：鼻头色青的，主腹中疼痛，如再加怕冷的可能致死；如鼻头色微黑，为内有水气；色黄是胸上有寒邪；色白的是失血；假如鼻头微发红色而在不应该出现的时候，则病人可能死亡；再从眼睛来说，直视转动不灵的是痉病，这类病是不易治疗的。观察面色，青色主疼痛，黑色主劳损，红色主风热，黄色主便秘；面色鲜明的，是水饮停聚于内、水气上泛的现象，所以说面色鲜明者，是有留饮所致。

【解读】

人体脏腑的精气，藏于内为气，露于外为色，因此观察面部气色在诊断上有重要意义。原文中首先提出鼻部的望诊。鼻属脾，青为肝之色，如鼻部见青色，症见腹中痛，为肝乘脾；如再见极度怕冷，则属阳气衰败，阴寒内盛，预后不良。如鼻部色现微黑，黑为水色，是肾水反侮脾土之征，故主有水气。其次是望诊面色，色黄是指面色黄，不单指鼻部。

面色黄有两种情况：一是脾病不能散精四布，因而水饮停于胸膈之间，所以说色黄者，胸上有寒；一是湿热蕴结，脾气郁滞，不能运化津液，故症见大便难。面色白是血色不能上荣于面，故主失血过多之症。如失血之人面色反现微赤，又不是在气候炎热之时，此为血去阴伤、虚阳上浮之象，故主病情危重。

面色青，是因血脉凝滞不通，故主疼痛。黑为肾之色，劳则肾精不足，其色外露，故色黑为劳。风为阳邪，易从火化，火色赤，故面赤为风。面色鲜明是体内水饮停积，上泛于面，面目浮肿，反见明润光亮之色。

条文中还提到目部的望诊。五脏六腑之精气皆上注于目，"目正圆"，乃两目直视，眼球不能转动之象，多为风邪强盛，五脏精气将绝所致之痉病，故属不治之症。

但必须指出，本书各篇中所称"死"或"不治"，是表示疾病已陷于危笃，并非绝对不能救治。

二、闻诊

师曰：病人语声寂然喜惊呼者，骨节间病；语声喑喑然不彻者，心膈间病；语声啾啾然细而长者，头中病。

【译文】

老师说：病人平时很安静而突然惊呼的，是关节有病；语声低微，浊而不清，这是痰湿郁结阻塞胸膈导致气道不利的缘故；语声细小而长的，是头痛病。

【解读】

声音虽发于喉咙，实有关于五脏。正常人语声虽有高低急徐之不同，但发音自然，声音均匀和畅，一有反常，便是病音。不同病音可反映不同病变，对诊断脏腑气血津液的盛衰、不同性质疾病的病变部位及病人情志变化等，都有一定的参考价值。

本条仅举例从语声的改变以测知病变部位，例如：

（1）病在骨节间，是指关节疼痛的一类病证。由于病在关节，则体位转动不利，动则作痛，故病人常处于被迫的安静无声体位。若偶一转动，则疼痛加剧，便突然发出惊叫声。

（2）原文中所谓心膈间病，是指结胸、心痞一类病证，由于邪气闭塞心胸，致气道不畅，故语声低微而不清澈。

（3）头中病多指偏头痛、巅顶痛之类疾病。由于病在头中，如大声说话则震动头部，其痛愈甚，故其声不敢扬。如是胸膈气道无病，声音虽细小，但能保持清长。

三、表里同病治则

问曰：病有急当救里救表者，何谓也？师曰：病，医下之，续得下利清谷不止，身体疼痛者，急当救里；后身体疼痛，清便自调者，急当救表也。

【译文】

问道：表里同病，有的先当治里，有的先当治表，这是什么道理呢？老师说：如病邪在表，本当发汗，而医者反误用下法，至脾胃受伤，形成里虚证，下利清谷不止，此时虽有身体疼痛的表证存在，仍须以里证为急。待里证解除，二便恢复正常，尚有身体疼痛的表证，则当再治其表。

【解读】

本条也见于《伤寒论》第 91 条。一般而言，表里同病，当先解表，表解后再治里证，否则易导致外邪内陷而使病情加重。但疾病变化多端，医者既要知其常，亦应达其变。本条的主要精神，就在于说明表里同病时，要辨虚实、分缓急，急者先治，不可拘泥先表后里之说。表里同病，先表后里，原为常规治疗法则，但也要斟酌先后缓急，或先治表，或先救里，灵活拿握。例如：表证病人本应发汗解表，若误用泻法攻里，致使脾肾阳衰，脾阳伤不能健运，肾阳伤不能蒸动气化，故病人里虚泄泻，完谷不化。表征未解，故仍身体疼痛；里征又急，有亡阳人死的危险。此时治疗，虽有表证而里虚已急，故当先救其里。救里之后，大便恢复正常，说明脾肾阳气来复；如身体仍然疼痛者，开治其表。这是根据病证的表里虚实、先后援急的治疗法则。

所以，凡是表证而见下利清谷不止者，当急救其里，否则正虚难以抗邪，邪气势必蔓延，将会发生正虚阳脱之变；如仍以表未解而发其汗，更虚其阳，则会导致上下两脱之危候。

由此可知，凡是表里同病，属里实者应先解表，后攻里；属里虚者，应先救里，后解表。

四、痼疾加卒病治则

夫病痼疾，加以卒（zú）病，当先治其卒病，后乃治其痼疾也。

【译文】

患有久病未愈的病人，又加患了新病，应当先治新病，否则，新病未愈旧病增剧，必将导致不良后果。这种急则治其标、缓则治其本，是辩证论治的重要法则。

【解读】

痼疾，指原有的旧病；卒病，指新病。新、旧病同时存在，应根据二者孰缓孰急来确定治则。一般而言，当以旧病为本、为缓，以新病为标、为急。急则治标，缓则治本，先治新病，后治旧病。况且旧病日久势缓，不容急治，必须缓图，欲速反而不达。而新病势急，不容缓图，必须急治，恐迟则生变。且旧有痼疾日久根深难拔，而新病邪浅易除。先治新病、后治旧病，还能避免新邪深入与旧疾纠合。

五、五脏喜恶调治

师曰：五脏病各有所得者愈；五脏病各有所恶，各随其所不喜者为病。病者素不应食，而反暴思之，必发热也。

【译文】

老师说：五脏的病，各有它所适宜的饮食，能得到适合的饮食，就很易痊愈。同理，五脏的病，各有它所不适宜的饮食，如果遇到病人厌恶的饮食，病就会加重。假如病人忽然想吃他平时不喜欢吃的东西，食后反助病气，很可能引起发热。

【解读】

所得、所恶，这里均指饮食居处的宜忌，尚应包括时令、气候、精神情志和药物性味等方面，所有这些都与五脏的生理特性和病理特点有关，因此在疾病治疗和护理中应予重视。得者，相合之意。《素问·五脏生成篇》云："心欲苦，肺欲辛，肝欲酸，脾欲甘，肾欲咸。"这就是五味各有所合于五脏。

五脏疾病各有所得，足以安脏气而却病邪，故曰"五脏病各有所得者愈"；"五脏病各有所恶，各随其所不喜者为病"，如心恶热、肺恶寒、脾恶湿、肝恶风、肾恶燥。由于五脏有以上不同的特征，因而各有其适宜的治法。如肝体阴用阳，肝病阴虚喜酸收，肝病气郁则欲辛散。再如脾恶湿，脾为湿困则恶肥甘而喜辛开。

在安排病人饮食居处等护理方面，也应注意到这些特点。如心主血，心病血热，禁热衣热食；肺主气，肺病气虚，禁寒饮食寒衣。五脏病如此，推之六腑病，乃至肢体经络病，也应如此。如湿痹患者当安排在干燥居所，寒痹患者应该有保暖措施。只有进行恰当的护理，才能使疾病获得痊愈。

"病者素不应食，而反暴思之"，是说未病之前从来不喜欢的食物，病后反而突然思食，这是脏气为邪气所改变，食后可能助长病气而引起发热。

总的说来，对于任何疾病，不论是治疗或护理，都应根据"五脏病各有所得者愈"的理论，按照"远其所恶，近其所喜"的原则处理。

六、审因论治原则

夫诸病在脏，欲攻之，肯随其所得而攻之，如渴者，舆豬苓汤。余皆仿此。

凡是病在内脏，进行治疗时，必须根据其所得的病邪施治，如水停于里的口渴症，就可给与猪苓汤。其余可照此例类推。

【解读】

诸病在脏，是泛指一切在里的疾病。病邪在里痼结不解，往往与体内有害物如痰、水、瘀血、饮食等相结合，医者应当随着里病（脏腑）所依据（引申为合适、满意、喜欢）的病因（病机）予以恰当的治疗。如渴而小便不利，审其原因若为热与水结而伤阴者，当与猪苓汤育阴利水，水去热除，渴亦随之而解。他证亦可依此类推，如热与食结用大承气汤、小承气汤，热与血结用桃仁承气汤等。

第二章 痉湿暍病脉证治

第一节 痉病

一、病因病机

太阳病，发汗太多，因致痉。

【译文】

太阳病，发汗太多，可以导致痉病。

【解读】

本条指出太阳病过汗可致痉。太阳病其病在表，理当发汗，但不可发汗太过，所以桂枝汤解肌发汗是以"微似有汗者益佳，不可令如水流漓"，麻黄汤开表发汗也以"覆取微似汗"为度。因为汗由津液所化生，发汗太多，必然会伤津耗液；津液受伤，筋脉失其濡养而拘急，便成为痉病。

二、主要脉证

病者身热足寒，颈项强急，恶寒，时头热，面赤目赤，独头动摇，卒口噤，背反张者，痉病也。若发其汗者，寒湿相得，其表益虚，即恶寒甚；发其汗已，其脉如蛇。

【译文】

病人出现全身发热，足部怕冷，颈项强直转动不灵活，恶寒，时觉头部发热，面红目赤，头部常不自主地摇动，又出现突然牙关紧闭，不能说话，腰背强直反张，属于痉病的范围。痉病在表邪，本来是可以发汗的，但如果发汗太过，则汗出之湿与外来寒邪相互搏结，留滞于肌表，使卫气更加虚弱，从而加重恶寒的症状。发汗以后，其脉亦会发生变化，呈现沉伏不利、屈曲如蛇的脉象，这是肝脏的真脏脉外见，预后不良。

【解读】

本条论述外感表邪未解而里渐化热动风的痉病证候以及误汗后的脉症。原文可分为两部分理解，第一部分从"病者身热足寒"至"背反张者，痉病也"；第二部分从"若发其汗者"至"其脉如蛇"。

第一部分主要论述外感风寒之邪入里化热致痉的证候。由于风寒外袭，侵犯太阳之表，卫气与邪相争，所以身热、恶寒；表邪未解迅速化热入阳明，邪热熏蒸于上，则时头热，面赤目红；阳气闭郁不能下达，故足寒；热盛动风，见独头动摇；热盛灼津，筋脉失养，拘急不舒，故见颈项强急、卒口噤、背反张。

第二部分是属误汗后的脉症。上述证候属于表邪入里化热、伤津动风之象，理当采取清热生津，兼解表邪，表里同治。如果此时误用辛温发汗法治疗，不仅表邪不去，反致汗出表虚，汗液之湿与外寒之邪相互搏结，导致恶寒加重。由于汗出之后，正气虚而邪未去，所以脉来屈曲如蛇行，沉伏不利。结合《五脏风寒积聚病脉证并治》篇第3条"肝死脏，浮之弱，按之如索不来，或曲如蛇行者，死"，更说明是发汗不当而使病情加重的现象。

三、痉病分类

太阳病，发热无汗，反恶寒者，名曰刚痉。

太阳病，发热汗出，而不恶寒，名曰柔痉。

【译文】

太阳病，由于外感风寒，伤于太阳之表，故发热，无汗，恶寒。表邪未解，营阴郁滞，经俞不利，筋脉失于濡养，故出现筋脉拘急、口噤、颈项强急、角弓反张等症，若表实无汗者，名叫"刚痉"。

太阳病，由于外感风邪，伤于太阳之表，风邪伤卫，卫表不固，故发热、汗出、恶风。因营阴郁滞，筋脉失养，故出现筋脉拘急、口噤、颈项强急、角弓反张等症，若虚表有汗者，称为"柔痉"。

【解读】

第一条指出刚痉的证候。太阳主人身之表，外邪侵袭人体，太阳首当其冲，外邪致痉，必不离太阳之表。风寒外袭，正气抗之，正邪相争，故发热；寒邪外束，卫阳不通于表，腠理闭郁，故恶寒而无汗。风寒邪气干忤太阳筋脉，影响津液的输布，加之存在津伤不足的内因，遂致筋脉失养而挛急，所以项背强急、口噤不开，甚至可能角弓反张，形成痉病。本证是痉病主症兼见太阳表实，故称刚痉。

第二条指出柔痉的证候。外邪致痉，必始于太阳，故有太阳病见症。风邪袭表，正气与之抗争则发热；风邪伤卫，卫外失固，腠理疏松，所以汗出而恶寒不甚。外邪阻于太阳筋脉，妨碍津液的输布，兼素体津伤不足，致筋脉失养而挛急，故项背强急、口噤不开，甚至角弓反张。本证是痉病主症兼太阳表虚，故称柔痉。

四、证治

（一）柔痉（瓜蒌桂枝汤证）

太阳病，其证备，身体强，几几（shūshū）然，脉反沉迟，此为痉，瓜蒌桂枝汤主之。

【译文】

如果具备太阳病的症状，又同时出现身体强直，转侧俯仰不能自如，脉沉迟者，此属于痉病，当用瓜蒌桂枝汤主治。

【解读】

所谓"太阳病，其证备"，指具太阳中风发热、汗出、恶风、头项强痛等症；"身体强，几几然"则说明还有全身强急，转侧俯仰不能自如等症。文中"几几然"，本指小鸟羽毛未丰，伸颈欲飞而不能飞之态，此指病人身体强直，俯仰转侧，不能自如。"几几"亦读为

"jīnjǐn"，即项背拘紧不舒之义。病由外邪痹阻太阳筋脉，兼津伤不足，筋脉失养所致，故用瓜蒌桂枝汤主治，以解肌祛邪，生津滋液。

该证的主要脉症：恶寒发热，汗出，恶风，身体强，几几然，脉反沉迟。

"脉反沉迟"，说明表邪入里，"沉"为病在里，"迟"为津血不足，风邪入里，化热化燥，导致营卫运行不利，故"反"见沉迟脉。但沉迟中必带有弦紧，与一般里虚寒证之沉迟无力者不同，应予注意。

病机：表虚伤风，营卫不利，筋脉失养。

治法：解肌和营，生津解痉。

主方：瓜蒌桂枝汤方

瓜蒌根二两、桂枝三两、芍药三两、甘草二两、生姜三两、大枣十二枚。

上六味，以水九升，煮取三升，分三次温服。取微汗出，病即可解。若不汗出，服药后稍等片刻，吃热粥一碗，以助药力发汗。

方中瓜蒌根（天花粉）生津滋液，柔润舒缓筋脉，合桂枝汤解肌和营，疏散风邪。

注意事项：

（1）本方服后，当微汗取效。

（2）如果未见汗出，饭后不久，当喝热粥助胃津以发汗。

（二）刚痉（葛根汤证）

太阳病，无汗而小便反少，气上冲胸，口噤不得语，欲作刚痉，葛根汤主之。

【译文】

具有发热、恶寒的太阳表证，又出现小便量少、气上冲胸、牙关紧急、不能言语等，这是将要发生刚痉的征兆，当用葛根汤主治。

【解读】

"太阳病"三字，既提示此为外感痉病，也概括本证有发热、恶寒等表象。"无汗"属太阳表实之征，由风寒外束、肌腠郁闭所致，此处说明本证属于刚痉。无汗而小便少，则表气不宣，里气不行，表里之气不得宣通，势必逆而上冲，故病人自觉气上冲胸。邪气痹阻太阳，波及阳明，导致阳明筋脉不利，所以出现口噤不得语。如果病情继续发展，则可能出现项背反张、四肢强直等现象，故称"欲作刚痉。"本证总由外邪阻滞太阳阳明、营卫三焦气机不畅所致，治宜发汗祛邪，调和营卫，升津舒筋，方用葛根汤。

该证的主要脉症：发热恶寒，无汗而小便反少，气上冲胸，口噤不得语，脉浮弦紧。无汗而小便反少，因邪入肌肤，卫气闭塞，腠理三焦气机阻滞，水道失调，水津不能下输膀胱，加之在里之津液已伤，所以小便"反"少。

病机：表实伤寒，卫气闭塞，筋脉不利。

治法：解表发汗，升津解痉。

主方：葛根汤方

葛根四两、麻黄三两（去筛）、桂枝二两（去皮）、芍药二两、甘草二两（炙）、生姜三两、大枣十二枚。

上七味，以水一斗，先煮麻黄、葛根，减二升，去沫，内诸药，煮取三升，去渣，温服一升。覆取微似汗，不须啜粥，余如桂枝汤法将息及禁忌。

方中葛根升津舒筋为主，麻黄开泄腠理为辅，桂枝、芍药、生姜、大枣以调和营卫，炙甘草与芍药又能缓筋脉之急。全方共奏升津发表、舒筋缓急之效。

本方的服法具有特点，即"不须啜粥"，因方中麻黄与葛根开泄腠理而发汗，故本方发散之力较瓜蒌桂枝汤强，所以不须啜粥助汗，以免过汗伤津，反致他变。

由此可见，张仲景治疗痉病是非常注意顾护其津液的。

（三）阳明实热痉（大承气汤证）

刚痉病，胸满，口噤，卧不着席，脚挛急，必齘（xiè）齿，可与大承气汤。

【译文】

痉病发作时表现为胸部胀满，牙关紧闭，角弓反张，以致脊背不能接触床面，小腿肌肉痉挛，上下牙紧咬，甚或切齿有声者，出现上述症，为阳明里热实证，可用大承气汤治疗。

【解读】

"刚痉"症说"欲作刚痉"，本症则直说"刚痉"，说明本证可由葛根汤证进一步发展而来。病邪在表失治，化热入里，可传至阳明，热壅气滞，故胸满。阳明之脉入齿中，挟口环唇，阳明邪热上迫，所以口噤。里热炽盛，劫灼阴津，筋脉失濡而拘急痉挛，故角弓反张，卧则躯体不能平着于床面，小腿肌肉痉挛。此为阳明热盛气壅、阴伤筋挛的痉病，治当急泄里热以救其阴，方选大承气汤釜底抽薪，急下存阴。

该证的主要脉症：胸满口噤，卧不着席，脚挛急，齘齿，脉实有力。卧不着席，脚挛急。《灵枢·结筋篇》云："足太阳之筋……其病……脊反折，项筋急"，"手阳明之筋……其支者……挟脊"，"足阳明之筋……胫转筋"，故热由太阳波及阳明经府，消灼津血，筋脉失养而拘急软短，牵引项痛，则腰脊不能贴席，成"卧不着席"之状，或致两脚、四肢拘挛。

病机：邪入阳明，热甚伤阴，筋脉失养。

治法：通腑泄热，急下存阴。

主方：大承气汤方

大黄四两（酒洗）、厚朴半斤（炙去皮）、枳实五枚（炙）、芒硝二合。

上四味，以水一斗，先煮二物，取五升，去渣，内大黄，煮取二升，去渣，内芒硝，更上火微一二沸，分温再服，得下止服。

大黄荡涤实热，芒硝泄热润燥，枳实破气消痞，厚朴行滞散满，冀其热去阴复，痉病自解。

注意事项：

（1）表证未解、里未成实者，不宜用之。

（2）若邪重剂轻，则邪气不伏；邪轻剂重，则正气转伤，当以中病为宜。

（3）寒实内结证当用温下法，苦寒攻下自非所宜。

（4）虚实夹杂证当用攻补兼施法。

（5）阳明腑实证伴有兼挟证（如血瘀、虫积等）者，应配伍治兼挟证药物。

（6）本方大黄后下，是为了避免煎煮时间过长、减轻泻下作用，取急下之效。

五、预后

太阳病，发热，脉沉而细者，名曰痉，为难治。

【译文】

有太阳表证，发热，但脉沉而细，如果属于痉病者，较难治疗。

【解读】

本条从脉象判断痉病预后。外感致痉，邪实为主，应见项背强急、背反张及发热、恶寒等太阳病证候，其脉一般为沉弦有力。如果反而出现沉细脉象，表明阴液内亏，正气已伤。邪实正虚，攻补两难，所以比较难治。

第二节 湿病

一、治则

（一）利小便

太阳病，关节疼痛而烦，脉沉而细者，此名湿痹。湿痹之候，小便不利，大便反快，但当利其小便。

【译文】

病人具有太阳表证，并见骨节疼痛剧烈，脉沉而细者，称为湿痹。湿痹的主要证候是小便不利，大便溏薄而易于排解，治疗时应以利其小便为主，使湿邪从小便而去；水行湿化，则大便之泄泻可愈，湿痹得除。

【解读】

湿为六淫之一。湿从外入，则先伤太阳而见表证。湿邪为患，易于流注关节，阻遏阳气，致血行不利，所以关节疼痛而剧烈。烦：此引申为剧烈之意，形容关节疼痛的程度。湿为阴邪，其性濡滞重浊，湿邪为患，影响营卫气血的运行，故脉沉而细。如果湿从内生，影响脏腑的气化功能，则可见小便不利；湿盛于里而下趋，故大便溏薄且排解畅快。对于里湿证，应当因势利导，采取通利小便之法，使湿有去路。小便通利，湿从下出，阳气宣通，其病自愈。

该征的主要脉症：关节疼痛而烦，小便不利，大便反快，脉沉细。

病机：卫阳不固而湿淫于外，脾阳失运而湿困于中。

治法：利小便通阳以先治内湿，兼祛风胜湿以治外湿。

（二）发汗

风湿相搏，一身尽疼痛，法当汗出而解。值天阴雨不止，医云：此可发汗，汗之病不愈者，何也？盖发其汗，汗大出者，但风气去，湿气在，是故不愈也。若治风湿者，发其汗，但微微似欲出汗者，风湿俱去也。

【译文】

风湿相合，侵袭病人体表，阻遏经络关节，营卫气血不利，病久全身疼痛，这是病邪在表，应当用发汗的方法来解除表湿。如果适逢阴雨连绵之际，有医生问：风湿可以发汗，但发汗之后，病却不愈的，这是什么缘故呢？这是由于发汗太过，导致汗出太急太多，以致风邪虽外解，湿邪却依然存在，所以病不愈。因此，风湿病使用汗法应当是使全身微微湿润似有汗出的样子，才能使风与湿邪俱除。

【解读】

风湿之邪相互搏结，侵袭肌表，痹于全身筋骨关节皮肉之间，阻遏阳气，则周身疼痛，此为风湿在表，当用汗法，使风湿之邪从汗而解。若逢阴雨连绵的天气，用汗法后病未愈者，是由于发汗不当的缘故。因风为阳邪，其性轻扬，易于表散；湿为阴邪，其性黏滞，难以速去，如发汗不当，致汗出太急太多，就只能祛除风邪，而湿邪仍在。加之连日阴雨，空气中湿度较大，则妨碍体内湿邪的排除；汗出肌腠空疏，外湿又易乘虚而入，所以病不能愈。因此，风湿在表，使用汗法，须使周身感觉微微湿润似有汗出的样子，这样才能使阳气内蒸但不随大汗而骤泄，渐周流于肌肉关节之间，湿邪自无容留之处，即可与风邪俱去。

二、证治

（一）寒湿在表（麻黄加术汤证）

湿家身烦疼，可與麻黄加术汤发其汗为宜，慎不可以火攻之。

【译文】

湿症患者若身体疼痛剧烈的，宜用麻黄加术汤发汗，慎不可用火法迫汗。

【解读】

寒郁肌腠，湿滞筋骨，表阳被遏，营卫运行不利，所以身体疼痛剧烈，可用麻黄加术汤发汗以散寒祛湿，但不能用火法迫汗，因为火法取汗较暴急，易致大汗淋漓，而湿性黏滞，不易骤除，这样湿邪反不得去，病必不除。此外，火热内攻（指用熏蒸、热熨、艾灸、温针等火法外治，迫使发汗），如果与湿相合，可能引起发黄、发痉、衄血等变证，故寒湿在表之表实证，禁用火攻。

该证的主要脉症：身体疼痛剧烈，兼有周身酸懒，四肢沉重，以及躁扰不宁，卧坐不适，发热、恶寒、无汗，或一身浮肿，小便不利。舌苔白腻，脉象浮紧或浮濡。

病机：寒湿痹阻，阳郁不伸。

治法：散寒除湿，微汗解表。

主方：麻黄加术汤方

麻黄三两（去节）、桂枝二两（去皮）、甘草一两（炙）、杏仁七十个（去皮尖）、白术四两。

上五味，以水九升，先煮麻黄，使水减去二升，去上沫，然后加上其他药，煮取二升半，去渣，温服八合，卧床覆被，发取微汗。

本方妙在麻黄与白术的配伍。麻黄汤本为发汗之峻剂，而得白术相配，则发汗而不致太过，白术善驱里湿，与麻黄为伍，则能并祛表里之湿。

注意事项：

（1）本方宜先煮麻黄，并"去上沫"，因麻黄之沫能"令人烦"，致上气咳逆，故先煎之，以去其副作用。

（2）原方麻黄"去节"者，无论麻黄根或茎间之节，能止汗，故宜去之。

（3）风湿热痹者忌用。

（二）风湿在表（麻黄杏仁薏苡甘草汤证）

病者一身尽疼，发热，日晡所剧者，名风湿。此病伤于汗出当风，或久伤取冷所致也，可与麻黄杏仁薏苡甘草汤。

【译文】

病人周身疼痛，发热，每到下午三时至五时左右便加剧，这是风湿病。此病是由于汗出之际受风，或者长期过度贪凉所引起的，可以用麻黄杏仁薏苡甘草汤治疗。

【解读】

本证既名曰"风湿"，表明其病乃由风湿为患。风湿侵袭，滞留肌表，邪正相争，故周身疼痛、发热。且其发热于"日晡所剧"，"日晡所"，指下午三时至五时左右，即申时。对此机理，注家见解不一，如赵以德认为邪在肌肉，与脾胃有关，日晡为阳明所主，邪正相争，故病剧；徐忠可认为邪在皮毛，与肺金有关，日晡为肺金所主，此时"助邪为虐"，故病剧；曹家达认为病属风湿，而日晡属太阴湿土，此时湿气加重，故病剧。三者虽着眼点不同，但都认为与邪正消长有关，由此可明其理，即风为阳邪，易于化热化燥；湿虽为阴，但与风邪相互搏结则欲将化热，而阳明为燥土，故日晡阳明主旺之时助其燥热，以致发热"日晡所剧"。

本病的成因，原文指出是"伤于汗出当风，或久伤取冷"，即因汗出腠理空疏之时感受风邪，致汗液留着之湿与风相合；或由于炎热之时过度贪冷，如久居阴凉之处，或时常饮冷等，导致湿从外入。故当解表除湿，方用麻黄杏仁薏苡甘草汤。

该征的主要脉症：一身尽疼，发热，日晡所剧，苔白腻，脉浮缓或濡数。因为阴邪与阳邪相合在阴阳交会之日晡时，容易化热化燥。而风邪属无形的阳邪，湿邪属有形的阴邪。今风湿二邪相搏，风邪自盛于阳，湿邪自旺于阴，两邪交争，化热化燥，故发热每每在日晡时（即阴阳交会而阳气偏盛之时）加剧。

病机：风湿化热化燥之表实。

治法：祛风除湿，轻清宣化。

主方：麻黄杏仁薏苡甘草汤方

麻黄半两（去节、汤泡）、甘草一两（炙）、薏苡仁半两、杏仁十个（去皮尖，炒）。

上药共锉麻豆大小，每服四钱匕，用水一盏半，煮至八分，去渣，温服，发取微汗，要避风寒。

方中麻黄解表发汗，以宣散肌表的风湿；杏仁宣利肺气，以助麻黄之力；薏苡仁甘淡，微寒，既可渗利除湿，又制约麻黄之温性，以免其助热化燥之势；甘草和中。诸药共用，轻清宣化，使风湿之邪从微汗而解。

注意事项：

本方的煎服法丹波元简谓："此方剂小，而煎法与诸方异，盖后人所改定，《外台·脚气门》所载却是原方。"据《外台秘要》十五卷脚气门载："疗湿家始得病时，可与薏苡麻黄汤方，用薏苡半斤，麻黄去节四两，甘草炙、杏仁各二两。上四味，以水五升。煮取二升，分再服，汗出即愈。"此可供临床参考。

注：薏苡仁半升，约75克；麻黄四两，约63克（以一两15.625克计）。

（三）风湿兼气虚（防己黄芪汤证）

风湿，脉浮，身重，汗出恶风者，防己黄芪汤主之。

【译文】

表虚风湿的证候，风邪在表，故脉浮；湿邪在表，故身重；表虚不固，卫阳虚弱，故汗出恶风，应该用防己黄芪汤治疗。

【解读】

风袭肤表，故令脉浮；湿郁肌腠经络，所以身体沉重，此皆外受风湿之征。风湿在表，法当汗解，然未发汗而汗已出，并伴恶风，显为肌腠疏松，卫阳素虚之象。对此风湿表虚之证，已非一般汗法所宜，而当益气固表除湿，方用防己黄芪汤。本方能调和营卫，益气固表，又能祛风化湿。

该征的主要脉症：身重，汗出恶风，小便短少，肢软乏力，舌淡，苔白润，脉浮。

病机：风湿兼气虚。

治法：祛风除湿，益气固表。

主方：防己黄芪汤方

防己一两、甘草半两（炒）、白术七钱半、黄芪一两一分（去芦）。

上药共锉麻豆大，每次抄取五钱七，生姜四片，大枣一枚，水一盏半，煎至八分，去渣，温服，良久再服一次。喘者加麻黄半两，胃中不和者加芍药三分，气上冲者加桂枝三分，下有沉寒者加细辛三分。服后当如虫行皮中，徙腰下如冰，坐被上，又以一被绕腰以下，温令微汗，助之以温，远之以寒，以助阳行湿，发取微汗，其病当愈。

方中防己祛风除湿，黄芪补气固表，二者相配，使祛风不伤正，固表不留邪。白术健脾胜湿，既能协防己除湿，又可助黄芪固表。生姜与大枣调和营卫，甘草培土和中。诸药共用，使卫阳振奋，运行周身，风湿外达，故服药后出现"如虫行皮中"的感觉。"从腰下如冰"是湿欲下行而卫阳尚无力振奋，故当"令患者坐被上，又以一被绕腰以下"，意在温暖助阳，使之蒸蒸发越，借微汗以驱除湿邪。方后加减：如果风邪犯肺，致肺气失宣而喘者，加麻黄宣肺平喘；湿困脾胃，血脉不畅致脘腹疼痛者，加芍药以行痹缓痛；若下焦阳虚，气逆上冲者，加桂枝温阳化气，降逆平冲；下焦素有寒湿痹着者，加细辛以温散陈寒。

注意事项：

防己服用过量会出现血红蛋白尿、恶心呕吐、头晕寒战、呼吸窘迫，甚至发生急性肾小球坏死等副作用，故临床运用时应注意。

三、误下证

（一）湿病误下变证

湿家，其人但头汗出，背强，欲得被覆向火。若下之早则哕，或胸满，小便不利，舌上如胎者，以丹田有热，胸上有寒，渴欲得饮而不能饮，则口燥烦也。

【译文】

患湿病的人唯独头部出汗，脊背强滞不舒，因冷而想盖被、近火以取暖。治疗时应温经散寒，助阳化湿。如果此证过早使用攻下法，则会出现呃逆或胸中满闷，小便不利，舌上湿润白滑，似苔非苔。这是由于下焦有热，上焦有寒所致。此外，虽然渴欲饮水却又喝不下去，以致口燥特别严重。

【解读】

寒湿在表，阻遏阳气，卫阳不得外达，肌表失煦，故欲益被、近火以御其寒；阳气被郁，不得外达遂逆而上越，故但头汗出；寒湿滞留太阳经脉，经气不利，则项背强滞不舒。寒湿在表，法当温散寒湿，宣通阳气。如果误用攻下，不仅病邪难去，反而更伤其阳，导致变证迭出。苦寒攻下，损伤中阳，胃气虚逆，则呃逆；寒湿滞于上焦，肺失宣肃，通调失职，所以胸中满闷，小便不利；下焦郁热熏蒸上焦寒湿，升腾于上，所以舌上湿润白滑，似苔非苔；由于乃上焦有寒，水津失布，而非津液不足，所以病人虽觉口渴欲饮水却又饮不下去，故觉口燥明显。

（二）湿病误下坏证

湿家下之，额上汗出，微喘，小便利者，死；若下利不止者，亦死。

【译文】

患湿病之人，若误用下法，见额上汗出，息微气喘，小便清长而频数的，预后不良；或者表现为大便泻下不止的，预后亦险恶。

【解读】

湿邪在表，法当微汗；湿邪在里，当利小便。若非化燥成实，切不可使用下法。若误用攻下，重伤阳气，虚阳上越，则额上汗出，息微气喘，肾阳衰惫，故小便清长频数（或小便不利）。上述证候为阳气衰微，其预后不佳。如果误下后，大便泻利不止的，不仅阴液将竭，而且脾肾已败，故亦属危候。此外，临证必然伴有脉沉微、肢厥、神疲欲寐等脉症。

第三节　暍病

一、脉证

太阳中暍，发热恶寒，身重而疼痛，其脉弦细芤（kōng）迟。小便已，洒洒然毛耸，手足逆冷，小有劳，身即热，口开，前板齿燥。若发其汗，则恶寒甚；加温针，则发热甚；数下之，则淋甚。

【译文】

太阳中暑可见发热恶寒，身体沉重而疼痛，脉沉细中空而迟。小便有寒傈感而毫毛竖起，手足发冷，稍事劳动便觉身热，张口气喘。门牙干燥。此种病证如果误用发汗，就会加重恶寒；使用温针，则发热加重；反复攻下，则会引起小便短涩疼痛的淋病。

【解读】

中暍，亦即伤暑。暑为六淫之一，暑邪伤人，亦始于肌表而见发热恶寒；暑多挟湿，湿郁肌腠，所以身重而痛；暑性开泄，易致汗出，汗多则耗伤气阴，气伤则卫外不固，所以小便后因阳气下泄出现寒傈而毫毛竖起，手足一时发冷，稍事劳动则虚阳浮越，故觉身热，张口气喘；热盛津伤，失于濡润，所以"前板齿燥"。

根据病情的偏重，脉有相应的表现，如暑邪偏表，脉多濡弦；汗多伤津而致阴虚，脉多沉细；血虚者，脉多芤象；气虚而阳气不足者，脉象多迟，但并非此弦、细、芤、迟四脉同时出现于一人一时。总之，暍病属于暑热内盛、气阴两虚之证，治当解暑清热，益气养阴，决不可妄施汗、下、温针，否则将变证迭出。如果误发其汗，势必使阳气随汗泄而更虚，所以"恶寒甚"；若误用温针，则助热伤阴，故"发热甚"；若数次攻下，重竭其阴津，则会导致小便短少、涩滞难出的淋病。

二、伤暑热盛证治（白虎加人参汤证）

太阳中热者，暍是也。汗出恶寒，身热而渴，白虎加人参汤主之。

【译文】

太阳中热就是暍病，症见汗出、恶寒、发热而口渴者，用白虎加人参汤主治。白虎汤为治疗阳明经热之主方，故于白虎汤中加入人参以清解暑热益气生津。

【解读】

中暍即中热，乃外感暑热而病。暑热为六淫之邪，其伤人致病，始于肌表，先见外感表证，故称"太阳中热"。暑为阳邪，暑热熏蒸，迫津外泄，必致汗出；汗出腠理空疏，故恶寒，此与外寒束表，卫阳被郁，或里阳不足，失于温煦而致恶寒（或畏寒）均不同。暑热炽盛，耗伤阴津，所以身热而口渴。证属暑热伤津之证，治当清热解暑，益气生津，方选白虎加人参汤。

该证的主要脉症：汗出恶寒，身热而渴，舌红苔黄燥，脉洪大。

病机：暑热伤津而偏热盛。

治法：清热解暑，益气生津。

主方：白虎加人参汤方

知母六两、石膏一斤（碎）、甘草二两、粳米六合、人参三两。

上五味，以水一斗，煮到米熟汤成，去渣，温服。每次一升，每日三次。

方中石膏辛寒以清泄暑热，知母凉润以清热生津，人参益气生津，甘草、粳米益胃和中，诸药共用，使暑热解，气阴复，则暍病自愈。

第三章　百合狐惑阴阳毒病脉证治

第一节　百合病

一、脉证、病机与预后

论曰：百合病者，百脉一宗，悉致其病也。意欲食后不能食，常默默，欲卧不能卧，欲行不能行，欲饮食，或有美时，或有不用闻食臭时；如寒无寒，如热无热，口苦，小便赤，诸药不能治，得药则剧吐利。如有神灵者，身形如和，其脉微数。

每溺时头痛者，六十日乃愈；若溺时头不痛，淅然者，四十日愈；若溺快然，但头眩者，二十日愈。其证或未病而预见，或病四、五日而出，或病二十日或一月微见者，各随证治之。

【译文】

论说：所谓百合病，是因心主血脉，肺主治节而朝百脉，心肺阴虚，气血不能濡润百脉，百脉俱受其累，致证候百出的一种疾病。百合病表现为想进食又吃不下，经常感觉精神不振而沉默不语，想睡又睡不着，想走却走不动；有时想进饮食，并且感觉其味馨香，有时却连食物的气味也不愿闻；似乎像寒证却无明显的寒征，像热证却无明显的热征，唯独口苦，小便黄赤，用一般的汗、吐、下药物不能治愈，有时服药后反而出现严重的吐泻。该病这些变幻无常的症状，就好像有神灵作祟一样，但外表并无显著病态，仅脉微数。

一般小便时头痛的人，约六十天左右痊愈；小便时头不痛，只感觉怕风或寒栗者，常四十天左右获愈；而小便排解畅快，只觉得头眩者，大约二十天左右就能痊愈。百合病的发病各有不同，有的在患伤寒热病之前就出现，有的患伤寒热病四、五天后表现出来，有的患伤寒热病二十天或一月后才逐渐显露，总之，应根据具体情况，各随证施治。

【解读】

本条是百合病的总纲，原文分作三个自然段，现从病因病机、脉证特点、预后、治则四个方面讨论如下。

第一段：从"论曰"至"其脉微数"，阐明了百合病的病位、脉证特点。

（1）百合病的病名由来。对于百合病名的由来有三种解释。其一，认为是以病位命名的，因人体百脉同出一源，源病则百脉皆病，如徐忠可曰"百合病，谓周身百脉皆病"（《金匮要略论注》）；其二，认为百合能治愈本病，故以之命名，如魏荔彤；其三，以百合之形态比喻百脉的源流，如吴谦。综上所述，徐氏从病机解，魏氏从药物主治解，吴氏从药物形态解，三者不悖，可以并存。

（2）百合病的病因、病机。关于本病的具体成因，原文未明确指出。"百脉一宗，悉致其病也"，揭示了百合病的病位在心肺。人身的血脉分之虽众，实则同出一源，心主血脉，肺朝百脉，故百脉之源即是心肺。心肺气血充足，则百脉和调，心肺病则百脉不和，乃伤寒热病之后，余热伤阴，或情志不遂，郁热伤阴，导致心肺阴虚内热，百脉失养而成。病之根源是心肺阴虚内热，所以张仲景指出"百合病者，百脉一宗，悉致其病也"。

（3）百合病的脉证特点。可以归纳为两个方面：一是神志恍惚，变幻无常的表现，即常沉默不语，想睡觉又难以入眠，想进食又吃不下，食欲时好时差，有时觉得饮食馨香，有时却连食物的气味亦不愿闻，想走又走不动，似乎觉寒又无寒象，似乎觉热却非真热。二是阴虚内热，常见表现：口苦，小便赤，脉微数。上述证候许多药物都不能治愈，有时服药后反而出现剧烈吐泻。这些表现就像是神灵作祟似的，使人捉摸不定。但从外形观察，病人无明显的病态，仅见脉象微数。以上证候的产生，当责之于心肺阴虚，总属邪少虚多。

第二段：从"每溺时头痛者"至"二十日愈"，论百合病的预后。原文以小便是否畅利，以及解小便时伴随的头部、全身感觉为依据，判断百合病的预后。这是因为本病为心肺阴虚内热，而肺主通调水道，能将津液下输膀胱，膀胱属足太阳经，主表，其脉循行于背部，上达头项入络脑。阴虚内热甚，津伤液耗，则由肺波及膀胱，故于小便时肺气下达而郁热乘虚上冲入脑致头痛。见有这种情况的，其病较重，故六十天左右方愈。如果解小便时头不痛，仅出现怕风或寒栗之象的，表明阴虚内热的程度较轻，肺气下达之际，一时不能卫外，故四十天左右可愈。若小便排解畅利，无何不适，仅觉头眩的，则内热津伤俱微，清阳一时不能上至巅顶，故二十天左右即愈。

对这段原文，主要抓住两点：第一，百合病的预后与虚热的多少、津伤的轻重有关；第二，虚热与津伤的变化可体现在小便的畅利与否及小便时是否伴头痛、恶风、头眩。至于具体的日数，不可拘泥。

第三段：从"其证或未病而预见"至"各随证治之"，论百合病的治疗大法。百合病若始于情志不遂、郁火伤阴的，可在伤寒热病之前出现诸症；若继发于伤寒热病之后、余热伤阴者，则"病四、五日而出，或病二十日或一月"才表现出来。

上述两种情况虽均致心肺阴虚内热，但有深浅、轻重之别，故当辨证论治。

二、治则

百合病见于阴者，以阳法救之；见于阳者，以阴法救之。见阳攻阴，后发其汗，此为逆；见阴攻阳，乃复下之，此亦为逆。

【译文】

百合病表现为阴津虚偏重的，应该用泄热法救其阴；反之，表现为阳热突出的，又当以养阴法降其热。如果见虚热之象，反用苦寒攻下耗伤阴液，并加以辛温发汗，则是与病情不相符的错误治法；倘若见到阴虚之征，反用辛温汗法助其燥热，并加以苦寒攻下，也属于错误治法。

【解读】

本条是总论百合病的治疗大法，旨在强调百合病为阴虚内热、邪少虚多之证，当以补阴调阳为根本原则，不可妄施汗下。

（1）正确治法。百合病"见于阴者"，指阴津伤明显之证，如误下使阴液下夺者，病久伤津"渴不差"者。诸如此类，理应养阴生津，然燥热不解，则阴液难复，故当"以阳法救之"，即泄热之意。所以用滑石清热利尿，瓜蒌根清热生津，牡蛎敛降浮阳。百合病"见于阳者"，指阳热突出之证，如汗后、吐后及"变发热"者。此阳热实乃阴虚之热，阴液不复，则虚热不退，故当"以阴法救之"，即养阴、顾阴之意，所以用知母养阴润燥，鸡子黄滋阴养血。百合滑石散虽未另加养阴之品，但方后注强调"当微利者，止服"，亦体现了泄热应该顾阴的精神。

（2）错误治法。"见阳攻阴，复发其汗，此为逆"，即见阳热突出之证，不用养阴之法，却误用攻下法，使阴液更伤；见其不愈，又复发其汗，则重伤阴津。此皆以实治虚之法，故称"为逆"。"见阴攻阳，乃复下之，此亦为逆"，即见阴虚偏重之证，不清降虚热，却误作表实证而辛温发表，致燥热更甚；见其不愈，乃复施攻下法，则重竭其阴，虚火更炽。此亦属以实治虚之法，故云"亦为逆"。

三、证治

（一）百合病主方（百合地黄汤证）

百合病，不经吐、下、发汗，病形如初者，百合地黄汤主之。

【译文】

百合病没有经过涌吐、攻下、发汗诸法误治，其病状仍与发病当初相同者，用百合地黄汤，润养心肺、减血清热、兼能滋肾。

【解读】

"百合病未经吐、下、发汗"，说明本证没有误用吐、下、发汗法治疗。"病形如初"表示发病后虽已经过一段时间，但脉证仍与发病当初相同，故病机亦属心肺阴虚内热。当益阴清热，润养心肺，此为百合病正治之法，而百合地黄汤则为其治疗的主方。

该证的主要脉症：心烦、惊悸、失眠、多梦、干咳、少痰、口干口苦燥、心神涣散，大便干小便赤，或欲卧不得卧，舌红少苔、脉细微数。未经吐下发汗，病如前文所述者。

病机：心肺阴虚内热。

治法：润养心肺、凉血清热（滋肾）。

主方：百合地黄汤方

百合七枚（擘）、生地黄汁一升。

以水洗百合，渍一宿，当白沫出，去其水，更以泉水二升，煎取一升，去渣，纳入地黄汁，煎取一升五合，分两次温服。服药生效，即应守方，不要更换方药。服药期间，患者大便黑色如漆，此为地黄汁本色所染，停药后即可消失。

方中百合甘淡，养阴润肺，益气安神，亦能清气分之虚热，寓见心之病，知心传肺，当先实肺"治未病"之意。生地黄汁甘寒以益心营，清血分之虚热，且滋养肾水，使心火受制，则火不乘金，亦即亢害承制之意。泉水引邪热下行，利小便。三药合伍，心肺（肾）得润，气血两清，阴复热退，百脉调和，病自可愈。

注意事项：

以上百合病诸方，皆采取先分后合的煎法，陶葆荪认为意在协调阴阳，以防偏颇。对方后注"中病，勿更服"，有两种看法：一种认为服本方获效后，不要更换方药，宜守方续服；一种认为服该方获效后，则剩下之药不必再服。前者是从病多呈慢性、其势缠绵难愈的角度提出的，后说是从生地黄汁甘寒而润、碍胃滑肠，久服可致泄泻立论的。似乎二者各有所据，但结合《金匮要略》中"更"字的习惯用法，如大建中汤方后注"后更服"与治黄汗的桂枝加黄芪汤方后注"不汗，更服"均为继续服之意，此处"勿更服"以后说更符合张仲景原意。"大便当如漆"是中病后的反应，为地黄汁所染，热除之征，并非大便下血。

（二）百合病误汗（百合知母汤证）

百合病发汗后者，百合知母汤主之。

【译文】

百合病误用汗法重伤津液的，用百合知母汤主治。

【解读】

百合病以心肺阴虚内热、邪少虚多为病机特点，故不能使用攻邪的方法。如果医者误将百合病"如寒无寒，如热无热"当作表实证，妄施辛温发汗，一方面汗出更伤阴液，加重心肺阴虚；另一方面辛温助热，则燥热尤甚，故本证除具备前文所述百合病的基本症状外，尚可出现津伤燥热的心烦、少寐、口干或渴、午后潮热、小便短少等证候，治宜养阴清热，润燥除烦，用百合知母汤主治。

该征的主要脉症：心肺阴虚以肺热为主者，咳嗽、痰少而黏，或带血丝，口燥，鼻干，小便赤，心烦、失眠（欲卧不得卧）或手足烦热，舌红，苔少或薄黄，脉虚数。

病机：发汗伤阴，燥热尤甚。

治法：养阴清热，润燥除烦。

主方：百合知母汤方

百合七枚（擘）、知母三两（切）。

上先以水洗百合，浸泡一夜，当白沫出，去其水，避免呕逆副伤用；再以泉水二升煎取一升，去渣；另以泉水二升煎知母，取一升，去渣；然后将两份煎液合和，煎取一升五合，分两次温服。

方中百合甘平，润肺清热，养心安神，为主药；知母虽性味苦寒，但滋阴清热两擅长，并能除烦止渴，用为辅药；以甘凉之泉水助其养阴清热之功，用于煎药，能引虚热下行。全方共奏清热养阴、生津润燥之功。

注意事项：

本方用百合七枚，大者约70克，"擘"同"掰"，用手把东西分开或折断。煎煮时当先浸泡百合，去白沫，后煎煮，再与知母同煎，此乃取百合醇和之性。

（三）百合病误下（滑石代赭汤证）

百合病下之后者，滑石代赭汤主之。

【译文】

百合病误用攻下法后，应该用滑石代赭汤主治。

【解读】

百合病本为阴虚内热，治宜清润，不可妄施攻下。如果将其"意欲食，复不能食"误作邪热在里的实证，予以攻下，势必徒伤正气，导致如下后果：一是因阴液下夺，加重阴虚内热，出现小便短赤不利；二是因攻下损伤胃气，致胃失和降而上逆，出现呕吐、呃逆。此外，心肺阴虚内热诸证仍在，故当以养阴泄热、和胃降逆为法，选用滑石代赭汤主治。

该征的主要脉症：溺后眩厥、心烦、干咳、频频欲呕或恶心，"欲行不能行"，四肢沉重懒动，头晕，善太息，意欲食复不能食，舌红、苔腻，脉虚数。

病机：心肺阴虚内热，兼气逆挟湿。

治法：清利心肺，导湿降逆。

主方：滑石代赭汤方

百合七枚（擘）、滑石三两（碎，绵裹）、代赭石如弹丸大一枚（碎、绵裹）。

上先以水洗百合，渍一宿，当白沫出，去其水，更以泉水二升，煎取一升，去渣；另以泉水二升煎滑石、代赭石，取一升，去渣；后合和重煎，取一升五合，分温服。

主方分析：

方中百合滋心肺之阴而清虚热；滑石清心肺之热而利湿，使湿从小便而去，与百合相用，滋中有利，滋利相辅相成；代赭石清泻胃中邪热，并降逆下行，与百合相用，清心肺之热，降胃中浊气。三药相伍，滋中有清，清中有利，利中有降，相依并行，以建其功。

（四）百合病误吐（百合鸡子黄汤证）

百合病，吐之后者，用后方主之。

【译文】

百合病误用吐法后，用百合鸡子黄汤主治。

【解读】

百合病本不可使用吐法，因其阴虚内热，邪少虚多。如果误将其"或有不用闻食臭时"当作宿食在上脘而妄施吐法，必然重妄津液，心阴愈亏，心神不宁，可见心悸、虚烦难寐。吐逆之后，胃气失和，尚可出现胃脘嘈杂、干呕等症。治当滋养阴液，安神和胃，方用百合鸡子黄汤。

该征的主要脉症：心悸、干咳、失眠、盗汗、颧红而无光泽，或魂魄颠倒，如有鬼灵，或神志失聪，啼笑无常，舌红少苔，脉虚或细。

病机：心肺阴虚兼血虚。

治法：清心润肺，益阴养血。

主方：百合鸡子黄汤方

百合七枚（擘）、鸡子黄一枚。

上方先以水洗百合，渍一宿，当白沫出，去其水，更以泉水二升，煎取一升，去渣，内鸡子黄，搅匀，煎五分，温服。

主方中百合滋养心肺以清热，使虚热因阴津复而自退；鸡子黄清虚热而养血滋阴，尤以养血为长，与百合相用，滋阴之中以养血，养血之中以清热，清热之中以生津。方中二药相互为用，共奏清心润肺、益阴养血之效。

注意事项：

鸡子黄之用，待汤剂稍凉之后而加入，入汤剂中搅匀服用，重在清虚热以滋阴；入汤剂稍煎之后，则变其纯凉之性，功用重在养血生血滋阴。可见，方中用鸡子黄因其用法不同，其所起作用也不完全相同。

（五）百合病变渴（百合洗方证）

百合病一月不解，变成渴者，百合洗方主之。

【译文】

百合病经过一月，仍然没有痊愈，并出现口渴的，应当内服、外洗并用。法当清热养阴、润燥止渴，主用百合洗方。

【解读】

本条仅举洗方，未详内服药，实属省文法。此为百合病经久变渴之证。既曰百合病，必有前文所述脉证。同时，由于病情迁延时日，经久不愈，阴虚内热加重，伤及胃津，则见口渴。此时已非百合地黄汤单独能奏效，故辅以百合洗方，内外兼治。内仍以百合地黄汤养阴清热，外则用百合洗方，渍水洗身。

该征的主要脉症：饥不欲食，失眠，口渴，口苦、小便赤，舌红少苔，脉细。

病机：心肺阴虚内热。

治法：清心润肺，益阴和气。

主方：百合洗方

百合一升

上方以百合一升，以水一斗，渍之一宿，以洗身。洗毕，再食以粳米和小麦作成的煮饼，有生津止渴、益气养阴的作用；不要吃味咸的盐豉，以免耗津增渴。

因皮毛与肺气相通，百合浸水洗其皮毛，可达到通其内、润养肺阴之目的。同时，注意饮食调理，"洗已，食煮饼"，意在借小麦益胃生津之助；咸味能伤津助渴，故"勿以盐豉"（即豆豉）。

（六）百合病变发热（百合滑石散证）

百合病变发热者（一作发寒热），百合滑石散主之。

【译文】

百合病出现明显发热的（或出现明显寒热的），用百合滑石散，滋阴清热而利小便。

【解读】

百合病"变发热"，说明本证在原有病情基础上发生了变化，由"如寒无寒，如热无热"发展为出现明显热证，如手足心热、午后身热、小便赤涩短少等。这是由于百合病经久不解，虚热久郁内盛，显露于外，故应养阴泄热，用百合滑石散。

该征的主要脉症：心烦，干咳，咽燥，身沉重而困，欲行不得行，小便赤，头痛而沉，痰少，或发寒热，舌红，少苔或黄而腻，脉虚数。

病机：心肺虚热挟湿。

治法：清利心肺，导湿下行。

主方：百合滑石散方

百合一两（炙）、滑石三两。

上为散。饮服方寸匕，每日服三次。当小便畅利时，停服，以免过于分利，耗伤阴液。里热既从小便而去，肌肤表热自除。

方中百合滋心肺而清热，善疗心肺阴虚有热证；滑石清热而利湿，与百合相用，清心肺之虚热，并导湿邪从小便而去。二药相伍，滋阴而不助湿，利湿不伤阴津，以达阴津得复，虚热得除，湿邪得下，诸症悉除。

注意事项：

方后云："当微利者，止服"，一是说明临床表现除见明显发热外，应伴有小便短涩不利；二是说明本为心肺阴虚的百合病，不可过用清利，过则阴伤，燥热不除，故药后小便畅利，其热外泄，则应停药。

第二节　狐惑病

一、临床表现及内服方

（一）甘草泻心汤证

狐惑之为病，状如伤寒，默默欲眠，目不得闭，卧起不安。蚀于喉为惑，蚀于阴为狐。不欲饮食，恶闻食臭，其面目乍赤、乍黑、乍白。蚀于上部则声嗄。甘草泻心汤主之。

【译文】

狐惑病的证候，有些与伤寒病相似，沉默欲睡却又不能闭目安寐，常坐卧不宁。咽喉部溃烂的名为惑；前后二阴溃烂的称作狐。患狐惑病者，不思饮食，甚至连食物的气味都不愿闻，其面部与眼睛的色泽忽而发红、忽而变黑、忽而变白。咽喉部溃烂的还会出现声音嘶哑的病症。可用甘草泻心汤进行治疗。

【解读】

狐惑病是以咽喉部及前后二阴溃烂为特征的一种疾病。因湿热郁蒸，正邪相争，故发热恶寒，虽与伤寒病类似，但实非伤寒。湿热蕴郁，扰及心神，虽病人沉默思睡，但又不能闭目安寐，故表现为坐卧不宁。湿热阻遏脾胃气机，所以不思饮食，甚至连食物的气味都不愿闻。湿热久郁，伤及营血，邪正相争，热势上趋，则面目赤；湿上遏，则面目黑；湿热下行，阻滞营卫，气血不能上荣，则面目白。湿热蕴郁于上，导致血肉腐败的，则见咽喉部溃烂，名为惑；湿热流注于下，引起前后二阴溃烂的，称为狐。原文"嗄"（shà）：《辞海》："嗄，声音嘶哑。"由于咽喉部溃烂引起声音嘶哑的，当用清热燥湿、解毒扶正的甘草泻心汤主治。

该征的主要脉症：表情沉默，精神不振，身热，失眠，烦躁，喉痛，咽烂，阴痒，阴部或阴中溃疡，口腔黏膜、颊黏膜有溃疡，不欲饮食，恶闻食臭，舌红苔黄腻，脉滑或数。

病机：湿热虫毒阻滞中焦，上蚀于喉。

治法：辛开苦降，清热化湿，安中解毒。

主方：甘草泻心汤方

甘草四两，黄芩、人参、干姜各三两，黄连一两，大枣十二枚，半夏半升。

上七味，水一斗，煮取六升，去渣，再煎，每次温服一升，每日服三次。

方中用生甘草清热解虫毒，并配以黄芩、黄连苦降清热、燥湿解毒；干姜、半夏辛开，既能燥湿，又可调畅气机；湿热久郁，必伤正气，故用人参、大枣益气养血，以扶正安中。如此配伍，以达到湿化热清、气机调畅、邪去正复之目的。

注意事项：

本方方后云"去渣，再煎"者，因有"不欲饮食，恶闻食臭"等胃气不和的症状，故再煎以浓缩汤剂，使其减少对胃的刺激。

（二）赤豆当归散证

病者脉数，无热，微烦，默默但欲卧，汗出。初得之三、四日，目赤如鸠眼；七、八日，目四眦黑。若能食者，脓已成也，赤豆当归散主之。

【译文】

病人脉数，但无恶寒发热的表证，心中微微发烦，神情沉默欲睡，汗出。病初的三、四天，病人目珠发红，就像斑鸠的眼睛一样；至七、八天，两眼内外眦呈现黑色。如病人能够饮食的，表明热毒蕴结血分，痈脓已成，故用赤小豆当归散治疗。

【解读】

狐惑病本有恶寒发热之证，故前文说"状如伤寒"。但本证湿热已蕴结成毒，侵及血分，故曰"无热"，表明肌表无发热恶寒之象。热毒入里，内扰心神，故见"脉数""微烦""默默但欲卧"。肝主藏血，开窍于目，热毒内扰血分，循肝经上炎，故目赤，状如鸠眼。热毒蕴结血分，壅遏不解，以致热瘀血腐，渐而成脓，所以至七、八日时，目四眦皆黑。因此时热毒蕴结于血分，对脾胃气机的影响相对减轻，所以病人此时"能食"。此征应该用清热渗湿，化瘀排脓的赤豆当归散治疗。

该征的主要脉症：表情沉默，懒怠喜卧，汗出，目赤或目内外皆俱黑，或眼睑微肿或溃烂，或阴痒或溃疡，身发红斑，小便灼热赤黄，口苦，苔黄腻，脉数。或大便下血，色鲜红而量多，先血而后便，甚则肛门坠胀，或腹痛，大便不畅或硬。

病机：瘀血久蓄，热毒成痈化脓。

治法：清热解毒，活血排脓。

主方：赤豆当归散方

赤小豆三升（浸令芽出，曝干）、当归三两。

上二味，杵为粉末，用浆水服方寸匕，每日服三次。

方中赤小豆利湿清热，解毒排脓；当归行血化瘀；更用浆水送服，以助清热解毒之功。《备急千金要方·卷十》，当归作"三两"；《金匮今释》作"十两"。赤小豆一升折今约 160 克。

注意事项：

应用本方时，浆水至为重要，用之有明显的清热作用。所谓浆水有三种解释。

（1）浆，酢也，同"醋"。《本草纲目》称浆水又名酸浆。嘉谟云："炊粟米熟，投冷水中，浸五、六日，味酸，生白花，色类浆，故名。"

（2）亦有医家认为，取地下深处之净土而入水溶解，澄清取用者为浆水，可参。

（3）或谓"即用白菜、芹菜等所制浆水菜之汤"。

二、外治方

（一）苦参汤证

蚀于下部则咽干，苦参汤洗之。

【译文】

狐惑病表现为前阴溃烂、咽喉干燥的，用苦参汤熏洗。

【解读】

前阴乃足厥阴肝经所过之处，其经脉上循喉咙。湿热之邪浸淫肝经，流注于下，导致血肉腐败，则前阴溃烂；湿热虫毒循经上冲，阻遏津液，则咽喉干燥。因前阴部溃烂较明显，故在内服清热解毒药物的同时，配以外治法，以清热燥湿解毒。

该征的主要脉症：阴部瘙痒或溃疡，伴有口腔溃疡，局部有渗出物，或有疼痛，妇人带下黄浊，男子淫白或黄物，舌红，口干，苔黄，脉滑。

病机：湿热虫毒下蚀前阴，上扰咽部。

治法：清热燥湿，杀虫解毒。

主方：苦参汤方

苦参一升

《医统》本作"苦参汤方：苦参一升，以水一斗，煎取七升，去渣，熏洗，日三"，宜从。

苦参苦寒，苦以燥湿泄浊，寒以清热解毒，更能通利小便，使湿热毒邪从小便去；又能杀虫疗恶疮，除下部蚀疮。故可清热解毒，燥湿泄邪，以疗湿热诸证。

（二）雄黄熏方证

蚀于肛者，雄黄熏之。

【译文】

狐惑病如果同时兼见肛门溃烂的，应当用雄黄外熏。

【解读】

本条"蚀于肛者",是指在前两种症候的基础上,又兼见肛门溃烂者,这是由于湿热毒邪流注于下,郁腐肛门所致。故在内服清热燥湿解毒药物的同时,又用雄黄散外熏局部,以解毒燥湿。

该征的主要脉症:肛门瘙痒或溃疡,不热不红,或轻微发红,口不渴,舌淡、苔薄,脉沉;皮肤诸疮或疥癣;肛门有诸虫。

病机:湿热虫毒蚀烂肛门。

治法:解毒燥湿,杀虫止痒。

主方:雄黄熏方

雄黄若干

上一味研为细末,筒瓦二枚合之,引火烧,向肛熏之。《脉经》云:病人或从呼吸上蚀其咽,或徒下焦蚀其肛阴,蚀上为惑,蚀下为狐,狐惑病者,猪苓散主之。

方中雄黄解毒疗疮,燥湿止痒,杀虫驱邪,善主皮肤诸疾湿毒。

雄黄性味,文献载有不同。《神农本草经》载:"味苦平";《名医别录》载:"甘,大温,有毒";《本草经疏》认为"察其功用,应是辛苦温之药";《中药大辞典》载"性味,辛苦温,有毒"。然仲景用药,恐与《神农本草经》近。

第三节　阴阳毒病

一、阳毒病证治(升麻鳖甲汤证)

阳毒之为病,面赤斑斑如锦纹,咽喉痛,唾脓血。五日可治,七日不可治,升麻龟甲汤主之。

【译文】

阳毒这种病,是疫毒入于阳络,毒气显露,面部起红斑,有如织锦上面鲜明的花纹；热灼咽喉则痛；疫毒入于营血，腐蚀咽喉，成痈化脓，则唾脓血。若毒气尚浅，正气未衰，五天以内容易治愈；若过了七天，疫毒深入、邪盛正虚，不容易治愈。总之，应当早期治疗。主用辛散解毒、活血通络的升麻鳖甲汤。

【解读】

阴阳毒的成因，后世多认为与感受疫疠之气有关。陈修园谓："仲师所论阴毒阳毒，言天地之疠气，中人之阳气阴气……"（《金匮要略浅注》）。结合阴阳毒皆以升麻为治疗主药，《神农本草经》谓升麻"解百毒，辟温疾、障瘅（dàn）气邪气"，故上述看法是可取的。

阴阳毒的辨证，是以病邪的深浅及面部颜色的鲜明与隐晦来划分的。阳毒以"面赤斑斑如锦纹，咽喉痛，唾脓血"为特征，这是因为疫毒之邪伤及营分，病偏于里中之表，热迫营血外达，所以面部出现赤色斑块，犹如华丽的花纹；疫毒结聚咽喉，局部气血瘀滞，所以咽喉痛；疫热毒盛，导致血肉腐败成脓，所以唾脓血。

因疫毒致病变化较快，且病涉营血，病情较重，所以早期治疗疫毒之邪尚有外达之机，故曰"五日可治"，即易于治愈之意；若迁延失治，病邪深入，则难以驱邪外出，故曰"七日不可治"，表明难于治愈。对于具体的日数不必拘泥，着重应领会其强调早期治疗的精神实质。

因为本病由感染疫毒所致，故当清热解毒；疫毒伤及营血，可致血行瘀滞，故应滋阴行血，方用升麻鳖甲汤。

该征的主要脉症：面赤斑斑如锦纹，咽喉痛，唾脓血，舌红或紫或有瘀点，脉浮大数。

病机：疫毒蕴蓄阳络，咽喉成痈化脓。

治法：辛散解毒，活血通络。

主方：升麻鳖甲汤方

升麻二两、当归一两、蜀椒（炒去汁）一两、甘草二两、雄黄半两（研）、鳖甲手指大一片（炙）。

上六味，以水四升，煮取一升，一次服完；老人和小儿分两次服，服后以出汗为佳。《肘后》《千金方》：阳毒用升麻汤，熏鳖甲，有桂；除毒用甘草汤，无雄黄。

阳毒病浅宜速去，故以能升能散、甘平无毒的升麻，合以生甘草解毒而散风热；鳖甲专入络脉滋阴养血，兼能领邪外出；当归入血分以活血通络；以少量辛苦而温的雄黄解疫毒之邪；用蜀椒辛温通阳散结（炒去汗，即去水、去油），引诸药直达病所，使表浅疫毒迅速导之外出，此乃反佐法。本方为后世治疗温毒疫疠的祖方。

注意事项：

雄黄成分主要为硫化砷，不溶于水，外用，研末撒、调敷或烧烟熏；内服，每剂0.5克左右研末冲服为宜。曾有报告内服含砒雄黄急性中毒致死1例；因市售雄黄混含砒霜，药用时须注意选择，以红黄色状如鸡冠者质较纯正；如为白色结晶或碾碎时外红中白者，均为含砒之征，用时尤应慎重，以防中毒，中毒主要症状为上吐下泻。

二、阴毒病证治（升麻鳖甲汤去雄黄蜀椒证）

阴毒之为病，面目青，身痛如被杖，咽喉痛。五日可治，七日不可治。升麻龟甲汤去雄黄蜀椒主之。

【译文】

阴毒这种病，是疫毒瘀滞阴络，颜面及眼睛发红，经脉阻塞，血流不畅，身体象被棍棒打了似的那样疼痛，疫毒结于咽喉，则咽喉痛。其预后和阳毒一样，五天以内容易治疗，过了七天就不易治愈。其治法以解毒散瘀为主，用升麻鳖甲汤去雄黄、蜀椒。

【解读】

阴毒由于疫毒之邪侵及血分，导致血行瘀滞不畅，病偏血分之里，所以局部出现青黯色的斑块，全身出现疼痛剧烈难忍。疫毒结聚咽喉，局部气血瘀滞，所以咽喉痛。"五日可治，七日不可治"的含义，与阳毒同。由于阴毒比阳毒为深，深则不可速去，若骤然劫夺疫邪，恐伤津液。故仍以刀麻鳖平汤解毒散瘀，去其辛温慓悍的雄黄、蜀椒，防止阴气受损。

该征的主要脉症：面目赤，或青或肿，遍身疼痛而青紫，甚则疼痛剧烈，咽喉疼痛明显，舌红，脉沉细数。

病机：疫毒瘀滞阴络。

治法：解毒散瘀，清热凉血。

主方：升麻鳖甲汤去雄黄蜀椒方（对照前方）

方中升麻清热解毒，凉血散瘀；鳖甲软坚散结，化瘀和阴，与升麻相用，倍增凉血散瘀解毒；当归补血和阴，活血化瘀，与升麻相伍，以增化瘀解毒；甘草泻火解毒，清热泻邪，并调和诸药。诸药相伍，以奏解毒清热、凉血化瘀之效。

第四章　疟病脉证并治

第一节　疟病主脉与治则

师曰：疟脉自弦，弦数者多热；弦迟者多寒。弦小紧者下之瘥，弦迟者可温之，弦紧者可发汗、针灸也，浮大者可吐之，弦数者风发也，以饮食消息止之。

【译文】

老师说：疟病多见弦脉，如果弦而兼数，其病热重；弦而兼迟，其病寒重。疟病若见脉弦小紧的，可用攻下法；脉弦而迟的，可用温法；脉弦而紧的，可用汗法，亦可用针灸方法治疗；脉浮而大的，可用吐法；脉弦而数的，多为热盛，可用饮食调理控制其发展。

【解读】

由于疟邪涉少阳，而弦脉为少阳的主脉，所以原文指出"疟脉自弦"，表明弦亦是疟病的主脉。但因体质有阴阳强弱之偏，感邪有轻重与兼挟之异，故疟而数者，多表示热偏盛；脉弦而迟者，则为寒偏重。脉弦小紧者，为邪结在里，可酌用攻下法，以祛除实邪，邪去则病愈；脉弦而迟者，为里有寒，可用温法；脉弦而紧者，是表有寒，可用汗法，亦可用针灸，以发散表寒；脉浮而大者，为邪偏于上，可用吐法；脉弦而数者，为里热偏，热盛能生风，故称"风发也"，热盛易伤津，故除药物治疗外，还可酌情配合饮食调理，如选用梨汁、甘蔗、藕汁、西瓜汁等甘寒之品，以生津清热，加强药物的功效。

第二节　证治

一、疟母（鳖甲煎丸证）

病疟，以月一日发，当以十五日愈；设不瘥，当月尽解；如其不瘥，当云何？师曰：此结为症瘕，名曰疟母，急治之，宜鳖甲煎丸。

【译文】

疟病如果是阴历初一发病的，经过治疗，一般在十五天时就应痊愈；如果经过十五天还未愈，那么，到一个月亦应该痊愈了。假如经过三十天，疟病仍然未愈的，又称作什么病呢？老师回答说：这是由于病久正衰，疟邪与痰瘀互结于胁下，形成了瘕块，称为疟母。应当抓紧时间治疗，可选用鳖甲煎丸。

【解读】

本条讨论了三个问题。

（1）关于疟病的预后，认为主要与人体正气的强弱有关。原文通过列举时气的变更影响人体正气的盛衰变化，来判断疟病的预后，这是因为古人认为五日为一候、三候为一节气。自然气候的变化与人息息相关，随着节气的更移，人身的营卫气血亦随之不断地更新、充沛。正气旺盛，则可祛邪外出，故病当愈。对原文的"十五日""当月"等具体的数字，我们不必拘泥，着重领会其重视正气的思想，及早治疗。

（2）疟母的形成，与病久正衰、疟邪不解有关。由于误治或失治，疟病经久不愈，反复发作，导致正气渐虚；疟邪不去，影响气血的运行，日久可形成痰瘀。疟邪与痰瘀互结，聚于胁下，便形成症块，这称为疟母。

（3）疟母的治疗。从其形成过程可以看出，疟母是正虚邪实之证，若不及时治疗，则疟邪与痰瘀锢结难解，正气日损，恐有他变，所以应当"急治之"。根据《素问·至真要大论》"坚者削之"及首篇"随其所得而攻之"的宗旨，予鳖甲煎丸扶正祛邪，软坚化痰，活血化瘀。

该征的主要脉症：胁下有痞块，寒热阵作，或疼痛，或拒按，痛处不移，按之不动，肌肉消瘦，饮食不振，或困倦，或四肢无力，女子月经闭而不行，舌紫有瘀点或瘀斑，脉涩或沉。

病机：疟邪、瘀浊、痰热搏结胁下而成疟母。

治法：扶正搜邪，软坚散结，逐瘀通络，涤痰消症。

主方：鳖甲煎丸方

鳖甲十二分（炙）、乌扇三分（烧）、黄芩三分、柴胡六分、鼠妇三分（熬）、干姜三分、大黄三分、芍药五分、桂枝五分、葶苈一分（熬）、石韦三分（去毛）、厚朴三分、牡丹五分（去心）、瞿麦二分、紫葳三分、半夏一分、人参一分、䗪五分（熬）、阿胶三分（炙）、蜂窠四分（炙）、赤硝十二分、蜣螂六分（熬）、桃仁二分。

上二十三味为末。取煅灶下灰一斗，清酒一斛五斗，浸灰，候酒尽一半，着鳖甲于中，煮令泛烂如胶漆，绞取汁，内诸药，煎为丸，如梧子大，空心服七丸，日三服。《千金方》用鳖甲十二片，又有海藻三分，大戟一分，䗪五分，无鼠妇、赤硝二味，以鳖甲煎和诸药为丸。

本方重用鳖甲为君，软坚消症。邪结气分者，用大黄、芍药、䗪（土鳖虫）、桃仁、赤硝（硝石）、牡丹、鼠妇（地虱婆）、紫葳（凌霄花）、蜂窠、蜣螂攻消血结，逐瘀化症为臣；邪结气分者，用厚朴、石韦、瞿麦、乌扇（射干）等下气利小便；葶苈、半夏涤痰消痰，六药为佐；调寒热，和阴阳，有黄芩、干姜；通营卫则用桂枝、柴胡；益气血，又有人参、阿胶；煅灶下灰之温，清酒之热，亦助鳖甲消症散结之功，诸药为使。鳖甲煎丸药共 25 味，为丸服者，取其峻药缓攻，逐渐消磨症瘕，使疟邪尽去而不伤正。

二、瘅疟

师曰：阴气孤绝，阳气独发，则热而少气烦冤，手足热而欲呕，名曰瘅（dàn）疟。若但热不寒者，邪气内藏于心，外舍分肉之间，令人消铄脱肉。

【译文】

老师说：素体阴虚阳盛之人，患疟病则阴液愈亏而阳热偏盛，故表现为高热、短气、烦闷不适，手足发热时时想呕，这称为瘅疟。其症高热而恶寒不明显，是由于邪热内伏于心，外留于肌肉之间的缘故，日久则使人体的肌肉消损。

【解读】

本条原文源出《素问·疟论》。"阴气孤绝，阳气独发"是言瘅疟的成因与阴津亏虚、阳热亢盛的体质有关。瘅，热也。"邪气内藏于心，外舍分肉之间"是指其病机为邪热充斥人体的表里内外，故导致下列诸症：邪热炽盛，故但热不寒；壮火食气，所以少气；邪热内扰胸中，则心中烦闷不舒；四肢为诸阳之本，阳热亢盛，故手足发热；邪热扰胃，胃失和降，故时时欲呕；由于热盛，阴伤液耗，所以病人肌肉消损。

三、温疟（白虎加桂枝汤证）

温疟者，其脉如平，身无寒但热，骨节疼烦，时呕，白虎加桂枝汤主之。

【译文】

温疟患者，其脉象与正常人的平脉差不多，全身发热而恶寒较轻，关节疼痛剧烈，时时呕吐，用白虎加桂枝汤治疗。

【解读】

对温疟病人其脉如平，后世有几种不同的看法：一种认为脉不弦，但亦非常人平脉，如《金匮要略指难》；一种认为如平常疟病患者脉象，即弦脉，如《金匮要略方论本义》；一种为指脉如平常人，如《金匮要略心典》。根据临床上温疟发作时脉多见弦数，而未发及发病之后，脉多和缓如常人，故对"其脉如平"宜活看。原文"无寒"实指无明显里寒，从"骨节疼烦"一症及用本方"温服""汗出愈"的方后注可以证明，本证是表证兼微寒。本证里热重而微恶寒，寒束肌表，故骨节疼痛剧烈；邪热犯胃，则时时呕吐。当用清热解表法治疗，方选白虎加桂枝汤。

该征的主要脉症：身无寒但热，时有壮热，汗出，头痛，关节疼痛或红肿，遇热则甚，时呕，心烦胸热，口干口渴，舌红，苔黄，脉弦数。

病机：内热炽盛，兼感表寒。

治法：清热生津，解肌发表（通络）。

主方：白虎加桂枝汤方

知母六两、甘草二两（炙）、石膏一斤、粳米二合、桂枝（去皮）三两。

以上五味药，共为粗末，每次取五钱匕，水一盏半，煎至八分，去药渣，温服，使汗出则愈。

方中知母清热除烦，善治温疟，并滋阴润燥而和关节；桂枝辛温解肌和营卫，使温疟之邪向外透达，并通畅关节而利血脉，受知母所制，透达温疟而不助邪热，通达关节而不益热，更能引知母入于肌肤、关节而清热；石膏辛寒，辛可透达肌肤骨节之热外散，寒可清泻邪热，与知母相用，通络使邪热向外透达，与桂枝相用，清热之中以调和营卫；粳米顾护正气以驱邪，兼防寒凉太过，以免寒伤中气；甘草益气，与粳米相用，顾护正气，并调和诸药。诸药相伍，共奏解肌调营、清热通络之效。

注意事项：

本方禁用于寒疟；风寒湿痹者亦慎用。

四、牝疟 (蜀漆散证)

疟多寒者，名曰牝疟，蜀漆散主之。

【译文】

疟病发作时，寒多热少者，称为牝疟，用蜀漆散主治。

【解读】

疟病虽然以寒热往来为特点，但由于体质因素，故疟病寒热轻重可有不同。素体阴虚、热盛之人，感邪后易从阳化热化燥，所以其热偏重，如温疟、瘅疟即属此类；素体阳虚偏寒之人，感邪后易从阴化寒，故其寒偏重，牝疟即为此类。本条赵本原作"牡疟"，据《外台秘要》引《伤寒论》原文改。原文称本证"多寒"，既包括了病机上以寒为主，亦指症状上寒多热少。寒属阴；牝，本指雌性鸟兽，亦属阴，故本证以牝疟名之。究其所成，乃因素体阳虚，兼痰饮阻遏，致阳气不能外达，留于阴分者多，而并于阳分者少。故以祛痰通阳截疟为法，用蜀漆散治疗。

该征的主要脉症：发热恶寒，寒多热少，汗出则热解，胸闷、脘痞、神疲体倦，全身酸困，口中和，苔腻或黄，脉弦迟。

病机：疟邪留伏，痰涎壅盛，阻遏阳气。

治法：祛痰截疟，助阳镇逆。

主方：蜀漆散方

蜀漆（洗去腥）、云母（烧二日夜）、龙骨等份。

以上三味，研为细末，未发作前以将本服半钱匕。温疟加蜀漆半份，临发时服一钱匕。但应用本方时要注意法度，在疟病未发作前二小时服药一次，因为未发之煎疟邪伏而不起，乘势先攻，助正气以祛邪，邪气易消，能事半而功倍；过时则疟邪相结，发作更甚，邪气彰著，攻之失时，邪气难却，反伤正气。

注意事项：

本方需在疟病发作之前使用才有效。

第五章　中风历节病脉证并治

第一节　中风

一、脉证与病机

夫风之为病，当半身不遂，或但臂不遂者，此为痹。脉微而数，中风使然。

【译文】

中风的病证，是半身不能随自己的意志行动。如果只有手臂局部运动受限制，叫痹证。由于中风属正虚邪实之病，所以可见脉微而数，脉微主正虚，脉数主邪盛。

【解读】

中风病是以病人半身肢体不能随意运动者较为常见，或只有某一臂（肢）不遂者，此为中风病的轻证。"此为痹"指出本病主要病机为经脉痹阻，筋脉失养。其脉微为气血不足，数为病邪有余，说明中风病虽然有半身不遂与但臂不遂的不同，但二者皆因气血不足，外邪诱发而为病。

二、成因与辨证

寸口脉浮而紧，紧则为寒，浮则为虚；寒虚相搏，邪在皮肤；浮者血虚，脉脉空虚；贼邪不泻，或左或右；邪气反缓，正气即急；正气引邪，喎僻不遂。

邪在于络，肌肤不仁；邪在于经，即重不胜；邪入于腑，即不识人；邪入于脏，舌即难言，口吐涎。

【译文】

寸口的脉象浮而紧，是感受外寒的反映。浮是卫气虚，寒邪乘虚而入，开始邪在肌表，出于血虚，寒邪乘虚而入，侵害身体的左边或右边。受侵的一侧的经脉反而舒张，无邪一侧的经脉却呈拘挛状；无邪一侧牵引有邪的一侧，形成两侧面部肌肉的不对称，形成口眼歪斜和不能随意运动等证。

病邪若侵入了络脉，患者就会感到受邪部分的肌肉失去知觉而麻木不仁；进入经脉时，肢体感到非常沉重，好像担负不起一样；病邪入腑，便会神志不清，连亲疏都不能辩识；若入脏时，舌肌不能自由活动，以致不能说话，并口流涎水。

【解读】

原文第一自然段主要阐述中风的病因、病机及口眼歪斜的机制。寸口脉浮而紧的脉象，揭示了中风病的形成是以血气虚少为内因，风寒外中为外因。由于营卫气血虚，脉络不充，所以脉浮而无力；寒邪外束肌表，故脉紧。正气亏虚，无力御邪，以致外邪乘虚侵犯人体的肌表。络脉营血亏少，空虚不充，邪随虚处而留着，所以外邪滞留其中而不得外出。无论病邪侵犯人体的左侧还是右侧，都会引起络脉的气血瘀滞，以致其筋脉肌肉失去正常的功能缓而不用，呈现弛缓状态；无病的那一侧络脉气血运行正常，筋脉肌肉能发挥正常的功用，所以相对表现为紧张状态，紧张的一侧牵引弛缓的一侧，故口眼歪斜，倾向于未病的一侧，这就是口眼歪斜（即俗称"面瘫"，西医之"面神经炎"）形成的机理。本段对邪入于脏腑，神昏不识人、舌强、言语不清的病机，未作阐释。

第二自然段是论中风病位深浅的辨证。根据经脉瘀阻的轻重程度以及病位的深浅不同，张仲景将中风分为中经络、入脏腑。络脉细小而表浅，布于肌肤，邪中于络，络脉瘀滞，则肌肤失去营卫气血的濡养而麻木不仁，其病情轻浅，称为"在络"（相当于中风先兆症状）。经脉较粗大而在里连于筋骨，邪中于经，气血循行受阻，筋骨肌肉皆失所养，故肢体沉重不能自如地活动，其病情较深重，称为"在经"（相当于中风先兆，或脑梗死之轻症）。对"邪入于腑"中"腑"的确切部位，后世注家有不同的看法，有认为指胃者，如赵以德、喻嘉言等；有认为指脑者，如沈明宗。根据《伤寒论·阳明病篇》第212条阳明腑实重证可出现"不识人"的现象，以及《内经》中对脑的病状描述主要体现为"髓海不足，则脑转耳鸣，胫酸眩冒，目无所见"，故以前说更为符合张仲景原意。由于胃络通于心，邪实阻滞胃腑，通降失司，浊气上干，蒙闭心神，所以出现神志昏迷、不认识人的证候。其证情较在经络深重，称为中腑。"邪入于脏"者，其病深痼而累及五脏，肺不主声，心不主舌，则舌即难言；脾不能摄津液而廉泉开，则口流涎唾；肾不藏精主骨，则骨弱肌痿不能举；肝失疏泄，则气血逆乱而瘀阻；风痰内壅，脏腑失于清灵，脑神无主，则舌强舌歪，难于言语，口眼歪斜，半身不遂等中风的严重症状相应而生。

三、证治

（一）风入心脾（侯氏黑散证）

侯氏黑散：治大风四肢烦重、心中恶寒不足者。

【译文】

侯氏黑散主治四肢极其沉重、中阳不足、胸脘感觉怕冷的大风病证。

【解读】

风邪乘虚入中经络，其病重传变快，故称大风。风邪入中，与内湿相合，湿困于脾，经脉痹阻不通，微有化热之势，故四肢苦烦而重滞；里阳虚，气血不足，风邪内入，阳气不运，卫外不固，故心中恶寒不足。治宜扶正（健脾补气养血）祛邪（祛风除痰清热），用侯氏黑散主之。

该征的主要脉症：魂梦颠倒，精神恍惚，恶寒发热，心烦，身躁，四肢困重，手足不遂，乏力，倦怠，食欲不振，或呕吐痰涎，胶结黏腻，或大便失调，面色萎黄，舌淡，脉细无力或弦滑。

病机：心脾不足，兼有风痰郁热。

治法：健脾补气养血，祛风除痰清热。

主方：侯氏黑散方

菊花四十分、白术十分、细辛三分、茯苓三分、牡蛎三分、桔梗八分、防风十分、人参三分、矾石三分、黄芩五分、当归三分、干姜三分、川芎藭三分、桂枝三分。

上十四味，杵为散，酒服方寸匕，日一服，初服二十日；温酒调服，禁一切鱼肉大蒜，常宜冷食；六十日止，即药积在腹中不下也。热食即下矣，冷食自能助药力。

方中大量用菊花祛风清热，为君药；防风为臣，《神农本草经》谓"主大风，头眩痛，恶风，风邪，目盲无所见"，菊花配防风，善驱表里之风；百病以胃气为本，邪气所凑，其气必虚，故佐以人参、茯苓益气健脾，培土宁风；风气通于肝，用当归、川芎益肝血且搜肝气；气虚湿胜必生痰，又有白术益气祛湿，桔梗开肺祛痰，矾石善化风痰；风者，善行而数变，夹寒亦能夹热，故用桂枝、干姜、细辛以祛寒；黄芩以清热，牡蛎潜阳，寓降于升；使以温酒，引诸药达于周身经络；禁一切鱼肉大蒜者，恐其动风助热也。

注意事项：

本证病程较长难于速愈，为有利于长期治疗，用药方便，故用散剂，每次用酒送服方寸匕，每日一次，以六十日为期。前二十日用温酒调服，以助扶正祛邪、通络开痹之功，并注意忌各种鱼肉大蒜等腥膻油腻之品，以免滋腻碍邪。二十日之后，药已中病，病已衰其大半，宜图缓治，服药时宜冷食禁热食，酒亦不宜加热，直至六十日为止。因热食易使药力耗散而下走，而冷服能使药积于腹中缓缓发挥作用。

（二）热盛风动（风引汤证）

风引汤：除热瘫痫。

【译文】

风引汤主治风瘫及癫痫出现抽搐者。

【解读】 所谓风引者，即风痫掣引之候，是因风动而产生的抽搐；热瘫痫者，指因热盛风动，风邪入中经络所致的瘫痪，半身不遂或癫痫抽搐。瘫，即风瘫，指半身不遂；痫，指癫痫。除热者，治当清热泻火，平肝息风，方用风引汤。比方亦治"少小惊痫瘛疭（chìzòng）"者，惊痫是因惊致痫，瘛为筋脉拘急，疭为筋脉弛缓，瘛疭亦类抽搐，其因热盛风动者，皆有效。

该征的主要脉症：癫痫发作，昏仆，两目上视，四肢抽搐或半身不遂，口吐涎沫，头晕头痛，狂躁不安，面赤气粗，便秘尿赤，口干口苦，舌苔黄腻，舌质红，脉弦数有力。

病机：肝阳亢盛，风邪内动。

治法：清热泻火，平肝息风，重镇潜阳。

主方：风引汤方

大黄、干姜、龙骨各四两，桂枝三两，甘草、牡蛎各二两，寒水石、滑石、赤石脂、白石脂、紫石英、石膏各六两。

上十二味，杵，粗筛，以韦囊盛之，取三指撮，井花水三升，煮三沸，温服一升。治大人风引，少小惊痫瘛疭，日数十发，医所不疗，除热方。巢氏云：脚气宜风引汤。

方中用牡蛎、龙骨、赤石脂、紫石英以平肝熄风，重镇潜阳；石膏、寒水石、滑石辛寒以清风化之火；大黄苦寒泻内实之热，使热或风动得以平息；反佐以干姜、桂枝之温，既能通血脉，又能制诸石之咸寒而顾护脾胃之气；甘草调和诸药。

注意事项：

（1）本方目前用法常用散剂与汤剂两种。用散剂时，可依照原方剂量按比例制成散剂，成人每次冲服 5~10 克，每日 2~3 次。用汤剂时，方中大黄、干姜、桂枝、甘草的常用量以 10~15 克为宜；龙骨、牡蛎、寒水石、滑石、赤石脂、白石脂、紫石英、石膏的常用量以 20~30 克为宜，儿童常用量以成人的 1/4 或 1/3 为宜。

（2）井花水，即井华水，为清晨最先汲取的井泉水，其质洁净，甘平无毒，且有镇心安神清热之效，故用之相宜。

（三）血虚受风（防己地黄汤证）

防己地黄汤：治病如狂状，妄行，独语不休，无寒热，其脉浮。

【译文】

防己地黄汤用于治疗狂躁不宁，行为反常，自言自语不休，脉浮，但不恶寒发热的病证。

【解读】

素有阴虚血热之体，感受风邪，风为阳邪，易入里化热，风之邪热与里之阴虚血热相搏，则化火生风，热扰心神，故病者狂躁、妄行、独语不休；其脉浮而无寒热者，言无恶寒发热的表证，脉浮为阴虚血热，风火内炽所致。治当用防己地黄汤滋阴凉血，清热息风。

该征的主要脉症：喜妄如狂，而精神萎靡，独语不休，视物模糊而似鬼状，时欲漱口不欲咽，无寒热，舌质红，少苔，脉浮或数或虚。

病机：阴虚血热，感受风邪。

治法：滋阴凉血，清热息风。

主方：防己地黄汤方

防己一钱、桂枝三钱、防风三钱、甘草二钱。

上四味，以酒一杯，浸之一宿，绞取汁；生地黄二斤，咀，蒸之如斗米饭久，以铜器盛其汁，更绞地黄汁，和匀分两次服。

方中重用生地黄滋阴凉血，以清其内炽之热；甘草助地黄清热而兼调诸药，防己苦寒，能泄血中湿热而通窍；轻用防风、桂枝疏风祛邪，以驱血中之风外出。

第二节　历节病

一、成因

（一）肝肾不足，水湿浸渍

寸口脉沉而弱，沉即主骨，弱即主筋；沉即为肾，弱即为肝。汗出入水中，如水伤心，历节黄汗出，故曰历节。

【译文】

寸口的脉象沉而弱，脉沉主骨，弱主筋；沉属肾，弱属肝。沉弱之脉，表示肾肝虚。当汗出时涉水或沐浴，汗为水遏，就会损伤心气，并可郁而成湿热，流入关节，则关节肿痛，而又出黄汗，故此称为历节病。

【解读】

肾藏精主骨，又主人身元气，肾气不足，阳气虚衰，故曰"沉即主骨""沉即为肾"；肝主筋而藏血，肝血不足，脉气不能充盈，筋脉失养，所以脉弱，故曰"弱即主筋""弱即为肝"。肝肾气血不足，筋骨失养，是为历节病的内因。肝肾气血不足，营卫空疏，汗出腠理开泄，更因汗出入于水中，或冒雨涉水，寒湿乘虚内浸，郁为湿热，伤及血脉，浸淫筋骨，留滞关节，气血运行不畅，关节渐致肿大疼痛，甚或溢出黄汗，则形成历节病。此与黄汗病的汗出色黄，遍及全身者不同。

（二）气虚饮酒，汗出当风

盛人脉涩小，短气，自汗出，历节痛，不可屈伸，此皆饮酒汗出当风所致。

【译文】

外形肥胖之人出现涩小的脉象，同时伴短气、自汗、关节疼痛且不可屈伸，这都是由于嗜酒过度、复加汗出、感受风邪所致。

【解读】

身体虚弱而肥胖的人，由于本虚标实，形盛气虚，湿盛阳微，气血运行不畅，故其脉象多滞涩不利，涩小无力；阳气不振，中气不足，故动则气短；中虚而卫阳不固，故时有自汗出；汗出则腠理空虚，风湿之邪乘虚侵入，况且肥胖之人素多湿盛，加之反复饮酒过度，伤脾碍胃，湿从内生，或汗出当风，风与湿内外相搏，痹阻经络关节，阳气不通，血行不畅，因此形成历节疼痛、不可屈伸之病。

（三）胃有蕴热，外感风湿

趺阳脉浮而滑，滑则谷气实，浮则汗自出。

【译文】

足背趺阳脉浮而滑，滑揭示胃中谷气实而有热，浮表示里热外越，蒸发津液外泄，故汗出。

【解读】

趺阳脉是主候胃气之脉，在足背上五寸骨间动脉处，即足阳明经的冲阳穴。趺阳脉往来流利，轻取即得，故云趺阳脉"浮而滑"。因素积酒谷湿热而与外感风湿相搏，即谓谷气实，故曰"滑则谷气实"。趺阳脉浮，为里热外越而腠理开，津液外泄而为汗，故曰"浮则汗自出"。假如值此汗出腠理空疏之时，感受风邪或冒雨涉水，则内热与外邪相搏，亦能成为历节病。

（四）过食酸咸，内伤肝肾

味酸则伤筋，筋伤则缓，名曰泄。咸则伤骨，骨伤则痿，名曰枯。枯泄相搏，名曰断泄。营气不通，不独行，营俱微，三焦无所御，四属断绝，身体羸瘦，独足肿大，黄汗出，胫冷，假令发热，便为历节也。

【译文】

偏嗜酸味则伤筋，筋伤则弛缓不用，称之为"泄"。偏嗜咸味则伤骨，骨伤则痿软无力，称之为"枯"。肝肾俱虚，筋骨痿软，则称为"断泄"。营虚不濡，卫虚不煦，营卫俱衰，则三焦功能失职，而肢体的皮、肉、脂、髓失去充养，所以全身消瘦，唯独两足肿大此时如果两胫发冷，身出黄汗的，属于黄汗病；两胫发热，关节局部出黄汗的，则属历节病。

【解读】

酸味适宜本能益肝，过食酸则反伤肝，肝藏血而主筋，肝伤则筋伤血泄，筋脉失养，弛缓不用。咸味适度本能益肾，过食咸则反伤肾，肾藏精而主骨生髓，肾伤则精髓不生，化育无源，骨失充养，则痿软不立。若恣食酸咸过度，致肝肾皆虚，两虚相搏，精竭血虚，则四肢及筋骨失养而痿软不用。肝为藏血之脏，肾为元气之根，肝肾俱虚，精血衰少，久则累及营卫气血不足，营气虚则气血不能畅通司濡养之职，卫气虚则不能畅行温煦卫外而为固，营卫俱衰，则三焦功能失职（"御"者，统驭，统治也）。"四属断绝"者，四肢皮肉脂髓得不到精气血营养，肢体失去营养，身体日渐消瘦，气血循行障碍，湿浊下注，所以两脚独肿大。假如胫冷，不发热，全身出黄汗，而无其他病处，是为黄汗病；若胫不冷，发热，关节痛，即使有黄汗，而局限于关节痛处，此为历节病。

二、证治

（一）风湿历节（桂枝芍药知母汤证）

诸肢节疼痛，身体魁羸，脚肿如脱，头眩短气，温温欲吐，桂枝芍药知母汤主之。

【译文】

四肢多处关节疼痛，关节肿大，身体瘦弱，两脚肿胀麻木，似乎和身体要脱离一样，心中郁郁不舒且想呕吐，用桂枝芍药知母汤主治。

【解读】

历节之病，由于风湿外侵，痹阻筋脉关节，气血运行不畅，风湿相搏，故诸肢节疼痛而肿大；病久不解，正虚邪盛，营卫气血耗损，消灼肌肉，故身体逐渐消瘦；湿无出路，痹阻下焦，气血不通，两脚肿胀，麻木不仁，有如与身体相脱离的感觉；风湿上犯，干及阳位，则头昏目眩；湿阻中焦，脾失健运，清气不升，故中气虚而短气；浊邪干胃，胃失和降，故温温欲吐。病由风寒湿邪外侵，痹阻筋脉关节，日久不解，逐渐化热伤阴，筋脉骨节失养，浊邪干及脾胃所致。治当祛风除湿，温经散寒，佐以滋阴清热，桂枝芍药知母汤主之。

该征的主要脉症：周身关节多偏冷痛，微恶风寒，身体瘦弱，心中郁闷不舒，心烦急躁，低热（38℃以下），或头晕目眩，短气，温温欲吐，脚肿如脱，游走性多发性关节肿大变梭形，肿处灼热，舌淡苔白润，脉沉细，或浮紧或数。

病机：

（1）风寒湿痹阻营卫三焦。

（2）虚（阳虚）实夹杂，化热伤阴。

（3）贼风、寒湿、痰浊、瘀血相互影响（从临床角度言）。

治法：调和营卫，温经散寒；祛风除湿，宣痹止痛，佐以养阴清热。

主方：桂枝芍药知母汤方

桂枝四两、芍药三两、甘草二两、麻黄二两、生姜五两、白术五两、知母四两、防风四两、附子二枚（炮）。

上九味，以水七升，煮取二升，温服七合，日三服。

用桂枝汤去大枣调和营卫；其中生姜、甘草和胃调中，重用生姜并通脉络；防风祛风；白术健脾除湿；麻黄宣阳通痹而散寒湿；附子温经助阳，祛寒湿痹以止痛；佐以知母，引诸药而不达病所，合芍药清热养阴，利溺散肿；芍药甘草舒筋止痛。

注意事项：

本方以温经散寒、宣痹通阳为主，唯以知母一味属养阴清热药，但宜佐治之意。全方药性偏于温通，重在温散风湿，若病属肝肾阴虚，气血不足，或湿热两盛者，非本方所宜。

（二）寒湿历节（乌头汤证）

病历节不可屈伸，疼痛，乌头汤主之。

【译文】

历节病，关节疼痛剧烈、屈伸不便的，用乌头汤主治。

【解读】

以方测证，应有关节冷、剧烈疼痛、不可屈伸、舌质淡、苔白腻、脉弦迟等症。此属寒湿内盛，风邪外侵，痹阻筋脉关节，阳气不通。寒性收引凝滞，主痛，湿性重浊，寒湿俱盛，痹阻经脉，留滞关节，故剧烈疼痛而不能屈伸；或有脚气，两脚不肿不热而疼痛，少腹不仁者，治法当温经散寒，除湿止痛，方用乌头汤。

该征的主要脉症：关节剧痛，不可屈伸，畏寒喜热，少气乏力，身倦嗜卧，脚气疼痛，舌质淡或胖嫩、嫩红，苔白滑或白腻或苔少津润，脉象沉弦或沉紧或弦迟，或可兼高热。

病机：寒湿痹阻筋脉骨节，经脉阳气不得温通。

治法：温经散寒，除湿定痛。

主方：乌头汤方

麻黄、芍药、黄芪各三两，甘草二两（炙），川乌五枚（咀，以蜜二升，煎取一升，即出乌头）。

上五味，咀四味，以水三升，煮取一升，去渣，内蜜煎中，更煎之，服七合；不止，盍服之。

川乌辛温大热，祛寒湿，温里阳，解疼痛，并以白蜜先煎乌头以缓解其毒性；麻黄辛温，发散寒湿，通阳开痹；同时用黄芪益气固表，一制麻黄之峻汗，二则助乌头、麻黄以温经止痛，达扶正祛邪之效；用芍药、甘草酸甘柔筋，缓急止痛，且制约方中温燥化热之弊。

注意事项：

（1）乌头汤中乌头有毒，以使用制乌头较为安全。

（2）乌头毒副作用：其中毒症状可表现为流涎、恶心、呕吐、腹泻、头昏、眼花、口舌四肢及全身发麻，脉搏减少，呼吸困难，手足搐搦，神志不清，大小便失禁，血压及体温下降，心律紊乱，室性期前收缩，呈二联律，或出现多源频繁的室性期前收缩和窦房停搏等。

（3）孕妇慎用；阴虚阳盛者禁用。

（4）解除乌头碱中毒的方法：

①高温久煎。

②与含有机酸药物（蜂蜜、乌梅）配伍，使结合成盐、溶于水而提高疗效。

③生姜、甘草各 15 克，金银花 18 克，煎服，抢救生川乌、生草乌、一枝蒿中毒，12 小时完全恢复。

④心律不齐者，苦参 30 克，水煎服。

⑤有用生川乌 30 克煎 1 小时中毒，以生白蜜 120 克加凉开水徐徐温服之，至 500 克为止。

第六章 血痹虚劳病脉证并治

第一节 血痹病

一、成因与轻证

问曰：血痹病从何得之？师曰：夫尊荣人骨弱肌肤盛，重因疲劳汗出，卧不时动摇，加被微风，遂得之。但以脉自微涩，在寸口、关上小紧，宜针引防气，令脉和紧去则愈。

【译文】

问道：血痹病是怎样形成的？老师答道：凡尊贵荣华的人养尊处优，不从事劳动，而专事于享乐，形乐而志苦，形乐则肌肤盛，志苦则肾伤而筋骨脆弱。本虚标实，形盛气虚，有余于外而不足于内，所以表现为骨弱肌肤盛。阳气虚弱，卫外不固，不耐劳累，故动则汗出。脾肾两虚，心神不宁，睡眠不佳，辗转动摇，易被邪风所伤；正虚不能御邪，稍被微风所伤，则肌肤血脉痹阻，导致局都血行不畅，形成血痹。本有脾肾两虚，阳气不足，气血不利，故在两手寸口的关脉表现出微涩或小紧的脉象。脉微为阳微，涩为血滞，紧为外受风寒，是因为血凝于肌肤，阳气痹阻所致，故治疗宜用针刺疗法引动阳气，使其气血畅行，脉来平和不紧，血痹病也就自然痊愈了。

【解读】

脉微主阳弱，涩主血滞，紧是外受风寒的反应，"小紧"为略紧之意，示外邪轻微，由于受邪较浅，所以紧脉只出现于寸口和关上。总之，血痹为体虚受风、血行不畅所致。但血行不畅之因，实则由于阳气不行，故用针刺法以导引阳气，气行则血行，气血调和则祛邪有力，邪去则脉和而不紧，血痹愈矣。

二、重证（黄芪桂枝五物汤证）

血痹阴阳俱微，寸口关上微，尺中小紧，外证登身体不仁，如风痹状，黄芪桂枝五物汤主之。

【译文】

血痹病由于营卫气血俱虚，所以寸、关部浮或沉取脉皆微，尺部稍现紧象，症见身体麻木不仁，如像风痹那样，当用黄芪桂枝五物汤治疗。

【解读】

气虚血痹，肌肤失荣，故外证身体不仁。不仁者，肌肤不觉痛痒，甚则如风痹状，即不仁兼酸痛感。黄芪桂枝五物汤即桂枝汤倍生姜、去甘草、加黄芪而成，全方共奏益气通阳，和营行滞之效。

该征的主要脉症：四肢麻木不仁或兼有疼痛，每因劳累而加重，身体疲倦，面色不荣，头目昏沉，或汗出，舌淡，苔白润，脉沉弱。

病机：风邪与营阴相搏，痹阻卫阳，血凝气滞（亦简称气虚血瘀兼风）。

治法：调营益气，通阳行痹。

主方：黄芪桂枝五物汤方

黄芪三两、芍药三两、桂枝三两、生姜六两、大枣十二枚。

上五味，以水六升，煮取二升，温服七合，日三服。一方有人参。

方中取桂枝汤"外证得之为解肌和营卫，内证得之为化气调阴阳"（《论注》），但甘草甘缓守中，于血痹不宜，故去之；黄芪益气通阳，与桂枝同伍，既能宣通卫阳，又调理营阴血滞；辅以芍药和营行痹；生姜、大枣调和营卫；重用生姜，意在通阳行气，增强宣通脉络之效。

第二节　虚劳病

一、脉象总纲

夫男子平人，脉大为劳，极虚亦为劳。

【译文】

男子虽从外表看无明显病态，但如果其脉浮大无力或极虚的，则属虚劳病。

【解读】

肾为先天之本，主藏精。精的耗损，是构成虚劳的主因之一，故本篇有些条文多标明"男子"。如"脉大为劳"之大脉，为轻取脉大，重按无神无力无根，这种外似有余、内实不足之脉，易给人以假象，阴虚阳浮者多见此脉；"极虚亦为劳"之极虚脉，为轻取、重按皆极其虚弱无力，乃精气内损的本脉。脉大与极虚虽形态不同，但都是虚劳脉象，应认真辨别。

二、辨证

（一）同脉异病

人年五六十，其病脉大者，痹侠背行，若肠鸣、马刀侠瘿者，皆为劳得之。

【译文】

人到五六十岁，出现脉大而无力，脊柱两旁麻木不适，假若见肠鸣及腋下、颈旁生瘰疬（luǒlì）的，皆属虚劳病范围。

【解读】

人年五六十，其脉大而按之少力，为精气内衰，经脉失养，风邪干及太阳经脉，故脊背有麻木感；若患马刀、侠瘿，则为阴虚阳浮，虚火上炎，与痰相搏而致病。"马刀侠瘿"语出《灵枢·经脉》等篇，其生于腋下，形如马刀的名为"马刀"；生于颈旁如贯珠的名为"侠瘿"。条文所述瘰侠背行、马刀、侠瘿等，各是一证，而不是同时出现，从"皆"字可以理解。

（二）阴阳两虚

男子脉虚沉弦，无寒热，短气里急，小便不利，面色白，时目瞑，兼衄，少腹满，此为劳使之然。

【译文】

男子脉沉弦无力，无恶寒发热的症状，而见短气、少腹拘急、胀满不适、小便不利、面色白、经常闭眼兼衄血等证候者，属于虚劳病。

【解读】

脉虚沉弦，阴阳俱不足之脉象也。劳而伤阳，阳气不足，在面则色白，在肺则呼吸短气，在腹则里急。"里急"谓腹中拘急不舒，似胀非胀，似痛非痛。《诸病源候论·卷三·虚劳里急候》："劳伤内损，故腹里拘急。"在肾与膀胱则小便不利、少腹满；劳而伤阴，阴精不能滋养肝目则目瞑。"面色白，时目瞑"：闭眼为"瞑"，虚劳之人精神不足故也。《灵枢·决气》篇："气脱者目不明……血脱者色白，夭然不泽。"与本条所述的"面色白，时目瞑"证候相类。兼衄者，阴虚阳浮或阳虚不固皆可致络破衄血也。凡此脉症，都属于虚劳的范围。

（三）阳气虚衰

脉沉小迟，名脱气，其人疾行则喘喝（hè），手足逆寒，腹满，甚则溏泄，食不消化也。

【译文】

脉沉小而迟，主阳气虚衰，所以病人稍一动作或行路略快，就感觉呼吸喘促，手足逆冷，腹中胀满，甚至大便溏薄，饮食物不能消化。

【解读】

脉沉小迟三脉并举，为阳气大虚之脉。"脱气"指病机，即阳气虚衰。其人疾行则喘喝，为阳气大虚之症。"喘喝"，有二义：一为气喘而有声，即后世所谓的"哮喘"；二为用尽气力张口而喘，换不过气来。此条应以后者为是。阳虚则寒，寒盛于外，四末失其阳气的温煦，故手足逆冷；寒盛于中，"脏寒生满病"，故腹满肠鸣，甚则溏泄，食不消化也。

（四）精血亡失

脉弦而大，弦则为减，大则为芤，减则为寒，芤则为虚，虚寒相搏，此名为革。妇人则半座漏下，男子则亡血失精。

【译文】

脉象弦而大，其弦重按则无力，故主里寒；其大而中空如芤，故主精血虚。以上两种脉象并见，称为革脉。妇女出现革脉，多见于半产漏下之病；男子出现革脉，则多见失血或梦遗、滑精等证。

【解读】

弦脉状如弓弦，按之不移，而革脉浮取似弦，按之力减，故曰"弦则为减"。大脉波幅洪大，按之有力，而革脉虽大，但外大中空，类似芤脉，故曰"大则为芤"。弦减大芤，如按鼓皮，同为革脉之象。革脉在妇人主半产（半产：指妊娠三月以后，胎儿已成形，但未足月而自然殒堕，因流产而阴道下血不止）；漏下，在男子主亡血失精。精血亡失，阴损及阳，阳虚则寒，故条文提出"虚寒相搏"。

三、证治

（一）虚劳失精（桂枝加龙骨牡蛎汤证）

夫失精家，少腹弦急，阴头寒，目眩痛，发落，脉极虚芤迟，为清谷、亡血、失精。脉得诸芤动微紧，男子失精，女子梦交，桂枝加龙骨牡蛎汤主之。

【译文】

经常梦遗或滑精的人，少腹拘急不舒，前阴寒冷，两目昏花，头发脱落，脉见极虚而中空，且往来迟缓，失血及下利清谷之人亦可出现这种脉象。失精病人还可见芤动或微紧的脉象，如果男子梦遗、女子梦交，可用桂枝加龙骨牡蛎汤主治。

【解读】

"失精家"必脾肾气虚，不能摄纳阴精。肾失闭藏，肝失疏泄，阳虚失温，阴寒内结，故见"少腹弦急，阴头寒"。"弦急"形容如弓弦般紧缩或引痛，比"里急"为重。精衰则"目眩"，血少则"发落"。脉见"极虚"为精气内损；"芤"主亡血或精血空虚；"迟"主脾肾虚寒。三者乃阴虚及阳之脉，既可见于失精病人，亦可见于亡血和下利清谷患者。若脉得诸芤动微紧：

（1）"动"为阴阳相搏之征，"芤动"说明阴精亏损严重，阳气亦渐衰微，已见虚阳外浮之象，每见于骤泄之时；

（2）"微紧"者，或为阳虚，或为寒盛，每见于已泄之后。四脉不能同时出现，"男子失精"为阴阳两虚，精关不固所致；"女子梦交"者，阳虚而失去阴的涵养，浮而不敛，阴失去阳的固摄，走而不守，形成心肾不交的局面，一般伴烦躁不安。

该征的主要脉症：少腹弦急，阴头寒，清谷，心悸，烦躁不安，自汗盗汗，头晕目眩，或脱发，或耳鸣，腰痛，倦怠，男子失精，女子梦交，苔薄润舌质淡，脉虚或芤或迟而无力。

病机：阴阳两虚，心肾不交，阴精不固。

治法：调和阴阳，交通心肾，收摄阴精。

主方：桂枝加龙骨牡蛎汤方

《小品》云：虚弱浮热汗出者，除桂，加白薇、附子各三分，故曰二加龙骨汤。桂枝、芍药、生姜各三两，甘草二两，大枣十二枚，龙骨、牡蛎各三两。

上七味，以水七升，煮取三升，分温三服。

本方证属阴阳俱虚，用助阳之法，则有动火之害；用养阴之法，则又有增寒之弊，故张仲景从调和阴阳入手，而用本方调谐阴阳、交通心肾。

方中桂枝温补心阳而下固于肾。牡蛎固涩肾气，敛精而止遗，与桂枝相用，一通一涩，通则交心肾，涩则敛精气。芍药收敛阴气，补血育阴，和畅血脉。生姜宣通上下以交通阴阳，散寒而温阳，与桂枝相用，以增温阳固摄。龙骨安神定志，使神明收藏于下以固肾精，并使肾气主持藏精，与牡蛎相用，以增固涩止遗，收敛阴精。甘草益气，与桂枝相用，以辛甘化阳，使神明内藏而主宰于肾；与牡蛎相用，补益肾气而固精。大枣补益中气，与甘草相用，补益心肾，使心肾相交，阴阳相济，并能调和诸药。诸药相伍，温上以固下，安神以止遗，治心肾不交之失精证。

注意事项：

（1）龙骨、牡蛎宜先煎。

（2）男子遗精，女子梦交，新病属相火妄动情志不遂者；久病属心脾两虚者，均非本方所宜。

（二）虚劳腹痛（小建中汤证）

虚劳里急，悸，衄，腹中痛，梦失精，四肢酸疼，手足烦热，咽干口燥，小建中汤主之。

【译文】

虚劳病出现腹中拘挛不舒，但按之不硬，心悸，衄血，腹中痛，梦遗，四肢酸疼，手足心烦热，咽干口燥等症者，用小建中汤主治。

【解读】

人体阴阳是相互维系的，所以虚劳病的发展，往往阴虚及阳，或阳虚及阴，从而导致阴阳两虚之证。由于人体阴阳的偏盛偏衰，可以产生偏热偏寒的证候，所以当阴阳两虚时，就会出现寒热错杂之证。如阴虚生热，则衄血，手足烦热，咽干口燥；阳虚生寒，则里急，腹中痛；心营不足则心悸；肾虚阴不能内守，则梦遗失精；气血虚衰不能营养四肢，则四肢酸疼，这些都是阴阳失调的虚象。

而且五脏皆虚：

（1）里急、腹中痛，四肢酸疼，手足烦热，属脾虚；

（2）悸乃心虚；

（3）衄乃肝虚；

（4）梦失精乃肾虚；

（5）咽干口燥乃肺虚。

因此，治疗方法就不能简单地以热治寒、以寒治热，《金匮要略心典》谓："欲求阴阳之和者，必于中气，求中气之立者，必以建中也。"

在阴阳失调的病情中，补阴则碍阳，补阳必损阴。如《灵枢·始终篇》所云："阴阳俱不足，补阳则阴竭，泻阴则阳脱（《太素》云：泻阴之虚，阳无所依，故阳脱）。如是者可将以甘药，不愈，饮以至剂（更善的药剂）。"只有用甘温之剂，方可恢复脾胃运化之功能。脾胃运化正常，阴阳气血来源得以充足，则阴阳平衡，营卫和调，而寒热错杂诸证自然消失。本方就是治虚劳以甘之旨，使其温补脾胃，以滋生化之源，内调气血，外调营卫，则阴阳调和自在其中矣。

原文"里急"，指心腹中一定部位胀急不舒。如胸中胀急，称为短气里急；少腹胀急，似欲小便，小便后仍然胀急，称为少腹里急，也称少腹拘急、少腹弦急；肛门胀急、下坠欲大便，便后仍急坠，称为里急后重。

该征的主要脉症：虚劳里急，腹中痛，心悸而烦，手足心热、咽干口燥，四肢酸疼，梦遗、鼻衄、舌淡，脉弦涩或沉弱或虚细。

病机：阳虚及阴，阴阳两虚。

治法：建立中气，调和阴阳（甘温建中，缓急止痛）。

主方：小建中汤方

桂枝三两（去皮）、甘草三两（炙）、大枣十二枚、芍药六两、生姜三两、胶饴一升。

上六味，以水七升，煮取三升，去渣，内胶饴，更上微火消解，温服一升，日三服。呕家不可用建中汤，以甜故也。《千金方》云："男女因积冷气滞，或大病后不复常，苦四肢沉重，骨肉酸疼，吸吸少气，行动喘乏，胸满气急，腰背强痛，心中虚悸，咽干唇燥，面体少色，或饮食无味，胁肋腹胀，头重不举，多卧少起，甚者积年，轻者百日，渐致瘦弱，五脏气竭，则难可复常，六脉俱不足，虚寒乏气，少腹拘急，羸瘠百病，名曰黄芪建中汤，又有人参二两。"

主方分析：

胶饴：即饴糖。《名医别录》："饴糖，味甘，微温，主补虚乏。"方中以饴糖柔润芳甘为主，建立中气以之得名。同甘草，大枣之甘，健运脾胃而缓肝急。生姜、桂枝辛温通阳而调和卫气，取辛甘化阳、阳生阴长、"从阳引阴"之义。重用芍药酸甘化阴，阴生阳长，乃"从阴引阳"之义。如此则阴阳相生协调，中气自立而四运，寒热错杂证也随之消失。

注意事项：

（1）方中饴糖为主要药物，如不用此味，则无建中之效，而失仲景制方之精义。方中桂枝一味，要灵活运用，如无气虚，虽热但病人寒象显著者，仍要用桂枝，甚至可酌加剂量；但如病证不大寒，则桂枝减量，甚至不用。又慢性病，久虚者，可酌加肉桂。

（2）本方味甘而浓，故胃热呕吐、伤食呕吐、久病胃阴虚呕吐禁用。

（3）阴虚火旺之虚劳禁用。

（三）虚劳腰痛（肾气丸证）

虚劳腰痛，少腹拘急，小便不利者，八味肾气丸主之。方见脚气中。

【译文】

虚劳症腰痛，少腹拘急不舒，小便不利的，用八味肾气丸主治。

【解读】

腰者，肾之外府，肾虚多表现腰部酸痛，劳累后加重。肾与膀胱相表里，膀胱的气化，依赖三焦的通调，特别是肾的气化作用，肾虚而气化失常，故少腹拘急，小便不利。所谓"不利"，或癃闭，或淋沥不畅，或尿崩，皆肾虚使然。方用八味肾气丸，补阴之虚以生气，助阳之弱以化水，渗利水湿以护正，"乃补下治下之良剂也"（《金匮要略心典》）。

该征的主要脉症：肾气虚所致之腰痛腿软，下半身常有冷感，阳痿，浮肿气喘，少腹拘急，小便不利，或小便反多，舌质淡胖，脉虚弱，尺部沉微。

病机：肾之阴阳两虚。

治法：补益肾气（滋肾阴、温肾阳）。

主方：八味肾气丸方

干地黄八两，山药、山茱萸各四两，泽泻、牡丹、茯苓各三两，桂枝、附子（炮）各一两。

上八味末之，炼蜜合丸梧子大，酒下十五丸，加至二十五丸，日再服。

主方分析：

桂附温经暖肾，振奋阳气，"阴得阳升则泉源不竭"；茯苓、泽泻引导废液浊水从小便而出；干地黄、山药、山茱萸、牡丹皮滋养肝肾精血，佐以清泻虚火，补阴之虚以生气，"阳得阴助则生化无穷"。

注意事项：

（1）《金匮要略》载肾气丸各药用量悬殊较大，但临床用之，不必拘泥，应根据病情而定。若肾气不足，可守原方用量之比；若阳虚偏盛，桂附用量可多，其余可仿钱乙六味地黄丸加减法："血虚阴衰，熟地为君；精滑头昏，山药为君；小便或多或少，或赤或白，茯苓为君；小便淋漓，泽泻为君；心虚火盛及有瘀血，牡丹皮为君；脾胃虚弱……山药为君。"

（2）《肘后备急方》《备急千金要方》俱云："常服去附子，加五味子。"因附子大辛大热，有毒，不宜长期服用，临证应加注意之。

（3）本方原是桂枝，后世改用肉桂。桂枝、肉桂虽同属温阳之味，但同中有异。桂枝善于通阳，其性走而不守，故对于水饮停聚，肾不纳气，下焦虚寒，真阳亏损者，用之为上。

原方中干地黄，唐《备急千金要方》仍用干地黄，至宋《太平惠民和剂局方》用熟地黄，因唐以后才有熟地黄制法。《本草纲目》云："《神农本草经》所谓干地黄者，乃阴干、日干、火干者。"近多用熟地黄。

（四）虚劳风气（薯蓣丸证）

虚劳诸不足，风气百疾，薯蓣丸主之。

【译文】

虚劳病气血阴阳俱不足，又兼外邪为患的多种疾病，用薯蓣丸主治。

【解读】

所谓"虚劳诸不足"，概指多种虚损证候，如望之面白、神疲、体瘦、马刀侠瘿；闻之喘息、声微；问之心悸、乏力、眩晕、纳呆；切脉虚弱细微或浮大无力等诸不足表现。"风气百疾"泛指感受外邪的证候，如恶寒、发热、咳嗽、肢体酸痛等外邪束表的表现或邪气内犯脏腑的疾患。如此正气不足、邪气留恋，形成正邪相持之势。因为补虚则恋邪，攻邪则伤正，此时正确治法，应该是寓祛邪于补正之中，使邪气去而正气不伤，薯蓣丸即为此证而设。

该征的主要脉症：头晕目眩，纳呆，全身乏力，心悸气短，自汗咳嗽，腰脊强痛，羸瘦，微有寒热，骨节酸痛，肌肤麻木，舌淡苔薄白。

病机：阴阳气血不足，兼有风邪。

治法：调理脾胃、扶正祛风。

主方：薯蓣丸方

薯蓣三十分，当归、桂枝、干地黄、曲豆、黄卷各十分，甘草二十八分，芎䓖、麦冬、芍药、白术、杏仁各六分，人参七分，柴胡、桔梗、茯苓各五分，阿胶七分，干姜三分，白蔹二分，防风六分，大枣百枚为膏。

上二十一味，末之，炼蜜和丸，如弹子大，空腹酒服一丸，一百丸为剂。

主方分析：

重用薯蓣大补脾胃，擅补虚祛风。理中汤和大枣、茯苓、神曲益气温中、运脾和胃。四物汤和阿胶、麦冬补血养阴。柴胡、桂枝、防风、豆卷、白蔹等祛风散邪而开痹。桔梗、杏仁利肺气而开郁，升降气机。空腹酒服者，旨在散风，宣行药力。

注意事项：

（1）以气虚为主，重用薯蓣、人参等品；以血虚为主，重用当归、阿胶等品；以阳虚为主，重用干姜、甘草等品；以阴虚为主，重用麦冬、干地黄等品；假令气血阴阳俱虚，不分孰轻孰重者，则以本方剂量调配为妥。

（2）本方每味药量之"分"，应作"份"理解，指各药间剂量的比例。每丸可重9克，每次1丸，日2~3次，每一疗程2~3个月以上。

（五）虚劳失眠（酸枣仁汤证）

虚劳虚烦不得眠，酸枣仁汤主之。

【译文】

虚劳病出现虚烦不能安虑的，用酸枣仁汤主治。

【解读】

即属虚劳，又表现为"虚烦"，显然为阴虚内热。"阴虚则目不瞑"，所以不得眠。"虚烦不得眠"的特点是心中郁郁而烦扰不宁，虽卧却不能安然入睡。究其所成，乃因肝阴不足、虚热内扰心神所致。因肝阴充足，则魂藏于肝而能寐，若肝阴虚则不能藏魂，故失眠；阴虚则生热，虚热内扰于心神，故心中郁郁而烦扰不宁。心神被扰，神不守舍，夜不能寐。所以本证失眠的主因在肝，亦涉及于心，皆由阴虚所致。故治当养阴补虚，清热除烦，方用酸枣仁汤。

该征的主要脉症：虚烦不眠（以下半夜为多），心悸盗汗，头目眩晕，两目干涩，口渴咽干，手足烦热，苔少或薄黄少津，舌质红，脉虚弦或弦细。

病机：肝阴不足，心血亏虚。

治法：养阴清热，安神宁心。

主方：酸枣仁汤方

酸枣仁二升、甘草一两、知母二两、茯苓二两、芎8 工两6 生姜3 7 二两。

上五味，以水八升，煮酸枣仁，得六升，内诸药，煮取三升，分温三服。

"肝者，罢极之本，魂之居也"。"肝欲酸"，故方中重用酸枣仁，甘酸而平，入心、肝二经，养血安神，《名医别录》谓其"治心烦不得眠"为本方之主药；肝欲散，急食辛以散之；川芎辛温，疏肝气，调营血，为血中之气药，与酸枣仁相伍，酸收辛散并用，相反相成，以其发挥养血调肝之效，为辅药；茯苓甘平，助主药宁心安神，且能培土以荣木，知母苦甘寒，清热除烦，又能缓和川芎之温燥，共为佐药；"肝苦急，急食甘以缓之"，甘草甘平培土抑木，调和诸味，既可助茯苓培土荣木，又可助知母清热除烦，为使药。诸味相合，共奏养血安神、补肝敛阴、清热除烦之功。本方为首篇首条肝虚治法的代表方。

注意事项：

（1）枣仁宜炒用。该药的镇静催眠作用，生枣仁均不及炒枣仁作用明显。

（2）本方酸枣仁用量为 2 升，据成都中医药大学中药中心标本室称测，每升酸枣仁重量约 120 克，则 2 升为 240 克；山东名医刘惠民用该药多在 30~90 克，并非超量，因此，认为"酸枣仁用至 50 粒即可中毒"一说不足为凭。

（六）虚劳干血（大黄蟅虫丸证）

五劳虚极羸瘦，腹满不能饮食，食伤，忧伤，饮伤，房室伤，饥伤，劳伤，经络营气伤，内有干血，肌肤甲错，两目黯黑。缓中补虚，大黄蟅虫丸主之。

【译文】

五劳过度则导致人体正气亏损，日渐发展到严重程度，可出现身体瘦弱，腹满，不能饮食。这是由于饮食不节，忧愁思虑，饮酒过量，房室无度，饥饱不匀，劳倦太过，损伤了经络营卫气血，以致瘀血内停，所以皮肤粗糙干枯，如鳞甲状，两眼白珠呈青黯色，治宜缓中补虚，用大黄蟅虫丸主治。

【解读】

脏腑虚损，功能必然失调，营卫气血，运行障碍，气机不畅，血行瘀滞，渐则形成瘀血。气机不畅，脾胃运化失常，所以病人自觉腹满，不能饮食。瘀停日久，则新血不生；瘀久又可化热伤阴。因其瘀血内阻，阴血亏乏，所以称为"干血"。瘀阻血虚，皮肤失濡，两目失养，故肌肤甲错，两目黯黑。"两目黯黑"指白眼球呈青黯色而言，为瘀血特征之一。此为虚劳兼有瘀血之征，治宜缓中补虚，方用大黄虫丸治疗。

该征的主要脉症：虚劳羸瘦，腹满，饮食减少，或腹痛拒按，皮肤干涩，甚则甲错，面色萎黄，两目黯黑，舌紫或有瘀斑、瘀点，脉沉涩。

病机：虚劳内有干血。

治法：活血化瘀，缓中补虚。

主方：大黄䗪虫丸方

大黄十分（蒸）、黄芩二两、甘草三两、桃仁一升、杏仁一升、芍药四两、干地黄十两、干漆一两、虻虫一升、水蛭百枚、蛴螬一升、䗪虫半升。

上十二味，末之，炼蜜和丸，大豆大，酒饮服五丸，日三服。

方用大黄、䗪虫攻下积血，以通其血脉，大黄并能凉血泄热，二药共为君。桃仁、干漆、蛴螬、水蛭、虻虫助君药以活血通络、攻逐血瘀，为臣。桃仁配杏仁以润燥，且杏仁开宣肺气，通利气机；生地黄、白芍滋养阴血，既治阴血亏损，又使祛瘀而不伤新血；黄芩配大黄、生地以清瘀热，共为佐药。甘草和中补虚，使祛瘀而不伤气，并调和药性，酒服活血以行其药势，为使药。诸药合用，祛瘀血，清瘀热，滋阴血，润燥结。本方祛瘀药中以虫类最多。盖虫类药其性善走，搜剔经络瘀血之力最强，尤对积瘀日久之干血，非用蠕动唼血之物不可。

注意事项：

（1）汉代无"分"之重量单位，若以晋制"四分为一两"计算，则大黄"十分"当折为二两半，仅为干地黄的四分之一，欠轻。考桂林古本《伤寒杂病论》和黄竹斋以白云阁藏本为蓝本所著的《伤寒杂病会通》以及明·吴昆《医方考》诸本大黄皆为十两，始合仲景本意，可从。

（2）据成都中医药大学中药中心标本室干成品实测：桃仁一升约120克，杏仁一升约122克，虻虫一升约16克，水蛭百枚约200克，蛴螬一升约60克，䗪虫半升约22克。余药每两以15.6克计算，则大黄䗪虫丸重量计1007克。蜜丸"小豆大"5丸，约今1克重，日三服则每日服约3克，其量小，攻瘀而不伤正。该丸剂可服336天。若系瘀血热盛者，每次量可用3~6克，则每日服9~18克，可服用56~112天。若系妇女子宫肌瘤，在出血时，暂停用；孕妇及无瘀血者，忌用。

第七章　肺痿肺痈咳嗽上气病脉证治

第一节　肺痿

一、病因、脉证与鉴别

问曰：热在上焦者，因咳为肺痿。肺痿之病，从何得之？师曰：或从汗出，或从呕吐，或从消渴，小便利数；或从便难，又被快药下利，重亡津液，故得之。

曰：寸口脉数，其人咳，口中反有浊唾涎沫者何？师曰：为肺痿之病。若口中辟辟燥，咳即胸中隐隐痛，脉反滑数，此为肺痈，咳唾脓血。脉数虚者为肺痿，数实者为肺痈。

【译文】

问道：热在上焦的人，因咳嗽而成为肺痿病。肺痿病是怎么得来的呢？老师回答：形成这种病的原因，或是发汗太多，或因呕吐，或患多饮多尿的消渴证转化而来；或大便秘结，又用峻烈的药通利大便，反复多次地损伤了津液，因而导致了这个病。

问道：寸口脉数，其人咳嗽，口中反有稠痰黏液，这是为什么？老师说：这是肺痿病。如果口中干燥，咳嗽时觉胸中隐隐作痛，脉象反而滑数有力，这是肺痈病，当咳吐脓血。脉象数而虚的是肺痿，数而实的是肺痈。

【解读】

条文从开始到"故得之"一段，论述了肺痿的成因；自"寸口脉数"至"咳唾脓血"一段，指出肺痿和肺痈的主症；最后两句，从脉象上对肺痈进行了鉴别。

　　肺为娇脏，喜润恶燥。若上焦有热，肺为热灼则咳，咳久不已，肺气受损，痿弱不振，而形成肺痿。导致上焦有热的原因很多，或因发汗过多，或因呕吐频作，或因消渴小便频数量多，或因大便燥结而使用了泻下峻猛的药物，攻下太过。以上种种因素，反复损伤津液，阴津亏虚则生内热，故而形成本病。

　　寸口脉数，为上焦有热之证，热在上焦，虚热灼肺，肺气上逆，必然咳嗽。但虚热肺痿之咳，应干咳少痰，为何反吐浊涎沫？此因肺气痿弱，津液不能正常输布，反停聚于肺，受热煎熬，遂成痰浊；或久之致肺气虚寒而吐涎沫，浊唾涎沫随肺气上逆而吐出，此乃肺痿之特点。

　　若口中干燥，咳则胸中隐隐作痛，脉象滑数，咳唾脓血者，则为肺痈。肺痈是实热蕴肺，与肺痿之虚热显然有区别。肺痿、肺痈虽都属肺部病变，性质均属热，但肺痿是虚热，故脉数而虚；肺痈是实热，故脉数而实。

二、证治

（一）虚热肺痿（麦门冬汤证）

大逆上气，咽喉不利，止逆下气者，麦门冬汤主之。

【译文】

虚火上逆，咳嗽气喘，咽喉不利，用止逆下气的麦门冬汤主治之。

【解读】

　　由于津液耗伤，导致肺胃阴虚，阴虚则火旺，虚火上炎，肺气上逆则喘咳，热灼津伤故咽喉干燥不清爽，痰黏难咳。此外，还可有口干欲得凉润、舌红少苔、脉象虚数等。治当滋阴清热，止火逆，降肺气。以麦门冬汤为主方。

　　该征的主要脉症：咳逆上气，咽喉不利，浊唾涎沫，咳痰不爽，或劳嗽，日久不愈，口干咽燥思凉饮，日晡发热，手足心热，舌红少苔，脉虚数。

病机：阴虚火炎，肺胃津亏挟痰。

治法：止逆下气，清养肺胃，兼开痰止唾。

主方：麦门冬汤方

麦门冬七升、半夏一升、人参三两、甘草二两、粳米三合、大枣十二枚。

上六味，以水一斗二升，煮取六升，温服一升，日三夜一服。

重用麦冬养胃阴，润肺清虚火。用人参、大枣、甘草、粳米大补胃气，补土生金，肺得滋润，津液充沛，虚火自降，寓"虚则补其母"之意。半夏一味，用量较轻，与大量清润药配伍则不嫌其燥，充分发挥其下气化痰、降逆开结的作用，欲用治虚热肺痿之吐浊唾涎沫，此味必不可少。本方为后世滋阴降逆之祖方。

注意事项：

（1）使用本方的关键是麦冬用量要大，一般用30克以上为好；而半夏用量要轻，二者比例为7:1。

（2）凡属虚寒肺痿及肺胃实热证，忌用。

（二）虚寒肺痿（甘草干姜汤证）

肺痿吐涎沫而不咳者，其人不渴，必遗尿，小便数。所以然者，以上虚不能制下故也。此为肺中冷，必眩，多涎唾，甘草干姜汤以温之。若服汤已渴者，属消渴。

【译文】

肺痿患者吐涎沫，不咳嗽，口不渴，必见遗尿，小便频数。只所以这样，是由于上虚而不能制下的缘故。这是因为肺中虚寒，必见头眩，多唾涎沫，治用甘草干姜汤温补。如果服药后出现口渴，则属消渴。

【解读】

本条虚寒肺痿因上焦阳虚、肺中虚冷而得，病机由素体阳虚，病从寒化，或虚热肺痿迁延不愈，阴损及阳演变而来。由于上焦阳虚，阳虚不能化气，气虚既不能摄津，又不能布津，津液停滞于肺，化为涎沫，故频吐涎沫，口不渴，此与本书《水气病脉证并治》篇"上焦有寒，其口多涎"之理相同，肺气虚寒，无力上逆，故不咳。

由于肺冷气阻，治节不用，水液直趋下焦，故遗尿或小便频数，这与肺气闭塞，不能通调下输而小便不通的病机恰好相反；其小便频数与消渴病的小便频数亦不同，消渴病的小便多必兼有口渴多饮，此口不渴，是其鉴别要点。肺气虚冷，萎弱不振，清阳不升，故头眩。治以甘草干姜汤温复肺气。

该征的主要脉症：吐涎沫，眩晕，不咳不渴，手足厥冷，胃脘疼痛，喜温喜按，肠鸣便溏，小便频数或遗尿不禁，苔润舌淡白，脉浮或沉微或迟。

病机：肺气虚寒不能制下（兼中焦阳虚）。

治法：温肺复气，温阳散寒。

主方：甘草干姜汤方

甘草四两（炙）、干姜二两（炮）。

上两味，以水三升，煮取一升五合，去渣，分温再服。

主方分析：

炙甘草甘温，补中益肺气；干姜炮用辛温，温复脾肺之阳而化饮，又不过于辛散。二药辛甘合化，甘草倍于干姜，重在温中焦之阳以暖肺。因肺为气之主，胃为气之本，中阳振，肺可温，寒可消，实乃培土生金之意。

注意事项：

（1）若见脉数有力，口渴，发热，舌绛苔黄之实热证，慎勿投之。

（2）虚热肺痿，咳吐浊唾涎沫，或口干作渴者，亦忌用本方。

（3）阳热亢盛，迫血妄行之出血，非本方所宜。

第二节　肺痈

一、病因、病理、脉证及预后

问曰：病咳逆，脉之何以知此为肺痈？肯有脓血，吐之则死，其脉何类？师曰：寸口脉微而数，微则为风，数则为热；微则汗出，数则恶寒。风中于卫，呼气不入；热过于营，吸而不出。风伤皮毛，热伤血脉。风舍于肺，其人则咳，口干喘满，咽燥不渴，多唾浊沫，时时振寒。热之所过，血为之凝滞，蓄结痈脓，吐如米粥。始萌可救，脓成则死。

【译文】

问道：患咳嗽气逆病，诊脉怎么知道它是肺痈病呢？一定有脓血，待到吐脓血时就会死亡。它的脉象是怎样的呢？老师说：（肺痈病初期）寸口的脉浮而数，浮为风邪，数为发热。脉浮则有汗，脉数则见恶寒。风中于卫，邪气能随呼气排出；热邪损伤血脉。风邪停留在肺，使病人出现咳嗽、口干、气喘，胸满，咽喉干燥却不渴饮，吐大量的浊唾、涎沫，不时寒战等症状。热邪侵犯之处，血因此出现凝滞，热与血蓄结，酿成痈脓，此时吐出米粥样的臭痰。此病初期脓未成时可救治，脓成后则比较危险，甚至危及生命。

【解读】

肺痈病以咳吐脓血为特征。此处提出"吐之则死"，意在强调痈脓已溃，气阴大伤，虽有吐脓血症状，也不可用催吐之法，再伤正气，否则将导致不良后果。肺痈的病因是由于感受了风热病邪，与一般风热外感不同的是，肺痈病一开始就有"风伤皮毛，热伤血脉"的病理变化。这是肺痈病机特点所在。而且"热伤血脉"贯穿于肺痈病的全过程，从初期的"热过于营""热伤血脉"至酿脓期的"热之所过，血为之凝滞"，到溃脓期的咳吐脓血，都说明了这一点。鉴于此，应把肺痈表证期与一般风热外感区别开来，以免延误治疗。

根据条文所述，肺痈病的病变过程，大致可分表证期、酿脓期和溃脓期三个阶段。

（1）表证期从条文"寸口脉浮而数……热伤血脉"。这一段论述了风热病邪初犯人体所引起的一些病理变化。

（2）酿脓期即条文"风舍于肺……时时振寒"这一段。由于热邪壅滞，肺气不利，症见喘满；津液不布，痰涎内结，则多唾浊沫；热入营血，营阴受损，则口干咽燥不渴。"时时振寒"一症，是酿脓期特有的症状，可由表证期的恶寒发展而来。因此，该症也可现于肺痈病的各个阶段，只是程度不同而已。产生机理，尤怡认为："热盛于里，而外反无气，为时时振寒。"（《金匮要略心典》）即热毒盛于里，正气与之相争于里，卫外失司；或因热邪壅滞，肺气郁遏不得外出，卫外失职所致。酿脓期邪正相争剧烈，是病变的转折期。

（3）溃脓期即"热之所过……脓成则死"这一段。此期概括了痈脓形成的全过程：热邪壅盛所犯之处，血液凝滞，继而腐溃。主要症状有：咳吐米粥样的腥臭脓痰、胸痛、振寒脉数。肺痈病至溃脓期，邪气渐衰，正气渐虚，病势趋于平缓。

条文中"脓成则死"与"始萌可救"相对而言，意在说明肺痈病应早期治疗，待脓成再治则较困难，且预后也较差。

二、证治

（一）邪实气闭（葶苈大枣泻肺汤证）

肺痈，喘不得卧，葶苈大枣泻肺汤主之。

【译文】

患肺痈气喘不能平卧，用葶苈大枣泻肺汤主治。

【解读】

邪犯于肺，肺气壅滞，故胸部胀满不能平卧；肺失通调，不能输布津液，水气停留则一身面目浮肿。肺窍不利，故鼻塞流清涕，嗅觉失灵，不闻香臭酸辛；肺气失于宣降，故咳嗽上气，喘鸣迫塞。治当开泻肺气，行水祛饮。方用葶苈大枣泻肺汤。

该征的主要脉症：肺痈，脓未成或将成，痰有腥味，胸胁胀满，喘不得卧；支饮，胸腹胀满，咳嗽喘促，苔黄腻，舌质红，脉数实或弦。

病机：痰热壅肺，邪实气闭。

治法：开泄肺气，泻水逐痰。

主方：葶苈大枣泻肺汤方

葶苈（熬令黄色，捣丸如弹子大）、大枣十二枚。

上先以水三升，煮枣取二升，去枣，内葶苈，煮取一升，顿服。

方中葶苈子辛苦性寒，专入肺经，开泻肺气，具有泻肺行水、下气消痰作用，因其性寒故能清；恐其峻猛伤正，又佐以大枣甘缓，安中补正，使泻不伤肺气。二味相伍，以收泻肺行水而正气不伤之功，兼可益脾制水，扶正培本。本方总属泻肺之剂，既适用于肺痈未成或将成，又治支饮之饮实气壅者。

注意事项：

（1）本方为泻肺峻剂，适用于肺痈初期，表证已解，而脓尚未成，或已成，而肺壅特甚，属于形气俱实者。如有表证，宜先解表，表解后再用本方；或用本方配以宣散之药，使邪气由表里分解。

（2）肺痈脓成转虚者，本方即当禁用。

（3）孕妇忌用或慎用，寒饮郁肺者慎用。

（二）血腐脓溃（桔梗汤证）

咳而胸满，振寒脉数，咽干不渴，时出浊唾腥臭，久久吐脓如米粥者，为肺痈，桔梗汤主之。

【译文】

咳嗽胸满，寒战脉数，咽喉干燥但口中不渴，不时吐出腥臭浊痰，较长时间吐出形如米粥的脓血痰，这就是肺痈，用桔梗汤主治。

【解读】

由于热毒壅肺，肺气不利，故咳嗽胸满；肺主皮毛，邪热壅肺，正邪相争，故振寒脉数。"振寒脉数"是肺痈成脓特征之一，也是病势发展的标志。所以第二条在肺痈成脓时也提到"时时振寒"，这与一般表证的恶寒发热不同，故不用解表剂；热邪在血分，故口咽干燥而不甚渴；热盛肉腐成脓，痈溃外泄，故时出浊唾腥臭，久久吐脓如米粥。治当排脓解毒，方用桔梗汤。

该征的主要脉症：主症：肺痈，咯吐脓血，状如米粥、腥臭，胸痛，气喘身热，烦渴喜饮，舌苔黄腻，质红，脉滑数。副症：帝丁两侧肿痛，饮食不利，口噤难言，痰涎壅塞，小便黄而量少；甚则喘不得卧，面赤身热。

病机：热毒蕴蓄，成痈溃脓。

治法：解毒排脓。

主方：桔梗汤（方亦治血痹）

桔梗一两、甘草二两。

上二味，以水三升，煮取一升，分温再服，则吐脓血也。

方中桔梗入肺，宣提肺气，消肿排脓，为排脓之君药，且止胸痛；倍甘草生用，清热解毒，扶正以防痈脓再生。二者相伍，养阴利咽，宣气去腐，故服后促使脓血排出。正如方后注云"再服，则吐脓血也"，而病向愈。

第三节　咳嗽上气

一、辨证及预后

上气面浮肿，肩息，其脉浮大，不治；又加利尤甚。

【译文】

喘急气逆，面部浮肿，抬肩呼吸，脉象浮大无根，为不治之症；

若再加上下利，病情则更为危险。

【解读】

本条言上气属正虚气脱的症状和预后。上气而颜面浮肿，呼吸困难以致张口抬肩，脉象浮大无力，按之无根，这是肾气衰竭、不能摄纳之象，病情危急，故曰"不治"；若再见下利，此乃气脱于上，阴竭于下，脾肾两败，阴阳离决，病情尤为险恶。文中"不治"二字意即难治，并非绝对"不治"，如抢救及时得当，也能转危为安。

二、证治

（一）寒饮郁肺（射干麻黄汤证）

咳而上气，喉中水难声，射干麻黄汤主之。

【译文】

咳嗽气喘的患者，喉中痰鸣像水鸡的叫声，用射干麻黄汤主治。

【解读】

由于寒饮郁肺，肺气失宣，故咳嗽气喘；痰涎阻塞，气道不利，痰气相击，故喉中痰鸣似水鸡叫声。"水鸡"即田鸡（青蛙）或秧鸡（鸡），其声喝喝如哮鸣声。治疗用射干麻黄汤散寒宣肺，降逆化痰。

该征的主要脉症：主症：咳嗽，哮喘，喉中痰鸣，痰多清稀，舌苔白滑，脉象浮弦或浮紧。副症：微有恶寒发热，或胸膈满闷。

病机：寒饮郁肺，内外合邪。

治法：散寒宣肺，降逆平喘。

主方：射干麻黄汤方

射干十三枚、麻黄四两，生姜四两、细辛、紫菀、款冬花各三两，五味子半升，大枣七枚，半夏（大者，洗）八枚，。

上九味，以水一斗二升，先煮麻黄两沸，去上沫，内诸药，煮取三升，分温三服。

方中射干开痰结，麻黄散外邪，细辛温寒饮，款冬花、紫菀温肺止咳，半夏、生姜涤痰降逆；五味子酸收肺气，收敛麻黄、细辛之过散；大枣安中扶正，调和诸味。诸味相伍，共奏止咳、化痰、平喘、散寒之功也。全方散中有收，开中有阖，苦、酸、辛并用，泄之，泻之，收之，补之，体现了《内经》之治疗方法。

注意事项：

（1）本方为治冷哮之祖方，适用于内饮外寒、肺气上逆之喘咳者。若肺或肾不纳气之喘咳，均非所宜；若痰热蓄肺而致喘咳，亦当忌用。

（2）十三枚射干约20克，麻黄四两约63克，则射干与麻黄之比1：3，麻黄量大于射干，使射干易性（寒性易温），并服从麻黄治饮邪在肺在喉之病证，因此在用射干、麻黄时，切不可将射干用量大于麻黄。

（二）饮热郁肺（越婢加半夏汤证）

咳而上气，此为肺胀，其人喘，目如脱状，脉浮大者，越婢加半夏汤主之。

【译文】

咳嗽气逆而为肺胀病，患者气喘，两目胀突，好像要脱出的样子，脉象浮大有力的，用越婢加半夏汤主治。

【解读】

肺胀多为素有伏饮，复加外感，内外合邪而为病。外感风热之邪与内在水饮相合，饮热交阻，壅塞于肺，致肺气胀满，逆而不降，故上气喘咳，甚则憋胀，胸满气促，两目胀突如脱；浮脉主表，亦主在上，大脉主热，亦主邪实，风热挟饮上逆，故脉浮大有力。治当宣肺泄热，化饮降逆。方用越婢加半夏汤。

该征的主要脉症：咳嗽喘促，咳唾痰涎，口渴喜饮，胸胁胀满，身形如肿，甚则目如脱状，恶寒无汗，发热或无大热，苔薄黄或黄腻，脉浮大而滑或滑数。

病机：外感风热，水饮内发，饮热迫肺。

治法：宣肺泄热，化饮降逆，止咳平喘。

主方：越婢加半夏汤方

麻黄六两、石膏半斤、生姜三两、大枣十五枚、甘草二两、半夏半升。

上六味，以水六升，先煮麻黄，去上沫，内诸药，煮取三升，分温三服。

重用石膏、麻黄（石膏必重于麻黄）辛凉发散，宣泄水气，兼清里热而平喘。生姜、半夏化饮降逆。大枣、甘草崇土制水，和中缓急。

注意事项：

虚证喘咳，非本方所宜。

（三）寒饮挟热（厚朴麻黄汤证、泽漆汤证）

咳而脉浮者，厚朴麻黄汤主之。脉沉者，泽漆汤主之。

【译文】

咳嗽而脉浮的，用厚朴麻黄汤主治。脉沉的，用泽漆汤主治。

【解读】

上面论述了饮邪挟热上迫，病势倾向于表的咳喘证治。"咳"，指症状咳嗽气逆，也表明本条所论属咳嗽上气病的范畴；"脉浮"，有两种含义，一指脉象浮；二指出本证的病机是病近于表而邪盛于上。因邪从外入，风寒束表，脉见浮，邪由内出，病邪向上而盛于上时，脉也见浮。

本条叙证简略，《备急千金要方》咳嗽门："咳而大逆上气，胸满，喉中不利，如水鸡声，其脉浮者，厚朴麻黄汤方。"可补本条之不足。以方测证，当为寒饮挟热、上迫于肺的咳喘证，治用厚朴麻黄汤散饮除热，止咳平喘。

前文的"脉沉者"论述水饮犯肺、饮邪偏于里的咳喘证治，本条是承上条而来，因此当具上条的咳嗽，喘逆等症。本条"脉沉"，结合本书《水气病脉证并治》篇"脉得诸沉，当责有水，身体肿重"的论述，可知本条病机是水饮内停、外溢肌肤犯肺，症状以咳、喘、身肿为特点。以上诸症，当用泽漆汤通阳逐水，消饮止咳。

该征的主要脉症：咳嗽喘促，胸满烦躁，咽喉不利，痰多水鸡声，倚息不得卧，苔白黏腻，脉浮；咳逆上气，痰多息短，身重而肿，小便不利，舌体胖大，苔白腻脉沉。

病机：外寒里饮，寒饮挟热轻。

脾虚不运，水饮泛肺。

治法：宣肺利气，降逆平喘（长于降气）；逐水通阳，止咳平喘（长于利水）。

主方：

（1）厚朴麻黄汤方

厚朴五两，麻黄四两，石膏如鸡子、大杏仁半升，半夏半升，干姜二两，细辛二两，小麦一升，五味子半升。

上九味，以水一斗二升，先煮小麦熟，去渣，内诸药，煮取三升，温服一升，日三服。

（2）泽漆汤方

半夏半升，紫参（一作紫菀）五两，泽漆三斤（以东流水五斗，煮取一斗五升），生姜五两，白前五两，甘草、黄芩、人参、桂枝各三两。

上九味，咀，内泽漆汁中，煮取五升，温服五合，至夜尽。

厚朴麻黄汤是小青龙加石膏汤的变方。方中以厚朴、麻黄为主药，因厚朴宽胸利气善消满，麻黄宣肺降逆善平喘。以此二药作为方名，更突出了本证的两个特点，一是喘甚，二是满甚。干姜、细辛温化寒饮，半夏降逆化痰，杏仁降气止咳，五味子酸收，与麻黄相伍，一散一敛，其目的在于宣肺平喘而非发汗。石膏辛凉宣泄肺中郁热以除烦，小麦安中养正。因无表证，故去桂枝、白芍解表和营卫；里有饮邪，症见胸满，去甘草以避甘而满中。全方旨在散饮降逆，止咳平喘。

泽漆汤方功在逐水通阳，止咳平喘。方中泽漆，《神农本草经》

谓："味苦微寒，主皮肤热，大腹水气，四肢面目浮肿，丈夫阳气不足，利大小肠。"《本草纲目》谓"即猫儿眼睛草"，其功能主治与《神农本草经》同。方中用泽漆逐水消肿。紫参，《本草纲目》谓"入足厥阴之经，肝藏血分药也，故治诸血病"，有活血止血通利作用。二药为主有活血逐水消肿之功。桂枝、生姜通阳化水；半夏、白前降逆化饮止咳，四药合用，温化饮邪，降逆止咳。人参补虚扶正；黄芩清泄饮中之郁热，甘草调和诸药并缓泽漆之峻。诸药合为逐水饮，止咳喘之方。

注意事项：

（1）厚朴麻黄汤厚朴与麻黄量比是 5：4，若厚朴用量小于麻黄，则不能显示宽胸下气除痰之功；石膏与麻黄量比是 2：1（石膏如鸡子大约 100 克，麻黄按柯氏法折算，约 62 克），石膏用量过大则不能祛寒饮，过小则无力清热，故当遵其量比而用之。

（2）泽漆汤之泽漆量达三斤（如按柯雪帆折今量，为 750 克），宜先煎，有利于取其醇和之性，达逐水消饮之效。

方中紫参有谓蓼科植物拳参之根茎，有谓唇形科植物紫参之全草（又名石见穿），二者性味皆苦寒，皆能清热解毒，可酌情选用。

第八章 奔豚气病脉证治

第一节 主症、病因

师曰：病有奔豚，有吐脓，有惊怖，有火邪，此四部病，皆从惊发得之。

师曰：奔豚病，从少腹起，上冲咽喉，发作欲死；后还止，皆从惊恐得之。

【译文】

老师说：奔豚、吐脓、惊怖、火邪这四种病，都是因为惊恐而诱发的。

老师说：奔豚病发作时，自觉有一股气从少腹部开始，向上冲到咽喉，令人有一种濒死的感觉；但发作过后，气复还，又像没病时一样，这种病得之于惊恐等情志刺激。

【解读】

本条第一段（即第一个"师曰"的内容）指出了奔豚气病的致病原因。奔豚气、吐脓、惊怖、火邪四部病，都可与受惊有关。惊则气乱，血无所帅，且子（肺）病累母（胃），血腐成脓，故吐脓；惊怖，重在怖，是因惊而怖；惊亦伤心，故第前文有"动则为惊"即心惊之论。心惊日久，可致心火亢盛。而奔豚气病，不独与受惊伤心有关，而且与受恐吓伤肾也有关。

第二段（即第二个"师曰"的内容）论述奔豚气病发作时的主要症状。奔豚气病发作时，患者自觉有气从少腹（气冲穴附近）开始，上冲至咽喉，肺失肃降，呼吸困难，痛苦异常，有濒死的感觉。发作过后，冲气复还，诸症皆除，如同常人。

这个病的发病机理，虽然条文指出："从惊恐得之"，但发病与肝肾有关；其气上冲，与冲脉有关。冲脉起于下焦，上循咽喉，如心肾不足，下焦寒气随冲气上逆，可以发为奔豚，或惊恐恼怒等情志刺激，致肝气郁而循冲脉上逆，同样可以发生奔豚。总之，奔豚气病与情志有关，其他因素也可导致本病。

第二节　分证治疗

一、肝气奔豚（奔豚汤证）

奔豚气上冲胸，腹痛，往来寒热，奔豚汤主之。

【译文】

奔豚气病发作时，气从少腹上冲胸，腹部疼痛，往来寒热，用奔豚汤主治。

【解读】

奔豚气因肝郁化热，有股热气从少腹随冲脉上冲，发作急迫，"气上冲胸"，且由下而上引起"腹痛"，波及胃脘，乃肝病传脾之故。肝气上逆，胆气亦上逆，少阳之气遏郁，正不胜邪则寒；若阳气外达，正能胜邪则热；正邪交争，寒热交替出现，故曰"往来寒热"。本条尚有眩晕、烦闷、失眠、咽干口苦、面赤、舌红、脉弦数等兼症。

该征的主要脉症：有气从少腹上冲心胸，腹痛烦闷，胸膈胀闷，往来寒热，眩晕，失眠，咽干，口苦，呕吐，面赤，舌红苔白微黄，脉弦数。

病机：肝郁化热，冲气上逆。

治法：养血调肝，清热和胃，平冲止痛。

主方：奔豚汤方

甘草、芎蔍、当归各二两，半夏四两，黄芩二两，生葛五两，芍药二两，生姜四两，甘李根白皮一升。

上九味，以水二斗，煮取五升，温服一升，日三夜一服。

重用李根白皮清泄肝热、平冲下气，用其甘味，是本《素问·藏气法时论》"肝苦急，急食甘以缓之"之论。用甘草扶土缓急，助以黄芩苦寒清胆热。血虚则肝郁，故用当归、芍药、川芎养血调肝解郁。肝病传脾者，当先实脾，故以生姜、半夏和胃降逆，葛根顺脾阴、振胃阳兼清热降火。

注意事项：

本方重用甘李根白皮清热降逆，但该药有催吐作用，临证用量不宜过重。

二、肾气奔豚（桂枝加桂汤证）

发汗后，烧针令其汗，针处被寒，核起而赤者，心发奔豚，气从少腹上至心，灸其核上各一壮，与桂枝加桂汤主之。

【译文】

使用汗法以后（病仍不解），又用烧针再发其汗，导致寒邪从烧针处侵入，引起针刺处周围红肿像果核，必然会发奔豚，气从少腹部上冲至心胸部，治疗时在红肿的针刺处灸一壮，再用桂枝加桂汤内服。

【解读】

某病发汗后，复用烧针令其汗，由心阴受伤导致心阳受损，外寒趁虚从针孔而入，不仅针孔处核起而赤，而且由于心火不能下济肾水，导致肾的寒水之气内盛，引动冲气上逆至心。治疗当内外兼施、灸药结合，既灸其核上各一壮，以温经散寒；又内服桂枝加桂汤以调和阴阳，平冲降逆。

该征的主要脉症：气从少腹上冲胸咽，发作欲死，四末欠温，腰膝酸软，恶寒，每遇寒邪与动气诱发，或因发汗过多，或误用温灸而发，舌淡，苔白润，脉浮缓，病久则沉迟。

病机：汗后感寒，心阳虚而寒水凌心。

治法：温通心阳，平冲降逆。

主方：桂枝加桂汤方

桂枝五两、芍药三两、甘草二两（炙）、生姜三两、大枣十二枚。

上五味，以水七升，微火煮取三升，去渣，温服一升。

方中桂枝汤调和脾胃以建中气。重用桂枝，乃温上焦心阳，上焦心阳得温，则下焦阴气上冲递减；芍药止腹痛；甘草、大枣和胃以缓急迫；生姜健胃降逆。诸味相协，以奏温阳散寒，降逆平冲，调和营卫之效。

注意事项：

方中桂枝用量必须大于白芍。阴虚气逆者慎用。

三、欲作奔豚（茯苓桂枝甘草大枣汤证）

发汗后，脐下悸者，欲作奔豚，茯苓桂枝甘草大枣汤主之。

【译文】

用汗法后，脐下跳动，是奔豚将要发生的预兆，用茯苓桂枝甘草大枣汤主治。

【解读】

某病不当汗而汗之，或当汗而过汗之，像肾气奔豚之成一样，皆可由心阴虚导致心阳虚。上虚不能制下，心火无以下济肾水，水动于下，无有出路，不仅造成脐下悸，而将引动冲气上逆。以苓桂草枣汤，通阳降逆，培土制水，以防奔豚之作。

该征的主要脉症：脐下悸动，欲作奔豚，剑突下及下腹痛，伴恶心和头痛，甚则昏厥伴肢冷倦怠，有恐怖惊吓感，肌肉瞤动，小便不利，或有心悸，舌淡苔白滑，脉弦或弦滑。

病机：阳虚饮停，欲作奔豚。

治法：通阳降逆，培土制水。

主方：茯苓桂枝甘草大枣汤方

茯苓半斤、甘草二两（炙）、大枣十五枚、桂枝四两。

上四味，以甘澜水一斗，先煮茯苓，减二升，内诸药，煮取三升，去渣，温服一升，日三服。甘澜水法：取水二斗，置大盆内，以杓扬之，水上有珠子五六千颗相逐，取用之。

重用茯苓利水宁心，以伐肾邪，治水邪上逆；桂枝助心阳，而降冲逆；桂苓尚能交通心肾，以疗脐下悸；炙甘草温中扶虚；大枣健脾益阴津。四味相协，培土制水与利水而不伤津。先煎茯苓者，取其力始胜，对利水之功更为有力。

甘澜水，《金匮玉函经》作"甘烂水"，又名"劳水"。杓（sháo）扬，使水分子集团减小，通透性加大，以其"速诸药下行"，且助草枣培土。后世有人解释："甘澜水是好米泔水"即淘米水，含有多种水溶性维生素，亦可借用之。

注意事项：

阴虚而有水气者慎用。

第九章　胸痹心痛短气病脉证治

第一节　胸痹、心痛病机

师曰：夫脉当取太过不及，阳微阴弦，即胸痹而痛，所以然者，责其极虚也。今阳虚知在上焦，所以胸痹、心痛者，以其阴弦故也。

【译文】

老师说：医生诊脉应当从脉象中审察它的太过与不及，过与不及都是病症。寸口脉微，（关）尺中脉弦，就是胸痹心痛病。其所以如此，是由于上焦阳气不足的缘故。现在知道阳虚是在上焦，产生胸痹、心痛病的原因，是因病者关上、尺中脉弦的缘故。

【解读】

诊脉太过与不及，皆为病脉，脉之太过知其邪盛，脉之不及知其正虚。"阳微"指寸脉微即不及，为上焦阳气不足，胸阳不振之象；"阴弦"指迟脉弦即太过，阴寒太盛，水饮内停之征。"阳微"与"阴弦"同时并见，说明胸痹、心痛的病机。《金匮要略论注》云："最虚之处，即是容邪之处也。"由于上焦阳虚，水气痰饮等阴邪乘虚上乘阳位，邪正相搏，胸阳闭阻，不通则痛，故云"所以然者，责其极虚也"。

原文"今阳虚知在上焦，所以胸痹、心痛者，以其阴弦故也"，进一步指出仅有胸阳之虚而无阴邪之盛，或仅有阴邪之盛而无胸阳之虚，都不致发生本病。可知，"阳微"与"阴弦"两者不可缺一。

第二节 证治

一、胸痹证治

（一）主症主方（瓜蒌薤白白酒汤证）

胸痹之病，喘息咳唾，胸背痛，短气，寸口脉沉而迟，关上小紧数，瓜蒌薤白白酒汤主之。

【译文】

胸痹病，呼吸迫促，咳嗽吐痰，胸背部疼痛，气喘不相接续，寸口脉沉而迟滞不前，关上脉细小紧急而躁动不宁的，用瓜蒌薤白白酒汤主治。

【解读】

"喘息咳唾，胸背痛，短气"是胸痹病的主症，其中"胸背痛，短气"是辨证关键。这些症状均由"阳微阴弦"、阳虚邪闭所致。胸阳不振，阴邪阻滞，胸背之气痹而不通，故胸痛引背；邪阻气滞，故呼吸短气；阴邪上乘，肺失宣降，故喘息咳唾。寸口沉脉迟，是上焦阳虚、胸阳不振之象；关上出现小紧数，是中焦有停饮、阳虚阴盛之征。本条脉象是"阳微阴弦"的具体体现。宣痹通阳、豁痰利气的瓜蒌薤白白酒汤，是胸痹的主治方剂。

该征的主要脉症：胸背痛或胸痛彻背，喘息咳唾，短气，舌淡，苔白腻，脉沉弦或紧或数或迟。

病机：胸阳痹阻，痰留气逆。

治法：通阳宣痹，豁痰下气。

主方：瓜蒌薤白白酒汤方

瓜蒌实一枚（捣）、薤白半斤、白酒七升。

上三味，同煮，取二升，分温再服。

方中瓜蒌苦寒滑利，豁痰下气，宽畅胸膈，为君药；薤白辛温，通阳散结以止痹痛，为臣药（《灵枢·五味》篇有"心病宜食薤"之说）；白酒通阳，可助药势，轻浮而散，善于上行，为佐使。诸药配伍，使痹阻得通，胸阳得宣，则诸症可解。

关于其中的白酒，临证可不必拘于米酒、高粱酒、绍兴酒，因皆有温通上焦阳气的作用，可因人、因证酌情用之。如能饮酒者，用白酒兑药服或同煎；不饮酒者，用浓度低之白酒或米醋与水各半同煎亦可。

注意事项：

本方偏温燥，如阴虚肺痨胸痛或肺热痰喘之胸痛，不宜。

（二）痰饮壅盛（瓜蒌薤白半夏汤证）

胸痹不得卧，心痛彻背者，瓜蒌薤白半夏汤主之。

【译文】

胸痹病不能平卧，心胸部位疼痛牵引到背脊的，用瓜蒌薤白半夏汤主治。

【解读】

本条首冠"胸痹"，则上条胸背痛、短气、喘息咳唾等症具备。由于痰饮壅塞胸中，阻滞气机，故咳喘不能平卧。平卧时，痰气上壅更甚，卫气不能入阴，神气失守，胸背阳气，（脉络）不通，故心痛彻背。今喘息咳唾不能平卧，由胸背痛而至心痛彻背，其痹阻之甚可知；而痹阻之因，在于痰饮壅盛。此证较前证为重，故于前方加半夏，以增加降逆逐饮之功效。

本条胸痹较瓜蒌薤白白酒汤为重，故用药有相应的变化，在前方基础上加半夏逐饮降逆，同时白酒用至一斗，从日二服至日三服，均为适应病情的需要。

该征的主要脉症：胸痹，胸中痞闷疼痛，心痛彻背，咳嗽痰多，呼吸短促，不能平卧，苔白腻，舌质淡，脉沉滑。

病机：胸阳痹塞，痰饮壅盛，气机阻滞，肺失宣降。

治法：通阳宣痹，祛痰开结，逐饮降逆。

主方：瓜蒌薤白半夏汤方

瓜蒌实一枚（捣）、薤白三两、半夏半升、白酒一斗。

上四味，同煮，取四升，温服一升，日三服。

（三）气机郁滞（枳实薤白桂枝汤证、人参汤证）

胸痹心中痞，留气结在胸，胸满，胁下逆抢心，枳实薤白桂枝汤主之；人参汤亦主之。

【译文】

胸痹病，胃脘部位感到痞塞不舒，有饮气留结于胸中，胸部满闷，胁下有一股气上冲心胸，用枳实薤白桂枝汤主治；人参汤也可主治。

【解读】

胸痹为阳虚阴盛的虚实挟杂证，故临床应分辨偏实或偏虚的差异进行治疗。本条所论除喘息咳唾、胸背痛、短气外，尚有痞闷、胸满、胁下之气上逆冲心证候，说明病势不但由胸膺部向下扩展到胃脘两胁之间，且胁下之气逆而上冲，形成胸胃同病症候。如证偏实者，乃阴寒邪气偏盛、停痰蓄饮为患，当急救其标实，法宜宣痹通阳、泄满降逆，方用枳实薤白桂枝汤。证偏虚者，乃中焦阳气衰减、寒凝气滞，法宜补中助阳，振奋阳气，以消阴霾，方用人参汤。

本条为同病异治之例。同为胸痹，因其有偏实、偏虚之不同，故立通、补两法。前者多由停痰蓄饮为患，故当用枳实薤白桂枝汤以荡涤之，是为"实者泻之"之法，属"急者治其标"；后者多由无形之气痞为患，故用人参汤以温补之，是为"塞因塞用"之法，属"缓者治其本"。

该征的主要脉症：

（1）枳实薤白桂枝汤胸痹胸背引痛，心中痞，气从胁下逆冲心胸，气短，苔白腻，脉弦滑。或兼腹胀，大便不畅，或喜热饮。

（2）人参汤主症为胸痹，胸背引痛，心中痞，四肢逆冷，倦怠少气，苔白薄，质淡红，脉虚弱；霍乱，腹胀满，饮食不下，腹时自痛，喜温喜按，呕吐，下利清稀，口中不渴，多涎唾，舌质淡，苔白润，脉沉无力。

病机：气滞饮停，阴寒内结，上冲横逆（枳实薤白桂枝汤）。阳虚寒滞（人参汤）。

治法：通阳开结，泄满降逆（枳实薤白桂枝汤）。温理中阳（人参汤）。

主方：

（1）枳实薤白桂枝汤方

枳实四枚、厚朴四两、薤白半斤、桂枝一两、瓜蒌一枚（捣）。

上五味，以水五升，先煮枳实、厚朴，取二升，去渣，内诸药，煮数沸，分温三服。

（2）人参汤方

人参、甘草、干姜、白术各三两。

上四味，以水八升，煮取三升，温服一升，日三服。

主方分析：

（1）枳实薤白桂枝汤

①方中具通阳开结之效者：瓜蒌、薤白、桂枝。桂枝既通阳，又降逆。

②具泄满降逆之功者：枳实、厚朴、桂枝。枳实泄胸中之气滞，厚朴泄胁下之气滞。

③酒性上升，不宜于气逆上冲之证，故不用。

（2）人参汤

①方中白术、干姜温理中阳以散寒化阴，人参、甘草守补中阳，益气补虚。

②中阳复位，升降自如，痞满自消，阴霾得散，胸痹即愈。

注意事项：

（1）枳实薤白桂枝汤中之枳实四枚（中），折今约24克；瓜蒌一枚（中大）约50克。宜先煎枳实、厚朴，取其重浊以宽胸理气，避其辛燥耗气。

（2）人参汤偏于温燥，故外感发热，阴虚内热者忌之。

（四）轻证（茯苓杏仁甘草汤证、橘枳姜汤证）

胸痹，胸中气塞，短气，茯苓杏仁甘草汤主之；橘枳姜汤亦主之。

【译文】

胸痹病，觉胸闷气塞，呼吸气短，用茯苓杏仁甘草汤；也可用橘枳姜汤。

【解读】

胸痹本有胸痛、短气症，而本条仅提出"气塞、短气"，可知本条所述胸痹的胸痛症状极轻，或者不痛，而以胸中气塞或短气症状为主。气塞或短气虽同由饮阻气滞所致，但在病情上却有区别。证属饮邪偏盛者，乃痰饮内阻，上乘于肺，治宜宣肺利气化饮，方用茯苓杏仁甘草汤。证属气滞偏盛者，乃水饮停蓄，胃气不降，治宜温胃理气散结，方用橘枳姜汤。

该征的主要脉症：

胸痹，胸闷，胸中气塞，短气，咳逆唾涎沫，小便不利，苔白腻或白滑，舌质淡，脉沉滑。或兼喘息，胸背痛（茯苓杏仁甘草汤）。

胸痹，胸满，胸中气塞，呼吸短促，胸中有气上冲咽喉，呼吸作响，喉中涩，唾燥沫；气逆心下痞满，甚则呕吐，舌苔白腻，脉沉滑（橘枳姜汤）。

病机：水饮蕴肺，肺气失宣（茯苓杏仁甘草汤）。肺胃气滞，水饮内停（橘枳姜汤）。

治法：利水化饮，宣通肺气（茯苓杏仁甘草汤）。疏利肺胃，降逆散饮（橘枳姜汤）。

主方：

（1）茯苓杏仁甘草汤方

茯苓三两、杏仁五十个、甘草一两。

上三味，以水一斗，煮取五升，温服一升，日三服。不瘥，更服。

（2）橘枳姜汤方

橘皮一斤、枳实三两、生姜半斤。

以三味，以水五升，煮取二升，分温再服。《肘后》《千金》云："治胸痹，胸中愊愊如满，噎塞，习习如痒，喉中涩，唾燥沫。"

主方分析：

（1）茯苓杏仁甘草汤方中茯苓利水除饮，杏仁（五十个，约20克）宣肺降逆，甘草缓中健脾，使水饮去而肺气利，则胸中短气诸症可除。

（2）橘枳姜汤方中橘皮理气和胃止呕，枳实泄满散结，生姜温胃散饮，使气行饮除，则胸中气塞诸症自消。

注意事项：

（1）服用茯苓杏仁甘草汤之后，小便增多，乃水饮下行有出路之意，勿怪。

（2）橘枳姜汤中之橘皮一斤（按柯雪帆折算法，合今250克），量大力专，旨在宣畅胸胃气机而化痰饮，反证该方气滞甚重。

（五）急证（薏苡附子散证）

胸痹缓急者，薏苡附子散主之。

【译文】

胸痹病发作，情势急迫的，用薏苡附子散主治。

【解读】

原文"缓急"按《史记·游侠列传序》曰："且缓急人之所时有也。"说明"缓急"一词的古义是困危、情势急迫之意。本条叙证简略，既云胸痹，可知应有喘息咳唾，胸前疼痛，或心痛彻背等症。其胸痛剧烈，还伴有筋脉拘挛症候，乃由阴寒之邪壅盛，胸阳被遏所致。故用薏苡附子散以温经散寒、除湿止痛。

该征的主要脉症：胸痹，喘息咳唾，胸背彻痛，突见左侧胸部、心前区剧烈绞痛如刺，并骤发口眼、四肢抽搐，短气，面色苍白，四末厥冷，筋脉拘急，舌质淡，苔白滑或唇舌青紫，脉沉或沉紧；或兼寒湿痹证，腰膝疼痛，肢重屈伸不利。

病机：心肾阳虚，寒湿痹阻。

治法：强心温肾，宣痹除湿，祛寒止痛。

主方：薏苡附子散方

薏苡仁十五两、大附子十枚（炮）。

上两味，杵为散，服方寸匕，日三服。

重用炮附子十枚（中大者约 150 克），强心温肾，祛散寒湿。用薏苡仁渗湿宣痹，缓解筋脉拘挛。病势急迫，故用散剂，每次虽仅服方寸匕（1.5 克），但功专力厚，以求速效，仍有缓急止痛之功。

注意事项：

（1）仲景对附子的用法有生用和炮用之别。凡亡阳急证，需回阳救逆的，多用生附子，如四逆汤、四逆加人参汤。凡因风寒湿痹着于肌表筋骨，需温经散寒，助阳止痛的，则用炮附子，如桂枝附子汤、甘草附子汤。证属沉寒痼冷的，则多用乌头，其止痛作用更强。此外，临床中用附子当注意剂量。用于引经药者，5 克左右；温经止痛者，10 克左右；回阳救逆者，15 克左右；或据病情之轻重增减用量。

（2）若改用汤剂，制附子必须先煎或与生姜等量同煎 50 分钟左右，以不麻口为度，然后再下薏苡仁同煎。生姜不仅善制附子毒性，且助其温阳散寒之力。

（3）痰热胸痹者禁用。

二、心痛证治

阴寒痼结证治（乌头赤石脂丸证）

心痛彻背，背痛彻心，乌头赤石脂丸主之。

【译文】

心窝部疼痛，牵引到背部；或背部疼痛，牵引到心窝处，用乌头赤石脂丸。

【解读】

关于心背相引作痛的机制，《素问·举痛论》曾云："寒气客于背俞之脉，则血脉泣，脉泣则血虚，血虚则痛，其俞注于心，则相引而痛。"王冰注曰："背俞谓心俞……夫俞者，皆内通于脏。"本条"心痛彻背，背痛彻心"的机理亦然，分言之。

（1）邪感心包，气应外俞：阴寒邪气厥逆上干，客于心脉，闭塞脉络，心失所养，形成《内经》所谓"心痹者，脉不通"之重证。若攻及胸背经脉，扰乱气血循行之常道，阴寒邪气既内干心包，而寒邪又通于背之外俞，故形成"心痛彻背"之证。

（2）寒袭背俞，一气从内走；阴寒袭人背之心俞，随心俞通于心，邪气内攻，则致"背痛彻心"。

总之，因俞脏相通，内外邪气牵引，必然疼痛彻背彻心，其证之急剧，与"真心痛"似相类，若不即时救治，手足冷过肘膝关节则死。可知，阴寒痼结攻冲心背，阳气衰微，治当峻逐阴邪，温阳散寒，固护心阳，方用乌头赤石脂丸。

该征的主要脉症：剧烈的心胸后背相互牵引疼痛。或胃脘疼痛，畏寒喜热，痛无休止，兼见四肢厥冷，冷汗出，气促面白唇青，舌质淡，苔白滑，脉沉伏而紧或微细欲绝等症。

病机：阴寒痼结，攻冲心背，阳气衰微。

治法：峻逐阴邪，温阳散寒（固护心阳）。

第十章　腹满寒疝宿食病脉证治

第一节　腹满

一、辨证与治则

（一）虚寒性腹满

趺阳脉微弦，法当腹满，不满者必便难，雨胠（qū）疼痛，此虚寒从下上也，当以温药服之。

【译文】

趺阳脉微而弦，主腹部膨满，若不膨满的，必然大便困难，胸胁两旁当臂之处疼痛，这是下焦虚寒、气上逆的缘故，当服温药。

【解读】

趺阳脉在足背动脉解溪穴前一寸五分处，属胃脉，主候中焦脾胃之气。在正常情况下，趺阳脉和缓适中，不沉不浮，不大不小，不迟不数，不紧不弦，是谓有神。如果医生诊得病人的趺阳脉微而弦并见，则微脾胃阳虚，肝气犯脾；弦则属肝主寒，为木乘土虚，皆为虚寒。若病偏于脾胃阳虚，虚寒气滞的，则应当出现腹满；若病偏于肝寒气滞失于疏泄的，则腹不满必大便难，肝气上逆，疏泄失职，脾虚不运，故大便困难，两腋下及胁肋作痛。但不论是腹满，还是大便难，胁肋作痛，两者都是由于肝寒气滞，脾胃阳虚，虚寒上逆所致。故其治疗上都应当用温药，以振奋阳气，疏肝理脾，不可误以为是实热之腹满证，而妄施苦寒攻泻之法，以防再伤中阳之气。

趺阳脉候脾胃，主中焦。脉微提示中阳不足，脾胃虚寒。弦脉属肝，主寒主痛。"趺阳脉微弦"一句贯穿本条原文，总的强调了不论腹满、便难或两胠（胠：《说文》亦"古腋字"下也，即胸胁两旁当臂之处）疼痛，都有可能与虚寒相关，即脾胃虚寒，厥阴肝气上逆，可以造成腹满，同样也可以导致便难和两胠疼痛。"此虚寒从下上也"一句与"趺阳脉微弦"呼应，再次强调病因，强调下焦寒气乘虚上逆。病情既属虚寒，故治疗无疑当用温药。

腹满时减，复如故，此为寒，当与温药。

【译文】

病人腹部胀满，时有减轻，过一会儿又依然如前，主要是由寒邪引起，当服用温药。

【解读】

虚寒性腹满的特点为时而减轻、时而胀满如故，这是由于腹中寒气得阳则暂时消散，得阴则又复凝聚。《素问·异法方宜论》所谓"脏寒生满病"，指的正是这种情况，此与持续不减的实热性腹满形成鲜明的对照。虚寒性腹满即是由脾胃运化功能减退、中焦虚寒所致，治疗也就当用温药散寒补虚。

（二）寒实可下证

其脉数而紧乃弦，状如弓弦，按之不移。脉弦数者，当下其寒；脉紧大而迟者，必心下坚；脉大而紧者，阳中有阴，可下之。

【译文】

病人脉象数紧并见，就是弦脉，其脉状如弓弦那样硬直，重按沉取也不变动。若脉数兼弦，当用温下法祛其寒；若脉紧兼迟，则病人有心下坚实的感觉；若脉大兼紧，这就是外见阳脉而内有寒实的病变，可用温下法治疗。

【解读】

本条以脉论病，以脉论治。寒实证的主要脉象为紧脉或弦脉，紧脉或弦脉相类，均主寒主痛，故临床上相兼并见。"脉数而紧乃弦"，这里的数含有来势急迫之意。脉来绷急而紧束，则为弦紧之脉。弦紧之脉，按之挺直不移，状如弓弦。数弦之脉，主阴寒之邪盛而内结于肠胃，寒当温，而邪盛于里则可下，故治疗以温下驱逐阴寒。"脉紧大而迟"，指大而有力的迟脉，因寒实之邪凝聚肠胃，痼结更甚，则心下痞硬，故脉来迟紧。"大而紧"，指大而有力之脉，可见于阳为阴遏的寒实证，治疗以温下之法祛其寒实。

（三）实热性腹满

病者腹满，按之不痛为虚，痛者为实，可下之。舌黄未下者，下之黄自去。

【译文】

病人腹部胀满，以手按之无压痛的是虚证，有压痛的是实证，可用下法治疗。如果病人舌苔黄厚，没有服过下药，可用下药导其邪热下行，黄厚苔自然退去。

【解读】

一般说来，腹满之属于实者，多由宿食停滞于胃，或燥屎积于肠道所致，故按之腹痛加剧，且胀满持续不减。而腹满之属虚者，多为脾脏运化不健，并非有形之积阻塞，故按之疼痛不加重，且时有减轻。

实证腹满，除胀满拒按的见症外，还必须结合舌诊。苔黄是积滞化热的征象，至此则可下之症已具，下之热随积去，黄苔自退。但必须指出，苔黄未经攻下，才能使用下法；如果已经攻下，而苔黄依旧，就必须考虑下法是否恰当，或有无并发病证等问题。所以说"舌黄未下者，下之黄自去"这两句是辨证论治的关键。

二、证治

（一）里实兼太阳表证（厚朴七物汤证）

病腹满，发热十日，脉浮而数，饮食如故，厚朴七物汤主之。

【译文】

病人腹部胀满，发热已十余日，脉象浮且数，饮食如常，应用厚朴七物汤主治。

【解读】

腹满与发热，孰先孰后？按六经传变的一般规律，太阳在先，阳明在后，故感受外邪；发热十日以后，又见腹满。脉浮而数，提示表证尚在，但外邪已入里化热，且里证重于表证。饮食如故，病变重心在肠而胃气未伤。此在临证当注意观察，不必拘泥。本条所述，乃阳明腑实而兼太阳表证，治疗用厚朴七物汤双解表里。

该征的主要脉症：发热，微恶寒，脘腹胀满或痛，拒按，饮食正常，时有呕逆，无矢气，大便秘结，舌边尖红，苔薄黄，脉浮数等。

病机：阳明腑实兼太阳表证。

治法：表里双解。

主方：厚朴七物汤方

厚朴半斤、甘草三两、大黄三两、大枣十枚、枳实五枚、桂枝二两、生姜五两。

上七味，以水一斗，煮取四升，温服八合，日三服。呕者，加半夏五合；下利，去大黄；寒多者，加生姜至半斤。

本方由桂枝汤去芍药合厚朴三物汤组成。方中桂枝、生姜、大枣调营卫而解外邪，因其腹满不痛，故去酸敛之芍药；厚朴行气除满，用量较重，与枳实相配，其效更捷；大黄通便以除积滞。诸药相合，既能通腑行气除满，又能解肌调和营卫。

注意事项：

（1）一般而言，表里同病属实证，应先解表，后攻里；属虚证，应先温里，后发表。但临证当注意变通，如本条所提出的表里双解法，对于里实偏重者，亦为常用。但如症见恶寒而脉象浮紧，表寒重而腹满里证轻时，当循先表后里之法。

（2）单纯的脾胃虚寒证或里实热结者，本方不宜。

（二）里实胀重于积（厚朴三物汤证）

痛而闭者，厚朴三物汤主之。

【译文】

病人腹部胀满疼痛，大便闭结不通，可用厚朴三物汤主治。

【解读】

本条以"痛而闭"强调了病人腹部胀满疼痛、大便秘结的证情。以方测证，可知本方证的病机为实热内结、气滞不行，且气滞重于积滞，故用小承气汤而变通其意。方中以厚朴为主，行气除满，并更名为厚朴三物汤，以示区别。

该征的主要脉症：症见腹部胀满疼痛，以胀痛为特点，拒按，恶心呕吐，大便秘结，无矢气，舌红苔黄，脉弦有力等，或兼心烦尿赤。

病机：实热气滞，胀重于积。

治法：行气消胀，泻热通便。

主方：厚朴三物汤方

厚朴八两、大黄四两、枳实五枚。

上三味，以水一斗二升，先煮二味，取五升，内大黄，煮取三升，温服一升。以利为度。

重用厚朴为主药，行气除满；枳实行气止痛；大黄后下，泻热通便。

注意事项：

脾胃虚弱，寒结气闭，孕妇及体虚者忌用。

（三）里实积胀俱重（大承气汤证）

腹满不减，减不足言，当须下之，宜大承气汤。

【译文】

病人腹部胀满甚剧，呈持续性不见减轻，即使减轻一点，也微不足道，病人也感觉不出。这是里实证，应用攻下之法治疗，大承气汤主治。

【解读】

本条可和前文互相参照。虚寒腹满，内无积滞，其胀满时有减轻，而本条腹满为实热与燥屎内结，有形之邪积滞于内，故胀满疼痛持续不减。"减不足言"一句，意为"虽减而不足云减"，即强调了满痛持续状态。大承气汤为阳明腑实证的代表方。本条原文抓住主症，叙症简略，当参阅《伤寒论》中相关的原文。

（四）寒饮逆满（附子粳米汤证）

腹中寒气，雷鸣切痛，胸胁逆满，呕吐，附子粳米汤主之。

【译文】

病人腹内有寒气，就会产生肠鸣，声响很大，如刀切样地腹中剧痛，并且逆气上攻，还可引起胸胁胀满、呕吐，用附子粳米汤主治。

【解读】

本条的主症为腹满肠鸣、呕吐逆满。由于脾胃阳虚，不能运化水湿，水饮奔迫于肠胃之间，故见肠鸣亢进，腹痛如切。寒邪上逆，阳气痹阻，则胸胁逆满。胃失和降，则呕吐频作。对本证的治疗当温中散寒，化饮降逆，方用附子粳米汤。

该征的主要脉症：症见腹满冷痛，痛势较甚，喜温喜按，雷鸣切痛，疼痛部位以上中脘为主，多波及胸胁，有明显水波冲击声，胸胁逆满，呕吐清稀痰涎或不消化食物，四肢厥冷，或大便溏泻，小便清长，脉细而迟，舌苔白滑等。

病机：脾胃阳虚，阴寒水饮内肆上逆。

治法：温中散寒，降逆止痛。

主方：附子粳米汤方

附子一枚（炮）、半夏半升、甘草一两、大枣十枚、粳米半升。

上五味，以水八升，煮米熟，汤成，去渣，温服一升，日三服。

附子温阳散寒止痛，半夏化饮降逆以止呕，粳米、大枣、甘草益脾胃以缓急。

注意事项：

实热腹痛忌用。

（五）脾胃虚寒（大建中汤证）

心胸中大寒痛，呕不能饮食，腹中寒，上冲皮起，出见有头足，上下痛而不可触近，大建中汤主之。

【译文】

病人心胸部寒邪极盛，发生剧烈疼痛，呕吐不能进饮食，腹中寒气攻冲，将腹壁冲起，出现有头足样的块状物，在腹壁内往来鼓动，上下移动疼痛，不能用手触近，可用大建中汤主治。

【解读】

本条的病因为"腹中寒"，主要病机是脾胃阳衰，中焦寒甚，阴寒之气横行腹中，向上影响心胸胃。所以病变部位相当广泛，从下而上，由腹部到心胸，由脏腑到经络，可见寒邪之甚。

从症状而言，疼痛较剧烈，上下痛不可触近。上下痛是言腹部胀满时有起伏，是腹内寒气冲逆所致；不可触近，是言病人腹诊拒按，说明阳气大衰，阴寒极盛，寒气充斥于腹腔之内，脏腑经络亦为之阻塞，按之影响到脏腑经络而疼痛，则拒按。张炳填认为，"痛不可触近"是患者因痛剧而对医者检查有一种恐惧感的表示，是一种心理性拒按症，属假阳性体征，与疼痛固定不移的实证拒按有本质区别。

心胸中大寒痛，呕不能饮食，主要是寒邪挟胃气上逆所致，寒邪收引，故胸部胀满疼痛，寒邪犯胃，则致呕吐。

此为阳虚阴寒内盛，横行腹中，上逆胸胃，以大建中汤温中建运，祛寒止痛。

该征的主要脉症：脘腹剧痛，寒气上攻，呕逆，腹部时有包块突起，痛时拒按，不能食，舌质淡苔白滑，脉沉弦或沉紧。或有脏寒蛔动不安，上腹部剧痛者。

病机：脾胃阳虚，阴寒内盛。

治法：大建中气，祛寒止痛。

主方：大建中汤方

蜀椒二合（炒去汗）、干姜四两、人参二两。

上三味，以水四升，煮取二升，去渣，内胶饴一升，微火煎取一升半，分温再服；如一炊顷，可饮粥二升，后更服，当一日食糜，温覆之。

方中胶饴缓中补虚为主；人参补中气，健运为辅；蜀椒辛热散寒降逆，且能驱蛔，干姜辛温散寒，椒、姜合用能散寒止痛。方取建中之义。

方中蜀椒二合大约相当于 10 克。炒去汗，指蜀椒炮制时，须炒至发响，令油出，然后取出放冷，以减少其毒性。

注意事项：

（1）脾胃虽皆属中土，但实证应注意到胃，虚证应注意到脾。

（2）服药后一炊顷（约当烧一餐饭的时间），可饮热稀粥，以助药力。

（3）凡热性腹痛，或阴虚火旺，湿热内蕴者，均应忌用。

（六）寒实内结（大黄附子汤证）

胁下偏痛，发热，其脉紧弦，此寒也，以温药下之，宜大黄附子汤。

【译文】

病人胁下偏于一侧疼痛，发热，脉象紧而弦，是寒邪凝聚腹中，应用温下法治疗，宜大黄附子汤主治。

【解读】

所谓"胁下"，指两胁并连及腹部。偏痛，谓或左或右，胁腹的一侧胀满作痛。紧弦脉主寒主痛，主寒实内结之证，此多由嗜食生冷，内损阳气，或阳运不济，停滞成寒成实。本条所说的"发热"，既非太阳表证，也非阳明里证。因表证发热，其脉当浮；阳明实热，其脉滑数，本证发热而脉象紧弦，乃由于寒实内结，阳气郁滞，营卫失和所致。但这种发热，并非寒热内结者所必见。胁腹疼痛，大便不通，脉象紧弦，是寒实内结之证。治宜大黄附子汤温下。

该征的主要脉症：胁下偏痛，腹满，大便秘，或伴恶寒，肢冷，舌苔腻或白润，脉沉弦而紧。

病机：寒实内结。

治法：温下寒结。

主方：大黄附子汤方

大黄三两、附子三枚（炮）、细辛二两。

上三味，以水五升，煮取二升，分温三服；若强人煮取二升半，分温三服。服后如人行四、五里，进一服。

方中附子辛热温通，祛脏腑寒；细辛散寒止痛。同用大黄，则其寒性受制，而存其走泄通便作用（本条应有"大便不通"）。全方温阳祛寒以散结，通便行滞以除积。

注意事项：

（1）服药以后，"如人行四、五里"即半小时左右再服药一次，以增强药物功用，使尽快发挥治疗效果；阴虚便秘者忌用。

（2）《备急千金要方》的温脾汤（大黄、附子、干姜、人参、甘草）和《本事方》的温脾汤（厚朴、干姜、附子、大黄、桂心、甘草）即从本方裁减而成，在药物配伍方面，对于虚寒较甚而积滞内停者更为周到，临证时可作为参考。

三、预后

病者痿黄，躁而不渴，胸中寒实，而利不止者，死。

【译文】

病人肤色枯黄，黯淡无泽，烦躁，口中不渴，这是寒实之邪结于胸中，如再出现下利不止，就是危重之证。

【解读】

萎黄为脾气衰败而其色外泛。口不渴为里无热，无热而烦躁，为阳微阴盛，胸中寒实内结；再见下利不止，属中阳败绝，邪盛正衰，正不敌邪，故属死证。

第二节　寒疝

一、证治

（一）阳虚寒盛（乌头煎证）

腹痛，脉弦而紧，弦则气不行，即恶寒；紧则不欲食，邪正相搏，即为寒疝。

寒疝绕脐痛，若发则白汗出，手足厥冷，其脉沉紧者，大乌头煎主之。

【译文】

病人腹痛，脉象弦而紧，弦是阳虚，卫气不能运行于外，所以恶寒；紧是寒凝，胃阳被困，所以不欲食，寒邪与正气相搏击，就发为寒疝病。其主要症状为绕脐周围疼痛，如果剧烈发作则伴有出冷汗，手足冰凉发冷，脉象变为沉紧，用大乌头煎治疗。

【解读】

上段论寒疝的病机。腹痛而见脉象弦紧，弦与紧皆为阴脉，主寒盛。弦脉之寒，自内而生，里寒证而见恶寒，是由阳虚不能外达，表卫失于温煦所致。紧脉之寒，自外而来，寒邪入内，影响脾胃运化功能，所以说"紧则不欲食"。卫阳与胃阳并衰，外寒与内寒俱盛，寒邪与阳气相搏，因而发为寒疝。

下段叙述寒疝发作时的见症。寒疝的腹痛，因寒邪凝结脐部（乃三阴经脉之所过），一般绕脐而作，由于剧烈疼痛而冷汗自出，四肢厥逆，此时脉象也由弦紧转为沉紧，且常伴有唇青面白、舌淡苔白滑等，皆为一派阴寒内盛、里阳大伤之象，故用大乌头煎破积散寒、温通止痛。

该征的主要脉症：症见腹部胀满，绕脐疼痛，发作有时，痛有休止，恶寒，不能饮食，剧时出冷汗，手足厥冷，甚或唇青面白，舌淡苔白滑，脉弦紧或沉紧等。

病机：阴寒痼结，阳气不通。

治法：破积散寒，温通止痛。

主方：乌头煎方

乌头大者五枚（熬，去皮，不咀）

上以水三升，煮取一升，去渣，内蜜二升，煎令水气尽，取二升，强人服七合，弱人服五合；不瘥，明日更服，不可一日再服。

乌头大辛大热，临床常用以治沉寒痼冷，缓急止痛，用蜜煎煮，令水尽而成膏状，乌头气味尽入蜜中，变辛为甘，变急为缓，既能减轻药毒，又可延长药效。方后云："强人服七合，弱人服五合，不瘥，明日更服，不可一日再服"，可知药性峻烈，宜据病人不同体质给予不同剂量，用时宜慎。

注意事项：

乌头用量应据痛证的轻重缓急而定。查仲景用乌头的方剂有大乌头煎、乌头桂枝汤、乌头汤、赤丸、乌头赤石脂丸 5 副，乌头的用量则以主治寒疝与寒湿历节的前三方为最大，均用 5 枚，以求力猛而速止剧痛；以主治寒饮腹痛的第四方为中等，用 2 两，主要赖细辛相协而止痛；以主治心痛证的第五方为最小，用 1 分，与大辛大热的附子、蜀椒、干姜相伍，共同发挥止痛作用。由此可见，仲景所用乌头的剂量是据疼痛的轻重缓急而加以灵活变化的。

（二）内外俱寒（乌头桂枝汤证）

寒疝腹中痛，逆冷，手足不仁，若身疼痛，灸刺诸药不能治，抵当乌头桂枝汤主之。

【译文】

患寒疝病，腹部疼痛，手足冰冷，麻木不仁，甚至全身都发生疼痛，这是表里都有寒邪的证候，如果用艾灸、针刺以及其他方药都不见效的时候，只宜用乌头桂枝汤两解表里寒邪。

【解读】

前文讲的是里寒证，本条是里寒为主因、外寒为诱因。腹痛是寒疝主症，由阴寒内盛所致。阴寒盛而阳气不能达于四肢，故手足逆冷。寒冷至极则手足麻痹而不仁，身体疼痛是寒邪痹阻肌表、营卫不和之故。病属内外皆寒，表里兼病，故非单纯的解表或温里以及针刺等法所能奏效，只宜用乌头桂枝汤两解表里寒邪。

该征的主要脉症：腹中疝痛，畏寒喜热，身体疼痛，手足逆冷，甚至麻木不仁，舌淡苔薄白而润，脉浮弦有紧象。

病机：内外皆寒，表里兼病。

治法：破积散寒，表里两解。

主方：（1）乌头桂枝汤方

乌头

上一味，以蜜二斤，煎减半，去渣，以桂枝汤五合解之，得一升后，初服二合；不知，即服三合；又不知，后加至五合。其知者，如醉状，得吐者，为中病。

（2）桂枝汤

桂枝三两（去皮）、芍药三两、甘草二两（炙）、生姜三两、大枣十二枚。

上五味，剉，以水七升，微火煮取三升，去渣。

"乌头"，诸本缺枚数。《备急千金要方》云："秋干乌头实中者五枚，除去角"，可从。

乌头桂枝汤，乌头用蜜，取大乌头煎之意，辛甘缓急，祛痼结之沉寒，缓中止痛；合用桂枝汤调和营卫，散肌表之寒邪，两方合用，表里同治。所谓"以知为度"，即病人出现如醉、得吐的瞑眩反应，药力取效，沉寒痼冷，得以温散，阳气突然得以伸展。这时病人出现轻微的反应，药物剂量已达到最大安全量，不可再加大服用剂量，否则会出现乌头中毒。

注意事项：

（1）煎法：乌头辛温毒性大，临证宜与生姜同煎1~2小时，以不麻舌为度。

（2）服本方后可有一种特殊现象，即温热药物性主升浮，药物达到治病效用时，可有阳气浮越面部，而见面部发红如酗酒醉状，此非病情加重，而是药物击中病情，正邪相争，正欲胜邪，阳气通达，阳气因药性温热而上浮，随正胜邪退则自罢。但审面部发红必是色泽荣润，精气寓焉。若非此，则当审机而以法辨之。另外服用本方，可有呕吐一证，此呕吐若较轻，则是脘腹寒积从上而越；若呕吐较重，则另当别论。至于病者是否有呕吐，当视具体的病人而定，切不可一概而论。

（3）禁忌：表里兼证在外是太阳中风证，在里是腹中或胃脘积热者。

（三）血虚寒滞（当归生姜羊肉汤证）

寒疝腹中痛，及胁痛里急者，当归生姜羊肉汤主之。

【译文】

寒疝病人，腹中疼痛拘急，且牵引两胁作痛，主用当归生姜羊肉汤治疗。

【解读】

寒疝多由寒盛而起，一般痛势较剧，本条所述则属于血虚引起胁腹疼痛。两胁属肝，肝主藏血，血不足则气亦虚，气虚则寒自内生。胁腹部分失去气的温煦和血的濡养，因而筋脉拘急，发生"腹中痛及胁痛里急"。这种疼痛，多为痛轻势缓，得按得熨则减，脉弦带涩，或微紧无力，故用当归生姜羊肉汤养血散寒。

本方又被称为"食疗祖剂"，提示本方可作平素气血亏虚之人作食疗之用。

该征的主要脉症：其症多见腹及两胁作痛、拘急，痛势较缓，饥则痛甚，以及产后腹中拘急，绵绵作痛，喜温喜按，手足筋脉麻木不仁或疼痛，遇寒则增，爪甲不荣，头晕目眩，腰痛，白带多，舌淡，苔润，脉虚缓或沉细等。

病机：血虚寒滞，筋脉失养。

治法：养血散寒，濡养筋脉。

主方：当归生姜羊肉汤方

当归三两、生姜五两、羊肉一斤。

上三味，以水八升，煮取三升，温服七合，日三服。若寒多者，加生姜成一斤；痛多而呕者，加橘皮二两、白术一两；加生姜者，亦加水五升，煮取三升二合，服之。

主方分析：

方中当归养血，行血中之滞；生姜温散寒邪，兼制羊肉之腥气；羊肉温补填精。《素问·阴阳应象大论》谓："形不足者，温之以气；精不足者，补之以味。"本方之治即为临床用例之一端。

注意事项：

阴虚火旺或肝热者忌用。

二、误治变证

夫瘦人绕脐痛，必有风冷，谷气不行，而反下之，其气必冲，不冲者，心下则痞也。

【译文】

身体瘦弱的人，脐周疼痛，是感受风寒，致饮食不能消化，谷气停滞，大便不通。如误用下法，必引起腹中气逆上冲；如气不上冲，结于心下则为痞满。

【解读】

体质瘦弱而又正气不足的人，发生"绕脐痛"和"谷气不行"，多为里有沉寒，又感受风冷所致，临床上常伴畏寒怕冷，短气乏力，小便清长，舌淡胖，有齿痕，脉沉细或沉迟等。此时的"谷气不行"，是由于肠道传导功能为阴寒所抑，属于寒结，应用温散或温通法治疗，不可苦寒攻下。如医者不察，误用寒下，不仅风冷不去，更伤中阳。如误下后其气上冲，可知正气较强，犹能抗拒下药之力，不致成为坏病；如无上冲现象，说明正气无此反应能力，邪气势必陷于心下，聚而成痞。

第三节　宿食

一、宿食脉象

脉紧如转索无常者，有宿食也。

【译文】

病人脉紧，就像转动的绳索那样，时紧时松，变幻无常，这是有宿食的缘故。

【解读】

紧脉主寒，亦主痰涎内壅，宿食停滞。如《伤寒论》中第 355 条所言："病人手足厥冷，脉乍紧者，邪结在胸中……当须吐之，宜瓜蒂散。"此处对宿食紧脉的描述，强调其脉并非始终紧弦若绷，而是时紧时松，疏密不匀，犹若转动而变幻不定的绳索。临床上常呈紧疏并见之象，且以右手为甚。紧脉亦为外感风寒者常见，故应注意二者的鉴别。宿食的脉紧，为食滞气壅，紧迫脉道，则见脉象乍紧乍疏，一般新停者多兼滑，而久病者多兼涩。除了脉象，当伴有吞酸、嗳腐、食臭，以及痞满腹痛等症。外感的脉紧，为感受寒邪，寒性收引，脉道亦挛缩拘急，其紧象较恒定，多与浮脉相兼。临证多伴有头痛恶寒发热等症。

二、宿食在下证治（大承气汤证）

问曰：人病有宿食，何以别之？师曰：寸口脉浮而大，按之反涩，尺中亦微而涩，故知有宿食，大承气汤主之。

【译文】

问：病人胃肠食物积滞，从脉象上怎样分辨？老师回答：病人寸口脉浮取大而有力，重按反见涩象，尺部脉象微而涩，可知病人宿食不化，用大承气汤主治。

【解读】

宿食由食积不化，停滞中焦，影响脾胃运化所致。宿食见涩脉，往往提示宿食停滞较久。宿食停滞，阻碍了局部的气血运行，故寸口脉重按滞涩欠畅，甚者尺部脉象也有涩滞之象。宿食内结，气壅于上，寸口脉可见浮大而有力。

宿食停于下，属实证者，可考虑用泄热攻下之剂荡涤之，投承气汤下之。

三、宿食在上证治（瓜蒂散证）

宿食在上脘，当吐之，宜瓜蒂散。

【译文】

病人有不消化食物停积在胃的上部，应当用吐法治疗，宜用瓜蒂散。

【解读】

胃分上、中、下三脘。饮食停积于胃，可有不同的临床表现，在上脘主要症状为：嗳腐吞酸，胸脘痞闷，泛泛欲吐。这是由于饮食停滞，正气驱邪外出的表现，属暴病新病，治疗应当因势利导，用瓜蒂散以吐之。

该征的主要脉症：宿食在上脘，胸中梗塞胀满，烦懊不安，气上冲咽喉，欲吐不能吐，兼饥不能食，呼吸气急，手足厥冷；或发热恶风自汗出，寸脉微浮，关尺脉沉或乍紧。

病机：宿食在上脘或痰涎壅塞胸中。

治法：涌吐宿食或实痰。

主方：瓜蒂散方

瓜蒂一分（熬黄）、赤小豆一分（煮）。

上二味，杵为散，以香豉七合煮取汁，和散一钱匕，温服之；不吐者，少加之，以快吐为度而止。亡血及虚者不可与之。

主方分析：

方中瓜蒂味苦性升，主催吐，为主药；赤小豆味酸甘，与瓜蒂相协，既酸苦涌泄之用，又取其味甘，以护养胃气，使邪去而不伤正；豆豉则轻清宣泄。三味共成涌吐热痰，宿食之重剂，为涌吐剂之祖方。

（1）本方服后，可鼓动全身阳气浮动上冲，故可见头目眩晕、汗出等反应，应令病人勿动，或闭目以待之，并应选择避风安全处，以免跌仆或汗出受风。

（2）在吐之前，可用宽布腰带勒紧腹部，借增腹压而助其涌吐。

（3）本方吐势猛，虽能祛邪，也易伤正，特别是容易伤胃气与津液，故久病者、老年人、孕妇、体弱者不可与之。

（4）方中瓜蒂苦寒有毒，用之失当，易于伤气败胃，非邪正俱实者，不可服用。若宿食已离胃入肠，或痰涎不在胸膈，或体虚失血脉微者，均须禁用之。

第十一章　五脏风寒积聚病脉证并治

第一节　五脏病证

一、肺病

（一）肺中风

肺中风者，口燥而喘，身运而重，冒而肿胀。

【译文】

肺脏感受风邪侵袭的患者，会有口中干燥、气喘，身体动摇不能自主而又沉重的感觉，同时还会感到头昏和身体肿胀。

【解读】

肺主气，司呼吸，主宣发肃降和通调水道。若正气不足，风邪入中，气不化津，风阳化燥，肺气不能布津和清肃下降，则口燥、气喘；浊气不出，清气不入，宗气不行，气机壅滞，治节失常，故"身运而重"。身运：运，《广雅·释诂四》"运，转也"，这里有站立不稳之意。肺失通调，水道不利，清阳不升，浊阴不降而上蒙，输化无权，水湿浸渍，故见头昏如蒙、肌肤肿胀。

（二）肺中寒

肺中寒，吐浊涕。

【译文】

肺受了寒邪的侵袭，口中吐出稠浊如涕的黏液。

【解读】

肺之液为涕，肺中于寒则胸阳不布，津液凝聚不行而成浊涕，肺气不宣，鼻窍不通，故浊涕从口而出。第 1 条肺中风，是因风为阳邪，故见阳性症状；本条肺中寒，是因寒为阴邪，故见阴性症状；以下各脏的中风、中寒，均是其意。

（三）肺死脏脉

肺死脏，浮之虚，按之弱如葱叶，下无根者，死。

【译文】

"肺死脏"的脉象，轻按感到无力，重按感到非常软弱，像葱叶那样中空而没有根的，是死证。

【解读】

肺之平脉，如《素问·平人气象论》载："平肺脉来，厌厌聂聂，如落榆荚，曰肺平。"今脉见浮取虚微无力，按之如葱叶，外薄中空，沉取无根，肺气已绝，故见此脉，病属死证。

原文"死脏"，为脏气将绝而出现的一种脉象，此脉出现多为死证，即所谓无胃神根的"真脏脉"。至于本条脉象主死的机理，赵以德责之于阴亡，徐忠可归于元气虚脱，李文彣（wén）责之气血俱脱。临证须四诊合参，方能确切诊断。

二、肝病

（一）肝中风

肝中风者，头目𥆧（rùn），两胁痛，行常伛（yǔ），令人嗜甘。

【译文】

肝脏受风的患者头部颤动，眼皮跳动，行走时常弯腰驼背，喜欢吃甜的饮食。

【解读】

肝为风木之脏，其经脉布胁肋，上连目系，出额至巅顶。肝中于风，风胜则动，故头目𥆧。"𥆧"指眼皮跳动，《说文》："𥆧，目动也"；亦指肌肉掣动。肝主筋，风胜化燥，精血消灼，筋脉失濡，则拘急不舒，故见两胁痛，行常伛。"行常伛"，指行走时经常曲背垂肩。

伛，驼背。《素问·脏气法时论》载："肝苦急，急食甘以缓之。"甘入脾，土气冲和，则肝气条达，故"令人嗜甘"。

（二）肝中寒

肝中寒者，两臂不举，舌本燥，喜太息，胸中痛，不得转侧，食则吐而汗出也。《脉经》、《千金》云："时盗汗，咳，食已吐其汁。"

【译文】

肝受了寒邪侵袭的病人，两只手臂不能上举，舌体干燥，常叹长气，胸中疼痛，身体不能转动，吃了食物就呕吐而且出汗。

【解读】

肝主筋而司运动，"肝中寒"者，寒滞肝经，阳失温煦柔和之用，则厥阴筋脉收引拘急而两臂不举。肝脉循喉咙之后，络舌本，肝寒火弱，不能暖血生津上润于舌，故舌本干燥。肝寒气结，失其疏泄，故善太息以舒郁滞。肝脉上贯胸膈，寒邪闭郁肝气，胸阳不振，脉络凝塞，则见胸中痛，不得转侧。肝寒犯胃，胃失和降，不能受食，故食则吐。胃气被伤，卫外之气亦虚，津不得摄，故食则吐而汗出。

（三）肝死脏脉

肝死脏，浮之弱，按之如索不来，或曲如蛇行者，死。

【译文】

肝死脏的脉象，浮取软弱无力，重按好像绳索悬空，应手即去，不能复来，或者脉象曲如蛇蠕行之状，是死证。

【解读】

肝之平脉当有胃气，今浮取无力，轻按软弱而无神，重按如绳索弦紧，毫无平肝脉来之象，或曲如蛇行，曲折逶迤而无畅达柔和之征，这是无胃气的真脏脉，肝之精血亏耗，真气已绝，故曰死。

（四）肝着证治（旋覆花汤证）

肝着，其人常欲蹈其胸上，先未苦时，但欲饮热，旋覆花汤主之。臣亿等校诸本旋覆花汤方，皆同。

【译文】

肝着病，患者常按揉胸部，开始病情不重时，只要饮热汤，旋覆花汤主治。

【解读】

肝着，是肝经受邪而疏泄失常，其经脉气血郁滞，着而运行不畅的病证。"着"有中于物而不散、附于物而不去之意。因肝脉布胁络胸，故其症可见胸胁痞闷不舒，甚或胀痛、刺痛。若以手按揉或捶打胸部，可使气机舒展，气血运行暂得通畅，病症可暂减。本病初起，病在气分，病变尚轻，热饮能助阳散寒，可使气机通利，脉络暂得宣通，胸中痞结等症可暂得缓减，所以但欲热饮；肝着既成，气郁及血，经脉凝瘀，虽热饮亦不得缓解，故治以旋覆花汤，行气活血，通阳散结。

该征的主要脉症：胸胁痞塞，苦闷不堪，常以手揉按或捶打其胸，甚至想用足踏，胸胁胀痛或刺痛，喜热饮；苔薄白润舌紫或暗，脉弦；妇女半产漏下，脉弦或芤。

病机：气郁血滞，阳气痹结。

治法：行气活血，通阳散结。

主方：旋覆花汤方

旋覆花三两、葱十四茎、新绛少许。

上三味，以水三升，煮取一升，顿服之。

方中旋覆花性微温，舒郁宽胸，善通肝络而行气散结、肃肺降逆；助以葱十四茎，芳香宣浊开痹，辛温通阳散结，有通络之功；以少许新绛行血而散瘀，为治肝经血滞之要药。气行血畅，阳通瘀化则肝着可愈。"顿服之"，药力集中，故速效。

本方之新绛《神农本草经》未载，医家认识不一。有作"绯帛"，将已染成大红色丝织品作新绛，对所用染料有谓茜草汁、有谓猩猩血、有谓红花汁、有谓以缨哥花等所染的不同说法。陶弘景则称绛为茜草，新绛则为新刈之茜草，用治肝着及妇人半产漏下属于瘀血，确有实效。临床可以茜草、红花、苏木、郁金等代新绛。

注意事项：

郁热瘀滞太盛，胸胁灼热，舌红少苔津亏者，非本方所宜，可用化肝煎（青皮、陈皮、浙贝、赤芍、牡丹皮、栀子、泽泻）疏肝清热，凉血化瘀。

三、心病

（一）心中风

心中风者，翕翕（xīxī）发热，不能起，心中饥，食呕吐。

【译文】

心脏发生风邪病变的，周身都有轻度的发热症状，精神极度疲乏，不能起立行动，胃里一阵阵地现饥嘈，稍吃点饮食便呕吐出来了，这是风热上壅的证候。

【解读】

心为君主之官，不受邪，故心中风者，实为风邪干于心包络。心属火，风为阳邪，心中于风，两阳相得，故翕翕发热。"翕翕"，形容鸟羽开合之状，发热轻微。壮火食气，气津耗伤，精神疲困，故不能起；胃之大络上通心包，火动于中，化燥伤津，故心中饥；心胃相通，热扰于胃，胃失和降，故食即呕吐。

（二）心中寒

心中寒者，其人苦病心如啖（dàn）蒜状，剧者心痛彻背，背痛彻心，譬如蛊注。其脉浮者，自吐乃愈。

【译文】

心脏受了寒邪的侵袭，病人痛苦，好像吃了大蒜似的，病情严重的，心痛牵引到背部，背痛牵引到心胸，好比蛊虫啃咬一样。有的病人脉象浮，不因服药而自己呕吐，病就可以痊愈。

【解读】

心中寒，寒邪凝滞，郁遏心阳，心阳不宣，郁热闭敛于中，轻者胸中似痛非痛，似热非热，如食生蒜后的辛辣感觉。"噉"同"啖"，吃的意思。甚者心阳闭阻，气血不通，心痛彻背，背痛彻心，犹如"蛊注"：一是形容其疼痛如虫咬之状；二是形容其痛犹虫之流窜走注。其脉浮者，心阳渐复，邪入未深，病邪有上越外出之机，故自吐乃愈。

（三）心死脏脉

心死脏，浮之实如麻豆，按之益躁疾者，死。

【译文】

心死脏的脉象，轻按坚实有力，好像麻豆一样，重按更觉脉跳躁动疾速的，是死证。

【解读】

心的真脏脉，其状浮取坚实如麻豆弹指，毫无柔和圆润滑利之象；重按益见躁疾不宁，失从容和缓之感，此为心血枯竭，心气涣散，故主死。

四、脾病

（一）脾中风

脾中风者，翕翕发热，形如醉人，腹中烦重，皮目瞤瞤而短气。

【译文】

脾脏受了风邪侵袭的患者，肌肤微微发热，形状好像喝醉了酒一样，腹部感觉沉重满闷，很不舒服，眼胞皮肉跳动而短气。

【解读】

风邪内犯于脾，脾阳奋而抗争，故外见翕翕发热，上则面红，此因太阴与阳明相表里，面为阳明之应。脾主肌肉四肢，居于腹中，主运化水谷，风邪内干，则脾气壅滞，不能输精于四肢，所以四肢倦怠；脾运失职，气滞湿阻，故腹中甚觉沉重满闷；眼胞属脾，风淫于上，扰动肌肉，则胞睑跳动不适；脾居中焦，为气机升降之枢，气郁湿滞，升降遂受阻，故觉短气。

（二）脾死脏脉

脾死脏，浮之大坚，按之如覆盃洁洁，状如摇者，死。臣亿等：许五脏各有中风中寒，今脾只载中风，肾中风中寒俱不载者，以古文简乱极多，去古既远，无文可以补缀也。

【译文】

脾死脏的脉象，轻按大而坚，重按好像摸着将要倒翻的杯子，中空无物，形状动摇不定的，是死证。

【解读】

脾脉应当从容和缓而有神，今浮取则大而坚，毫无柔和之象；重按之如杯，外表坚硬而中空无物，其状摇荡不定，乍疏乍数，或左或右；或忽然上出鱼际，忽然下入尺部；或突然中止，不成至数，躁急无根，脉律不整，为脾气败散，脾之真脏脉见，故主死。此脉似"雀啄脉"。

五、肾病

（一）肾死脏脉

肾死脏，浮之坚，按之乱如转丸，益下入尺中者，死。

【译文】

肾死脏的脉象，轻按则坚，重按则脉象好像弹丸转动一样，其脉溢满涌入尺中的，是死证。

【解读】

《素问·平人气象论》："平肾脉来，喘喘累累如钩，按之而坚曰肾平。"故肾之常脉当沉而有力，今轻取即坚而不柔，重按乱如转丸，躁动不宁，尺部更加明显，乃真阴不固，真阳欲脱，阴阳即将离绝，预后不良，故曰"死"。

（二）肾着证治（甘姜苓术汤证）

肾著之病，其人身体重，腰中冷，如坐水中，形如水状，反不渴，小便自利，饮食如故，病属下焦。身劳汗出，衣里冷湿，久久得之。腰以下冷痛，腹重如带五千钱，甘姜苓术汤主之。

【译文】

肾着这种病证，病人身体沉重，腰部冷，好像坐在水中一样；外形好像水气病，但口反不渴，小便通利，饮食正常，是属于下焦的病。由于身体劳动而出汗，衣服里面又冷又湿，时间久了就会得这种病。腰以下感到寒冷而疼痛，腹部沉重，好像围带着五千个铜钱似的，这种病应该用甘草干姜茯苓白术汤主治。

【解读】

本条宜分两段阐述。从条首至"病属下焦"为第一段，是叙述肾着病的全身症状及其病位。肾主水，若患者脾肾阳气有所不足，则寒湿之邪易随三阴经脉及冲任督带奇经下注，必然留着于肾之外府的腰部，形成"肾着"病证。"著"，此处音义同"着"（zhuó），留滞附着也。由于水湿寒邪留着于肾经和腰部，影响带脉功能（《脉经·卷二·平奇经八脉病第四》："带之为病，苦腹满，腰溶溶若坐水中状"）。阳气痹着不行，故见"其人身体重，腰中冷，如坐水中"，"形如水状"；"反不渴，小便自利，饮食如故，病属下焦"者，因为如果肾之本脏自虚或水湿停蓄膀胱，则不能化气行水，津液不能上潮于口，必有口渴和小便不利；今见上焦无热，中焦胃气尚和，亦无停水，说明并非病在肾之本脏和膀胱，不属水气病，而"病属下焦"肾之外府的腰有寒湿，故曰"反"而不渴，小便自利，饮食正常。

从"身劳汗出"至条末为第二段，重在论述肾着病的成因、特征及治法方剂。肾着病的形成，由于"身劳汗出"则阳气易虚，"肾经虚则受风冷"（巢氏语）。"衣里冷湿"则寒湿留着于腰；"久久得之"说明病程较长，多系慢性病。而"腰以下冷痛，腹重如带五千钱"则为肾着病的主要特征。今寒湿注着于腰之肌腠，影响督脉通达阳气，带脉约束诸脉的功能减弱，则寒湿更易下注，故见腰以下冷痛，腰腹一周有如带五千串铜钱那样重滞的感觉。"钱",指汉武帝元狩五年(公元前118年)在"半两"钱基础上改铸的"五铢"钱,一铢相当于144粒粟(小米)的重量。五铢钱重4克,五千枚则为20公斤。此处比喻腰腹沉重之状。前已言"身体重",故未再明言"腰重"。

归纳肾着病的病机特点为:阳气不行,寒(冷)湿(水)留着,病在腰部。总属经络疾患,与肾经虚、督脉带脉功能减弱、脾气虚有密切关系。

肾着病的治法,不需温肾之本脏,而以祛除腰部经络寒湿为主,故宜温行阳气、散寒除湿、燠(yù)土制水,体现了辛甘化阳、甘淡渗水法,本方主之。

该征的主要脉症:腰以下冷痛,如坐水中,形如水状,腹重如带五千钱,身体重,或辗转反侧,行动坐立困难;小便自利,口不渴,饮食如故,舌质淡,苔白而润,脉沉细而缓。

病机:阳气不行,寒湿留着于腰部经脉、肌肉。

治法:温行阳气,散寒除湿,燠土制水。

主方:甘草干姜茯苓白术汤方

甘草、白术各二两,干姜、茯苓各四两。

上四味,以水五升,煮取三升,分温三服,腰中即温。

干姜辛温散寒而通利关节(《珍珠囊》谓干姜"去脏府沉寒痼冷,发诸经之寒气"),若用炮姜,更擅温经;茯苓甘淡渗湿而暖腰膝,以导水湿下走,亦归肾经;二味重用,有温通阳气、散寒除湿之功;助白术(或苍术)之苦温,健脾燥湿而利腰脐之气(治水湿性腰痛效良);和以炙甘草益其脾气,脾气健运则湿邪易除。诸药能使脾肾阳气充足而寒湿得去,则肾着可愈。方后云"分温三服,腰中即温",说明甘姜苓术汤亦非单理中焦,也顾及到下焦,为审因论治之方。

注意事项:

服药后,"腰中即温"是肾着病证向愈之征。本方忌用于湿热腰痛。

第二节　积、聚、气的鉴别和积病主脉

问曰：病有积、有聚、有气，何谓也？师曰：积者，脏病也，终不移；聚者，腑病也，发作有时，辗转痛移，为可治；气者，胁下痛，按之则愈，复发为气。

诸积大法，脉来细而附骨者，乃积也。寸口，积在胸中；微出寸口，积在喉中；关上，积在脐傍；上关上，积在心下；微下关，积在少腹；尺中，积在气冲；脉出左，积在左；脉出右，积在右；脉两出，积在中央。各以其部处之。

【译文】

问：病有积、有聚、有气，这是什么意思？老师答道：积，是五脏之病，始终不移动；聚，是六腑之病，发作有一定的时候，疼痛辗转移动，是可以治好的；气病，胁下痛，按之则痛消失，后又复发为气。

各种积病诊断的基本方法，脉象沉细，重按至骨，这是积病。寸口脉沉细，积在胸中；沉细脉微出寸口之上，是积在喉中；关部沉细，积在脐的旁边；脉沉细而出于关脉上部，是积在心下；脉沉细而出于关脉下部，是积在少腹；尺部脉沉细，是积在气冲；沉细脉出于左手，积在身体左边；沉细脉出于右手，积在身体右边；沉细脉在两手同时出现，积在中央部位。根据积的所在部位而进行相应的处理诊治。

【解读】

积和聚，每常连称，积多在脏，痛有定处，推之不移，多病于血分，为阴凝所结，病位深，病情重，病程长，治疗难；聚病在腑，痛无定处，发作有时，推之能移，时聚时散，为气滞所聚，故病在气分，病位浅，病情轻，病程短，治疗易；气为谷气壅塞脾胃，升降受阻，

肝失条达，气机郁结，故胁下痛，按摩疏利，气机暂得通畅，胁痛可暂得缓解，但并非真愈，不久气复结而痛再作，须消其谷气，病根得拔，痛方得除，病方真愈，后世常用越鞠丸加减。

诸积，包括《难经·五十六难》所称五脏之积，即心积曰伏梁；肝积曰肥气；脾积曰痞气；肺积曰息贲；肾积曰奔豚。其病多由气、血、食、痰、虫等的积滞所引起。积病属阴，故"脉来细而附骨"，即重按至骨方能触及。这种细而沉伏的脉象，可诊断为积病，犹言积病脏深病重。如寸部脉沉细，积在胸中心肺，如胸痹"阳微"之脉；寸部近鱼际处沉细，积在喉中，如梅核气之类；关部脉沉细，积在脐旁，如疟母之类；寸关交界处沉细者，积在心下，如心下痞之类；关尺交界处沉细者，积在少腹，如寒疝之类；尺部脉沉细，积在气冲（气冲：即气街，穴名，在脐下五寸，任脉曲骨穴旁开二寸。此处代表气冲穴所在的部位），如妇人瘕瘕之类；左手脉沉细者，积在身体左侧，右手脉沉细者，积在身体右侧；沉细脉左右俱见者，说明脉气不能分布于左右，故积在中央。因脉出部位与积病的部位是相应的，故曰"各以其部处之"。

第十二章　痰饮咳嗽病脉证并治

第一节　成因、脉症、分类与预后

一、成因与脉症

夫病人饮水多，必暴喘满。凡食少饮多，水停心下，甚者则悸，微者短气。脉双弦者寒也，皆大下后善虚。脉偏弦者饮也。

【译文】

患饮证的病人，饮水过多，会很快感到气喘胀满。凡吃得少而饮水多，水会停在心下，病重的心下悸动，轻的呼吸短促。脉象双弦的是寒证，都是大下后造成里虚的缘故。脉象只一侧弦的则是饮证。

【解读】

病人指体质虚弱之辈，若饮水过多，脾气一时转输不及，水津聚集于胃，上泛胸膈，肺失肃降，必然会突发气喘胸满。若脾运尚健，水津渐被转输于身体各处，喘满遂消，此属暂时性停水，与《伤寒论》"发汗后，饮水多必喘"之状相似。但脾胃虚而食少之人则不然，由于脾胃虚弱，纳运失职，则食少，又饮水过多，脾运更加无力，水谷不化为精微，反停蓄心下成饮。"水停心下"，有轻重之分，饮邪轻微，仅妨碍气机的升降，故短气；重则饮邪凌心而心下悸动。

痰饮病多见弦脉，但与虚寒性的弦脉不同。由于大下后里虚阳微，为全身虚寒，故两手俱见弦脉且无力，揭示了正虚；痰饮病乃饮邪偏注于体内某一局部，故左手或右手脉弦而有力，反映了邪实。

二、四饮与脉证

问曰：夫饮有四，何谓也？师曰：有痰饮，有悬饮，有溢饮，有支饮。

问曰：四饮何以为异？师曰：其人素盛今瘦，水走肠间，沥沥有声，谓之痰饮；饮后水流在胁下，咳唾引痛，谓之悬饮；饮水流行，归于四肢，当汗出而不汗出，身体疼重，谓之溢饮；咳逆倚息，短气不得卧，其形如肿，谓之支饮。

【译文】

问：饮病有四种，是什么意思？老师答道：有痰饮，有悬饮，有溢饮，有支饮。问：四饮以什么作为区别？老师答道：若病人身体向来肥胖，现在消瘦，水饮流走肠间，发出沥沥的声音，这称为痰饮；饮水以后，水流在胁下，咳唾痰涎的时候，牵引胁下疼痛，这称为悬饮；饮后水液流行，渗入四肢，应当汗出却不汗出，身体感到疼痛和沉重，这称为溢饮；咳嗽气逆而倚床呼吸，气息短促不能平卧，病人外形像浮肿的样子，这称为支饮。

【解读】

根据饮停的部位及主症不同，痰饮病可分为痰饮（狭义）、悬饮、溢饮、支饮四类。凡水饮流走胃肠者，属狭义痰饮。未患痰饮病前，脾运正常，饮食入胃后，变化精微充养全身，则形体丰满；既病之后，脾运失常，饮食不能化生精微充养形体，反停聚为饮，所以形体消瘦。饮流肠间，与气相击，故沥沥有声。水饮流注胁下者，属悬饮。两胁为肝肺气机升降之道路，饮流胁下，妨碍肝肺气机，致肝气不畅，肺气不降，故咳唾并牵引胸胁疼痛。水饮流行于四肢肌肤者，属溢饮。肺合皮毛，司汗孔开阖，脾主肌肉四肢，若肺气失宣，脾气不运，水饮归于四肢，渗溢四肢肌肉之间，阻遏卫阳，汗孔开阖失常，则当汗出而不汗出，身体疼痛而沉重。水饮贮于胸膈者，属支饮。饮聚胸中，凌心射肺，致肺失宣降，心阳不展，则咳逆倚息，短气不得卧；肺合皮毛，水饮犯肺并外走皮肤，故其形如肿。

三、留饮与伏饮

（一）留饮

夫心下有留饮，其人背寒冷如手大。

【译文】

心下有水饮停留，病人背部寒冷，其范围如手掌大。

【解读】

留饮，即水饮久蓄而不去者。心下有留饮，即饮邪久留于胸膈、胃脘而不去，由此必然阻遏胸膈、胃脘等处阳气的通达。诸阳皆受气于胸中而转行于背，今心、胃的阳气不能通达于背，饮邪便乘机流注于心、胃在背部的腧（shù）穴，督脉上升之阳受阻，故出现背冷如手大。

"心下"所指部位，似以胃脘为主，涉及胸膈。"背寒冷"非饮病独见，凡是外邪郁闭阳气，或气虚阳弱下达，都可致背失温煦而觉寒冷。但心下有留饮的背寒冷，则以范围局限"如手大"为特点。

（二）伏饮

膈上病痰，满喘咳吐，发则寒热，背痛腰疼，目泣自出，其人振振身瞤剧，必有伏饮。

【译文】

膈上有痰，胸满，气喘，咳嗽，吐痰涎，发作时则恶寒发热，背痛腰疼，眼泪自行流出，病人身体颤抖，而且摇动得很厉害，这必然是有痰饮潜伏于内。

【解读】

伏饮，是指痰饮之邪藏匿于体内深久，难于根除，发作有时的病情。饮伏膈上，抑遏心阳，阻碍肺气，常有胸满气喘、咳吐痰涎等症。若逢气候变化，感受风寒外邪，便可引动内饮，导致伏饮发作。风寒外袭太阳经脉，经腧不利，正邪相争，则恶寒发热，背痛腰疼。风寒外束，饮邪内伏，内外合邪，郁遏肺气，不得宣降，其气上迫，致使满喘咳吐加剧，并见眼泪不能控制而自出。外寒内饮，妨碍阳气宣通，经脉失于温养，故肌肉瞤动剧烈，以至全身都摇动起来不能自主。

四、饮病预后

脉弦数，有寒饮，冬夏难治。

【译文】

脉象弦数，又有寒饮，在冬季和夏季，就很难治疗。

【解读】

饮病脉弦为其常，若脉弦数，多为寒饮夹热。冬寒有利于热却不利于饮，若用温法又恐增热化燥；夏热有利于饮却不利于热，欲用清法则虑伤阳碍饮。

第二节　治则

病痰饮者，当以温药和之。

【译文】

患痰饮病的，应该用温性的药物来调和治疗。

【解读】

广义痰饮病，多系中阳不运，津液停聚为湿，湿凝成痰，积留为水饮，由于阴凝饮邪，最易伤人阳气。其临床表现，虚实并见，故其总的治疗原则，首当用药性偏温者，采取调和的原则。

温药作用表现为振奋阳气、开发腠理、通行水道三方面，使患者表里阳气温升宣通，水饮得化，水谷精微营贯周身，旧饮去而新饮不生。

所谓"和之"者，有调和、调理之义，非燥之、补之也。若刚燥则伤正，"饮当去水，温补反剧"。"温药和之"者，是在温药之中，兼用行气、消饮、开阳、通导二便和清郁热的药物。其具体治法，如温中降逆、行气利水、消痰涤饮、通导二便等，实寓有对痰饮病辨证论治的精神。

第三节　证治

一、痰饮

（一）饮停心下（苓桂术甘汤证）

心下有痰饮，胸胁支满，目眩，苓桂术甘汤主之。

【译文】

心下有痰饮停留，胸胁支撑胀满，头目晕眩，用苓桂术甘汤主治。

【解读】

"心下"包括"胃之上，心之下""膈膜中"。膈膜、胃脘有停饮，则阻碍气机上下循行，饮邪弥漫于胸则胸满，淫溢于胁则胁满。所谓"支"者，正如徐彬所云，"撑定不去，如痞状也"。饮阻于中，则清阳不升，故头目眩晕。

本条为脾胃阳虚所致的狭义痰饮，故用苓桂术甘汤温阳蠲饮、健脾利水。

该证的主要脉症：头目眩晕，或心悸、心悸静发而动止、短气、胸闷，或咳嗽气喘、咳吐清稀涎沫、胸胁支满，或脘腹逆满、气上冲胸、呕恶，胃脘满闷而有水动声，而色黧黑有水斑，目下发青或背寒冷如手大，口淡不渴，小便不利，舌质淡嫩，或淡胖，或边有齿痕，苔白润，甚至水滑，脉沉弦，或沉滑，或沉紧，或细滑，或濡。

病机：脾胃阳虚，饮停心下。

治法：温阳蠲饮，健脾利水。

主方：茯苓桂枝白术甘草汤方

茯苓四两，桂枝、白术各三两，甘草二两。

上四味，以水六升，煮取三升，分温三服，小便则利。

本方的配伍特点是温化三焦水饮：在上焦者，有茯苓利肺通调水道，宁心而镇水气凌心之惊悸，桂枝辛温以通心胸阳气，炙甘草振奋心阳；在中焦者，有茯苓以健脾，白术燥湿运脾，炙甘草补脾护液，共制水饮上泛；在下焦者，有茯苓甘淡渗利水邪，桂枝化气下气，降冲行水，白术利水。故后世称本方为苓桂剂之祖方，既是治广义痰饮病的基础方，亦是"病痰饮者，当以温药和之"的具体运用。

注意事项：

本方偏于辛温，适用于阳虚痰饮。凡阴虚火旺及脾胃有热饮者，慎用。

（二）微饮短气（苓桂术甘汤证、肾气丸证）

夫短气有微饮，当从小便去之，苓桂术甘汤主之，方见上；肾气丸亦主之，方风脚气中。

【译文】

呼吸短促，有轻微的水饮停留，应当从小便去其饮，用苓桂术甘汤主治；肾气丸亦可主治。

【解读】

原文"短气有微饮"，因有脾虚、肾虚之异，故治法有别。此处"短气"乃因轻微饮邪阻碍呼吸所致，与前文的"水停心下……微者短气"之意相同。"微饮"是因痰饮病在缓解期中，其症状不明显，没有根治而产生的。

"微饮"为何"当从小便去之"？尤怡《金匮要略心典》云："饮，水类也，治水必自小便去之。"因饮邪虽微，乃水饮内阻，必然妨碍脾肾气机之升降，三焦水道不得畅通运行，多致小便不利或小便不正常，而小便正常乃是肺脾肾气化功能恢复的指征。饮与水既同类，欲蠲其饮，宜利其水，故治此类微饮，当用化气行水法，使气化水行，饮有去路。可知"当从小便去之"原文有两层意思：一是饮病有小便不正常的症状者，直接用利小便一法以去饮，这与"病痰饮者，当以温药和之"总治则中"通行水道"的作用是一致的；二是通过利小便达到通阳化饮目的。

即使饮病没有出现"小便不利"的症状，也可用利小便药，所谓"通阳不在温，而在利小便"，是间接达到"振奋阳气"之目的。

人体气机之升降出入，与心、肺、脾、肝、肾密切相关，故本条"短气"，因其产生部位有别，则治法迥异。

"苓桂术甘汤主之"者，若因脾阳不运，津液留而为饮，"气"不能上升于心肺，症以呼出之气短促为特征者，当用此汤通阳化气利小便，药后使饮随小便而去，故方后注云"分温三服，小便则利"。

"肾气丸亦主之"者，若因下焦肾气虚弱，不能化气行水，津液聚而成饮，水无出路，饮泛心下，肺失宣降者，症以吸入之气短促、动则更甚为特征，以及兼见畏寒、手足逆冷、少腹拘急不仁、小便不利或失调、舌质淡、苔细白，脉沉虚弦滑或沉细，当用此丸温阳化气，使肾中阳气蒸腾，水化为气，饮随小便而去，则短气有微饮亦解。这里要说明的是，本条微饮的形成，是肾气衰微所致。肾气依赖于肾阴与肾阳，阳根于阴，若徒用辛温燥烈之药壮阳化饮，则独阳不长，反而不能蒸腾化气、通阳蠲饮，故肾气丸中有熟地、山茱萸、山药等滋阴以生阳的药物相伍，此"阴中求阳"也；更用少许桂枝、附子生少火而化气行水，所谓"少火生气"也。微饮去，则短气解，并不违背治痰饮病当"温药和之"的总治则。

（三）痰饮呕吐（小半夏加茯苓汤证）

先渴后呕，为水停心下，此属饮家，小半夏茯苓汤主之，方见上。

【译文】

先口渴后呕吐，是水饮停于心下，为素有水饮，用小半夏加茯苓汤主之。

【解读】

"先渴"，为心下素有水饮，妨碍脾运，津不上承。"后呕"，为渴而饮水过多，加重心下停饮，饮盛上逆，胃失和降，故曰"此属饮家"。治以小半夏茯苓汤利水蠲饮，和胃降逆。方中半夏、生姜蠲饮开结，和胃降逆，茯苓利水导饮下出。

饮停致渴与津伤致渴应加以区别。前者口渴常喜热饮，虽饮却不多，多则必呕，常伴心下痞、口淡、舌质淡或边有齿印，苔白滑或白腻。后者往往有津伤病史，口渴饮水量多，舌质多红或舌体瘦小，少苔或无苔，舌面乏津。

该证的主要脉症：呕吐清水，口不渴，舌苔白滑，脉弦；或有心下痞，眩悸。

病机：水饮上逆，胃失和降。

治法：利水蠲饮，和胃降逆。

主方：小半夏加茯苓汤方

半夏一升、生姜半斤、茯苓三两。

上三味，以水七升，煮取一升五合，分温再服。

注意事项：

脾胃阴虚者慎用。

（四）留饮欲去（甘遂半夏汤证）

病者脉伏，其人欲自利，利反快，虽利，心下续坚满，此为留饮欲去故也，甘遂半夏汤主之。

【译文】

病人脉象为伏，想要下利，下利后反而感到爽快舒适，虽然下利，但心下仍继续坚硬胀满，这是留饮将去而未去的缘故，用甘遂半夏汤主治。

【解读】

本条拟从两方面进行分析。

（1）本条留饮欲去未去的症状、病机、治法。

除前述脉症而外，尚见"虽利，心下续坚满"。一个"续"字，可知在"其人欲自利"之前，早有"心下坚满"症，即使在下利之后，"利反快爽"，但快爽不久，心下继续见坚硬胀满，说明留饮牢结，未能去尽。"此为留饮欲去故也"一句，《医宗金鉴》提出"当在利反快"之下，方合因势利导之理。原文"欲去"者，徐彬云："虽坚满而去者自去，续者自续，其势已动，故曰欲去"，但新饮仍然日积，则本条病机为：留饮欲去未去而新饮日积。

（2）本方煎煮法、用量、甘遂与甘草相反的问题。

原文所载甘遂与甘草的计量方法，与《金匮要略》其他含有甘遂或甘草的方剂不同。对临床报道的分析发现，若甘遂、甘草都作煎剂或散剂时，二药多取等量，或甘草小于甘遂；若甘草水煎，甘遂用散剂冲服，则既有取二药等量者，也有甘草大于甘遂者。而动物实验发现，甘草与甘遂配伍应用并取同一种剂型时，若甘草量大于甘遂，则有相反作用，甘草愈多，毒性亦愈大，故使用本方应加留意。此外，本方的煎煮法，宜从《备急千金要方·卷十八·痰饮第六》记载，即甘遂与半夏同煮，芍药与甘草同煮，然后将二药汁加蜜合煎，顿服之。其关键之处，一是甘遂不与甘草以同一种剂型同煎；二是最后合煎时，一定要加白蜜。现代临床医家也有将甘遂研末，3克以内冲服，或装入胶囊服或入余药药汁加蜜再煎。若用煎剂，甘遂当少于8克，可直攻水饮而不致毒人。

该证的主要脉症：胸脘痞闷，心下续坚满，咳喘腹痛，肠间沥沥有水声，欲下利，利反快，大便溏泄，夹有黏液或身体局部有积液，小便不利，呕吐涎沫，背寒，口渴不欲饮，苔白滑，或厚腻，脉沉伏或沉弦有力。

病机：留饮欲去未尽，新饮日积。

治法：攻下逐饮，因势利导。

主方：甘遂半夏汤方

甘遂（大者）三枚、半夏十二枚（以水一升，煮取半升，去渣）、芍药五枚、甘草（如指大）一枚（炙）。

上四味，以水二升，煮取半升，去渣，以蜜半升，以药汁煎取八合，顿服之。

主方分析：

本方主用攻逐膈膜心下留饮的甘遂，驱水由胃肠随大便而去，佐以半夏散结除痰、降浊下行，补甘遂之不逮，再加芍药散结和阴，甘草护液调中，蜂蜜缓中解毒，共奏开破利导而不伤正之功。甘遂半夏汤为攻逐留饮之猛剂，正是取其甘遂、甘草二药相反，同用之以激荡久留深伏的饮邪，使之下降外出。

注意事项：

（1）用量。甘遂大者 3 枚约 7.5 克（煎剂），言其量从小而直攻水饮，不致毒人。一般单用甘遂只有祛痰之功，无逐水之效，若须逐水，甘草倍于甘遂者，方能泻水。本品内服过量，其中毒反应为腹痛，剧烈腹泻水样便，呈里急后重感；如服量较多，可出现霍乱样米汤状大便，并有恶心、呕吐、头晕、头痛、心悸、血压下降、脱水、呼吸困难、脉搏细弱、体温下降、谵语、发绀等症状，严重者可因呼吸循环衰竭致死。

（2）服法。本方为逐水攻坚之峻剂，服后必见水泻，黏腻如鱼冻样物。故宜顿服；服后自觉从左胸部或胸腔部，有水声下行者，为药中病所；如水饮积聚，暂时难去尽者，宜采用补脾或补益心脾或肾气丸之方，与本方交替用之，既稳妥又可祛邪，攻邪又不伤正。

（五）肠间饮热成实（己椒苈黄丸证）

腹满，口舌干燥，此肠间有水气，己椒苈黄丸主之。

【译文】

腹部胀满，口舌干燥，这是肠间有水气，用己椒苈黄丸主治。

【解读】

前文曾云："其人素盛今瘦，水走肠间，沥沥有声，谓之痰饮。"

本条"腹满,口舌干燥",其病因是肠胃转输不利,不能把当下行之水液全部下输膀胱,致水饮留滞肠间,并非水气泛溢全身肌肤,故曰"此肠间有水气",亦可见腹内"沥沥有声";而且"腹满"明显,正属狭义痰饮。原文"肠间有水气",而无泻利症状,与肺气郁结、饮邪化热、蕴结肠间、腑气壅塞密切相关;"口舌干燥"亦因肺气郁而不降,脾气不能散布水津上润所致,不能误为单纯的热结。可知本条病机为饮热交结于肠、气机不利之实证,治当荡热涤饮,前后分消,可用己椒苈黄丸主治。

该证的主要脉症:肠间有水气,肠鸣腹胀,口舌干燥,二便不利,或下肢微肿,小便短黄,舌苔黄腻,脉弦滑或小数。

病机:饮热交结于肠,气机不利之实证。

治法:荡热涤饮,前后分消。

主方:防己椒目葶苈大黄丸方

防己、椒目、葶苈(熬)、大黄各一两。

上四味,末之,蜜丸如梧子大,先食饮服一丸,日三服,稍增,口中有津液。渴者加芒硝半两。

本方防己"苦以泄之",善于渗透、旋转肠间水气;椒目"辛以散之",熏蒸水津上潮口舌,且除"心腹留饮",二味辛宣苦泄,导肠间水气从小便而去。葶苈苦寒"破坚逐邪,通利水道",凡水气停留一处,有碍肺降者宜之;与大黄相伍,攻坚决壅,由上而下,直泻肺与大肠痰热水气从二便而出。用蜜为丸者,甘缓以缓药力之猛并滋润脏腑。如此则前后分消,腹满自解。肺气得降,脾气得升,饮去而水津得以上潮,故方后曰"口中有津液",口舌干燥即解。方后又云"渴者加芒硝半两",是说服此方而反渴者,为水饮久停、郁热内结之象,故于原方再加芒硝以软坚破结,取大黄推荡之力,攻逐其顽固郁结的饮邪,使水去而脾气散津,口渴自解。此乃《内经》"热淫于内,治以咸寒"之义。以蜜为丸,可缓和本方利导之性,使祛邪不伤正。先食饮服，有利于药物直达肠间，导邪下出。"稍增"，意在逐渐加量，不可过量，以免寒凉伤其阳气。

注意事项：

本方为前后分消之剂，只适于饮邪内结实证。脾胃虚弱，饮邪停滞者，当禁之。攻下逐饮之法，当谨慎使用，可暂不可久，以免攻逐太过，损伤正气。本方条下特注明"先食饮服一丸"，是用丸剂并结合递增加量法，以达到峻药缓攻之目的。

二、悬饮（十枣汤证）

病悬饮者，十枣汤主之。

【译文】

患悬饮病的，用十枣汤主治。

【解读】

水饮内结胸胁，阻遏肝肺气机升降，故咳唾并牵引胸胁作痛。对此水饮内结，邪盛体实的悬饮，当用十枣汤破积逐饮。

该证的主要脉症：悬饮，咳唾引痛，心下痞，粳满牵引胸胁作痛，干呕，短气，舌苔白滑，脉沉弦者。或兼胸背掣痛不得息，咳嗽，头痛目眩，微汗出，发作有时，不恶寒，下利；水肿腹胀，腰以下肿甚，二便俱实，脘腹胀满，属于实证者。

病机：水饮内结，肝肺气机受阻。

治法：破积逐饮。

主方：十枣汤方

芫花（熬）、甘遂、大戟各等分。

上三味，捣筛，以水一升五合，先煮肥大枣十枚，取八合，去渣，内药末，强人服一钱匕，羸人服半钱，平旦温服之；不下者，明日更加半钱；得快下后，糜粥自养。

方中芫花辛苦而温，能破水饮窠囊，消胸中痰水。"熬"，指文火干煎。甘遂苦寒，能泄经隧水湿，其性更迅速直达。大戟苦辛寒，能泻脏腑水湿。诸药相配,逐水泄湿,能直达水饮窠囊隐僻之处。三者皆药性峻猛,恐伤正气,故佐以肥大枣十枚（中大者约30克）,一则补脾和胃,顾护正气;二则缓解三药之峻毒。

注意事项:

(1) 制剂:是以十枚肥大枣煮汤,调服芫花、甘遂、大戟药末。

(2) 服药量要因人而异:体质强壮者每次服一钱匕,约合今1.5~1.8克,亦可逐量增至4.5克;体质偏弱者,药量减半。

(3) 方后注特别要求于平旦时服药,这是因为悬饮由饮流胁下所致,病位主要在肝;而平旦乃木旺之时,此时肝病患者精神清爽,病情最轻,此时服药,既能得肝气的相助,有利于驱除饮邪,而病人对药物引起的不良反应耐受力又最强。

(4) 若服药后未得泻下者,次日可酌情将药量加大0.7~0.9克。

(5) 若得泻下,需食糜粥以调养胃气,有两个目的:一使谷气内充,调养胃气;二可协助大枣培土,使邪不复作。又,该方以"十枣汤"为名,体现了张仲景治疗痰饮病注意顾护脾胃的精神,与本书重视脾胃在痰饮病形成中的作用相吻合。

(6) 服后反应:药后约1~2小时腹中鸣响,轻微腹痛,继则泻下稀水3~5次不等,有的在喉部觉热辣刺激感,或同时出汗,上腹部不适,泛恶呕吐。若不用枣汤送下,则呕吐更甚。若服药后有胸闷烦躁,泻后疲软者,是药已中病的反应,不久即可消除;若服药后无任何反应,效果多不理想。

(7) 因本方药性毒烈,体弱及慢性胃肠病者及孕妇应慎用。

(8) 甘遂等味不能与大枣同煎,否则可能增加腹痛吐泻等副作用。

三、溢饮（大青龙汤证、小青龙汤证）

病溢饮者,当发其汗,大青龙汤主之;小青龙汤亦主之。

【译文】

患溢饮的,应当发汗,用大青龙汤主治;小青龙汤也可主治。

【解读】

（1）溢饮的病因病理 患者肺气闭郁，又感外邪，或口渴而暴饮，正如《素问·脉要精微论》所云："溢饮者，渴暴多饮，而易（宜作'溢'解）入肌皮肠胃之外也。"脾虽能为胃行其津液，上归于肺，但肺气不宣，不能通调水道下输膀胱，以致肌表水湿或饮入之水泛溢四肢，留滞肌表。则成为本条表实无汗之溢饮。

（2）溢饮主症及与风水的关系 结合临床，溢饮患者除"身体疼重""无汗"而外，亦可出现第12条所云"夫病人饮水者，必暴喘满。凡食少饮多，水停心下，甚者则悸，微者短气"诸症，甚至发展到面目四肢浮肿，以及兼见外感风寒表证，这是水饮外溢、不得汗出之故。溢饮与风水虽同有水饮侵溢肌表腠理的病机，但其轻重程度有别：溢饮是饮邪流于局部，归于四肢，可以发展为风水；风水是水液泛溢全身，包括头面、肢体等，必见水肿。

（3）溢饮的不同治法 溢饮的治疗，应当发汗解表，因势利导，使外溢四肢肌表的水饮，随汗外泄。但同一溢饮，有外感风邪、内有郁热和外感风寒、内停寒饮之不同，故必须同病异治。

大青龙汤之脉证，以"不汗出而烦躁"为辨证要点，属于外感风寒、内有郁热，水湿阻滞肌表，风、水、热三者郁结肺气，卫气不能鼓荡外溢水饮所致，故当从肺以发汗散水、清热，着力在表中之表的皮毛，使风邪、水饮及郁热均随汗而解，而以表寒偏重者用之最当。

小青龙汤证，为内停寒饮、外感风寒的实证，治当涤饮发汗，温肺行水，着力在表中之里的肌肉。若脾肾阳虚的痰饮咳喘则非本方所宜。

该证的主要脉症：大青龙汤：溢饮，恶寒发热，身体疼重，肌肤浮肿，不汗出而烦躁，舌红苔白润或兼黄，脉浮紧。

小青龙汤：恶寒重发热轻，无汗，身痛，身重，咳嗽，胸闷，喘息，痰多稀白量多，背冷，苔薄白或水滑，脉浮或弦紧。或渴，或利，或噎，或小便不利，少腹满，或脉弦细或细滑。

病机：大青龙汤：风寒外束，内有郁热，饮溢四肢。

小青龙汤：寒饮内停，外感风寒。

治法：大青龙汤：发汗解表，散水清热。

小青龙汤：解表散寒，温肺化饮。

主方：

（1）大青龙汤方

麻黄六两（去节）、桂枝二两（去皮）、甘草二两（炙）、杏仁四十个（去皮尖）、生姜三两、大枣十二枚、石膏如鸡子大（碎）。

上七味，以水九升，先煮麻黄，减二升，去上沫，内诸药，煮取三升，去渣，温服一升，取微似汗；汗多者，温粉粉之。

（2）小青龙汤方

麻黄三两（去节）、芍药三两、五味子半升、干姜三两、甘草三两（炙）、细辛三两、桂枝三两（去皮）、半夏半升（汤洗）。

上八味，以水一斗，先煮麻黄，减二升，去上沫，内诸药，煮取三升，去渣，温服一升。

主方分析：

（1）大青龙汤本方重用麻黄六两，配以桂枝、杏仁、生姜发汗解表，宣肺散饮；石膏清泄郁热，炙甘草、大枣和中实脾，以资汗源。因内有郁热，故桂枝只有二两，以免助阳增热。本证虽"当发其汗"，但只可"取微似汗，汗出多者，温粉粉之"，否则汗出多伤阳，不利于祛饮。

（2）小青龙汤方中取麻黄三两配桂枝发汗解表，宣肺散饮；细辛、干姜、半夏温化寒饮，降逆止咳；为防麻黄、细辛、干姜等辛温发散太过，耗伤肺气，配伍了酸收的芍药、五味子；炙甘草协芍药能酸甘化阴，避免方中辛温之品温燥伤津。

注意事项：

（1）服用大青龙汤后，若护理妥当，可使微汗而托湿邪，否则可使大汗出，可用黄芪粉或牡蛎粉或粳米粉擦拭肌肤以补救之。若汗后伤阳耗阴，则当以方药治之。若一服中病向愈者，不必再服。

（2）服用大青龙不当引起阳虚变证，若以肾阳虚为主之水泛者，治宜真武汤；若以肾阳虚而又寒盛者，宜四逆汤；若以心阳虚烦躁为主者，宜桂枝甘草汤。

（3）小青龙汤忌用于阴虚干咳无痰或溢饮挟热证；大青龙汤忌用于溢饮无郁热证。

四、支饮

（一）膈间支饮（木防己汤证、木防己去石膏加茯苓芒硝汤证）

膈间支饮，其人喘满，心下痞坚，面色黧黑，其脉沉紧，得之数十日，医吐下之不愈，木防己汤主之。虚者即愈；实者三日复发，后与不愈者，宜木防己汤去石膏加茯苓芒硝汤主之。

【译文】

膈间有支饮，病人气喘胀满，心下板硬痞坚，面色黑而晦黄，脉象沉紧，得病已经数十天，经过医生用吐、下的方法而不愈，用木防己汤主治。心下虚软，就即时而愈；心下痞坚结实的，过了三天后膈间支饮复发，如再给木防己汤而不愈的，应用木防己汤去石膏加茯苓芒硝汤主治。

【解读】

本条宜分两段分析。"膈间支饮……木防己汤主之"为第一段，论述支饮正虚邪盛的证治。病乃"膈间支饮"，则肺气受阻，心阳不布，故"其人喘满"，此乃支饮"咳逆倚息、短气不得卧"的互辞。水饮内结、脾不散津而有郁热，故见"心下"（包括膈膜及胃上脘）痞坚板硬感；"面色黧黑"者，因膈间阴凝水饮上浮，营卫运行不利，阴乘阳位，饮邪与郁热上蒸于面，呈黑而晦黄之色。黧黑，谓面色黑而晦黄。"其脉沉紧"，未言浮紧，非属外寒，沉主水，紧为寒，说明水饮留伏内结于里。以上诸证，"得之数十日"，说明病程较长，正气易虚。由于饮留膈间，更非食积里实，其病位不以肠胃为主，若误用呕吐或攻下，则支饮不去，津气两伤，故曰"医吐下之不愈"。上述病情，说明其病机乃气虚、饮热互结的膈间支饮重证，故其治法，应补虚清热、通阳利水，使支饮从小便而解。

"虚者即愈……宜木防己汤去石膏加茯苓芒硝汤主之"为第二段，论支饮邪实重于正虚的治法。"虚者即愈，实者三日复发"，原文"虚者……实者"是指"心下痞坚"这一症状变虚软或结实而言。若膈间支饮"心下痞坚"变虚软，说明患者服木防己汤后，里无结聚，饮热互结渐散；若"心下痞坚"未转虚软，结实仍在，说明饮邪凝结，里实有物，患者服用木防己汤后，阳气暂行而饮邪重聚，故曰"实者三日复发"。若"复与"木防己汤而"不愈"者，说明经过"试探"观察，患者木防己汤证的病情发生了变化，故当随证加减。因病机重在饮热交结的实证而仍兼气虚，故治当通阳利水、软坚补虚，用木防己汤去石膏加茯苓芒硝汤主治。

该证的主要脉症：

（1）木防己汤证寒：寒饮化热，喘满，心下痞坚，面色黧黑，气短乏力，咳泡沫痰，或痰少而稠，鼻干口渴，颈脉怒张，关节红肿热痛，小便不利或面目肢体浮肿，咳逆倚息，短气不得卧。唇舌青紫或舌质红，苔黄腻，脉沉紧。

（2）木防己去石膏加茯苓芒硝汤证：痰饮喘满，心下痞坚，短气咳逆，大便燥结，小便不利，遍身水肿，舌质淡红或红，苔薄而润，脉沉滑。

病机：

（1）木防己汤证：气虚，饮热互结的膈间支饮重证。

（2）木防己去石膏加茯苓芒硝汤证：饮热交结之实证，仍有气虚。

治法：

（1）木防己汤：补虚清热，通阳利水。

（2）木防己去石膏加茯苓芒硝汤：通阳利水，软坚补虚。

主方：

（1）木防己汤方

木防己三两、石膏十二枚（鸡子大）、桂枝二两、人参四两。

上四味，以水六升，煮取二升，分温再服。

（2）木防己去石膏加茯苓芒硝汤方

木防己二两、桂枝二两、人参四两、芒硝三合、茯苓四两。

上五味，以水六升，煮取二升，去渣，内芒硝，再微煎，分温再服，微利则愈。

主方分析：

（1）木防己汤：方中木防己擅行膈间水饮，桂枝通阳化气，二药合之以消除饮邪；石膏辛凉清泄，能清解郁热，人参益气补虚。诸药共用，饮去热除，气机畅行。

（2）木防己去石膏加茯苓芒硝汤：于原方去石膏之辛凉重坠（虽能降逆定喘，但不长于散结，故去之），加茯苓利水导饮下行，芒硝寒咸软坚破结。其中木防己、茯苓利水消饮从小便而去，芒硝破结逐饮随大便而出，使复聚之饮邪，前后分消。

两方均用木防己为主药者，盖木防己能疏通全身体液的郁滞，善通全身十二经和膈膜间水饮。

木防己汤去石膏，注家认为是防其寒凉凝滞，与饮邪深结不利。加芒硝，意在攻除有形且痼结的饮邪，与己椒苈黄丸证"渴者，加芒硝"同理，实则为《脏腑经络先后病脉证》篇第 17 条"诸病在脏，欲攻之，当随其所得而攻之"的具体应用。

注意事项：

（1）石膏"十二枚"：结合小青龙加石膏汤用量，一般以"石膏用鸡子黄大，碎为约十二枚"来理解，强调使用石膏当打碎入药。

（2）肠间寒饮者忌用。

（二）支饮冒眩（泽泻汤证）

心下有支饮，其人苦冒眩，泽泻汤主之。

【译文】

心下有支饮，病人苦于昏冒目眩，用泽泻汤主治。

【解读】

此处"心下"，泛指胸膈胃脘。饮停心下，妨碍气机升降，致清阳不能上达头目，故其人"苦冒眩"。"冒"是昏冒而神不清，如有物冒蔽之也；眩者，目眩转而乍见玄黑也；一个"苦"字，突出了本证"冒眩"之重。此属心下饮盛上泛、蒙蔽清阳的支饮轻证，法当利水祛饮，健脾制水，用泽泻汤。

该证的主要脉症：泽泻汤主治"苦冒眩"，当以头昏目眩，双目欲闭，头不敢转侧，视物或转侧则昏晕加重，时时泛恶欲呕，甚者呕吐，头目沉重，精神不爽，舌体胖大或边有齿印，苔白滑或白腻，脉弦或滑或濡为特点。

病机：脾虚水泛，蒙蔽清阳。

治法：利水祛饮，健脾制水。

主方：泽泻汤方

泽泻五两、白术二两。

上二味，以水二升，煮取一升，分温再服。

本方重用泽泻（原方五两，如按一两折合今 15.625 克计，为 78 克）利水除饮以下走；白术健脾燥湿，筑堤防以制其水饮上泛，一补一泄，脾运恢复，阳气畅达，则阴浊水饮下降，清阳上升，苦冒眩自愈。此为上病下取、单刀直入之法，药后阳气通畅，可汗出而解。

注意事项：

单纯气血不足而不兼水饮之冒眩证者，慎用。

（三）支饮胸满（厚朴大黄汤证）

支饮胸满者，厚朴大黄汤主之。

【译文】

支饮病胸部胀满的，用厚朴大黄汤主治。

【解读】

支饮饮聚胸膈，郁阻气机，常见胸满。若饮邪夹热交结胸中，壅遏肺气，并累及肠腑，致腑气不通，则可伴腹满，大便不通。此为支饮兼腑实，治宜涤饮荡热，行气开郁，用厚朴大黄汤。

该证的主要脉症：本方症除腹满外，尚应见咳喘，咳吐痰涎，胸部满闷，大便秘结，舌质红，苔黄腻，脉弦滑有力等表现。

病机：饮热蕴肺，壅滞肠腑。

治法：涤饮荡热，行气开郁。

主方：厚朴大黄汤方

厚朴一尺、大黄六两、枳实四枚。

上三味，以水五升，煮取二升，分温再服。

方中厚朴消饮下气除满，辅以气厚力宏、上至咽喉、下达直肠的大黄荡热通腑，佐枳实破结逐饮，则饮热互结的支饮胸满证，可用上病下取法治愈。本方厚朴、大黄为主药，故以之名方。厚朴一尺系汉制，合今制 23.1 厘米，约 30 克。

注意事项：

本方之大黄不仅荡热通腑，更有涤饮之功，不必后下，当与其他药物同时煎煮。

（四）支饮呕吐（小半夏汤证）

呕家本渴，渴者为欲解，今反不渴，心下有支饮故也，小半夏汤主之。《千金》云小半夏加茯苓汤。

【译文】

经常呕吐的人，本来应该口渴，口渴是疾病将要解除之候，现在反而不渴，是心下有支饮的缘故，用小半夏汤主治。

【解读】

饮病呕吐，若饮随呕去，阳气渐复，应见口渴，此为饮去病解之征；如果呕后不渴，这是心下停聚的水饮未能尽除的缘故。舌为心之苗窍，舌为支饮所浸淫，则舌不干燥而不渴，故以小半夏汤蠲饮降逆、和胃止呕治之。

该证的主要脉症：频吐清水涎沫而不渴为特征，并可兼见头眩，眉棱骨疼痛，口淡，不思食，舌质淡，苔白滑，脉缓滑或弦滑。

病机：心下（膈间及胃）支饮滞留。

治法：蠲饮降逆，和胃止呕。

主方：小半夏汤方

半夏一升、生姜半斤。

上二味，以水七升，煮取一升半，分温再服。

方中半夏、生姜既能蠲饮散结，开宣上中二焦阳气，又能降逆止呕，安和胃气。原方"用水七升，煮取一升半"，意在久煎浓取，以减轻生半夏的毒性。

注意事项：

（1）半夏一升约80克，生姜半斤为125克（汉代一斤为250克）。

（2）本方偏温燥，故热证呕吐慎用。

（五）支饮病案举例

1. 小青龙汤证

咳逆倚息不得卧，小青龙汤主之。方见上。

【译文】

病人咳嗽气逆，倚床呼吸，不能平卧，用小青龙汤主治。

【解读】

咳逆倚息不得卧为支饮的主症，由胸膈素有停饮，复感风寒，内外合邪，郁阻肺气所致。故用小青龙汤辛散风寒，温化里饮。

2. 桂苓五味甘草汤证

青龙汤下已，多唾口燥，寸脉沉，尺脉微，手足厥逆，气从小腹上冲胸咽，手足痹，其面翕热如醉状，因复下流阴股，小便难，时复冒者，与茯苓桂枝五味甘草汤治其气冲。

【译文】

病人服用小青龙汤之后，吐出很多痰唾，口干燥，寸部脉沉，尺部脉微，手足厥冷，感觉有气从小腹上冲到胸部和咽部，手足麻痹，面部时而微微发热，像酒醉的样子，接着冲气又向下流到两大腿内侧，小便困难，有时又见头目昏冒的，与茯苓桂枝五味甘草汤，治疗病人的冲气。

【解读】

小青龙汤可主治支饮体实兼外寒的咳喘证，若体虚支饮者用之，因发散太过，更伤阳气，则饮邪难消，津不上承，故多唾口燥；上焦阳虚饮停，则寸脉沉；下焦肾阳不足，失于温煦，故尺脉微，手足厥逆；体虚过汗，气血亦伤，手足筋脉肌肉失于濡养，则麻木不仁。肾阳素虚，复用辛散，以致肾气不得固守下焦，冲气遂挟虚阳上逆，故自觉气从小腹上冲胸咽，伴面翕热如醉状；冲气旋又下降，于是大腿内侧便有热感；肾阳虚不能化气行水，乃小便难；饮邪阻遏清阳上达，所以时觉头昏冒。上述脉证，为阳虚饮停，兼冲气上逆。当此之时，宜急予治标为主，兼顾其本。故用桂苓五味甘草汤敛气平冲，通阳蠲饮。

该证的主要脉症：咳吐清稀白痰，多唾口燥，手足厥冷，麻木不仁，气从小腹上冲胸咽，面翕热如醉状，小便难，时觉头昏冒。苔白滑，舌质淡。寸脉沉，尺脉微弱。

病机：心肾阳虚，水饮随冲气而上下妄动。

治法：敛气平冲，通阳蠲饮，降逆缓急。

主方：桂苓五味甘草汤方

茯苓四两、桂枝四两（去皮）、甘草三两（炙）、五味子半升。

上四味，以水八升，煮取三升，去渣，分温三服。

方中桂枝辛温通阳，平冲降逆，茯苓淡渗利水，导饮下行；炙甘草甘温益气，合桂枝则辛甘化阳以平冲气，协茯苓可补土制水；五味子酸温，收敛浮阳以归元。诸药合用，使阳气得助，水饮下走，冲气得平。

注意事项：

（1）本草载：白术有动气者忌服，动气即冲气也。痰饮之有冲气自小腹上逆者，忌用白术。

（2）小青龙汤之变证不仅有本方一种证型，有气阴两虚之人服用小青龙汤后大汗出、胸闷哮喘加重，有亡阳之兆，急投大剂真武汤温阳救逆可愈。

（3）阴盛于下，格阳于上的"戴阳证"，非本方所宜。

3. 苓甘五味姜辛汤证

冲气即低，而反更咳、胸满者，用桂苓五味甘草汤去桂加干姜、细辛，以治其咳满。

【译文】

冲气已平，但反而更加咳嗽、胸满的，用桂苓五味甘草汤去桂枝，加干姜、细辛（苓甘五味姜辛汤），来治疗其咳嗽和胸满。

【解读】

服桂苓五味甘草汤后，冲气下行而不上逆，但咳嗽胸满加剧，是停聚于胸膈的寒饮复动，阻遏胸阳，肺气上逆，故当温肺散寒，蠲饮止咳，用苓甘五味姜辛汤。

该证的主要脉症：肺寒支饮，胸满咳嗽，遇冷加重，咳吐清稀痰，舌苔白滑，舌质淡，脉沉弦。

病机：支饮复动，肺气上逆。

治法：温肺蠲饮，散寒泄满。

主方：苓甘五味姜辛汤方

茯苓四两，甘草、干姜、细辛各三两，五味子半升。

上五味，以水八升，煮取三升，去渣，温服半升，日三服。

因本证由桂苓五味甘草汤证变化而来，所以在该方基础上作相应调整：冲气已平，遂去平冲降逆的桂枝；寒饮在肺，故加温肺散寒化饮止咳的干姜、细辛。干姜守而不走，既能温中阳，又能除肺寒化痰，《神农本草经》用治胸满；细辛之辛温走而不守，既能散沉寒，又能祛伏匿之寒饮，《神农本草经》用治咳逆。加干姜、细辛之目的，是专门针对咳嗽、胸满症而设，此即所谓"药随证转"也。仍用茯苓利水消饮，合甘草以培土制水；五味子酸收以敛肺止咳。如此配伍，使寒饮得蠲，胸阳舒展，肺气肃降，则咳、满自除。

本方姜辛味同用，开合相济以镇咳泄满，正是仲景配伍独到之处，亦为后世治寒饮咳喘之所本。

本方的配伍颇具特色，化饮而无麻黄、桂枝的辛散，祛邪却无伤正之弊，较小青龙汤缓和得宜，是治疗体虚支饮的基础方。

注意事项：

（1）方中五味子半升，约45克；若以一两合今15.625克计，于姜与细辛当各为47克，则三药之量相差不大。故姜、辛与五味子配伍，若量大则耗损肺气，反之若五味子过重，又留恋邪气。临证当据寒饮的多少，考虑三药的比例。

（2）热饮郁肺气逆者，忌用。

4. 桂苓五味甘草去桂加干姜细辛半夏汤证

咳满即止，而更复渴，冲气复发者，以细辛、干姜为热药也。服之当遂渴，而渴反止者，为支饮也。支饮者法当冒，冒者必呕，呕者复内半夏以去其水。

【译文】

咳嗽与胸满已止，却更复渴和冲气复发的，这是因为细辛、干姜属热性药物，服了应当口渴；如果反而不渴的，是有支饮的缘故。患支饮病的理应头目昏晕，昏晕的人必定呕吐，呕吐的再加半夏以去水饮。

【解读】

服苓甘五味姜辛汤后，咳满消除，为肺中寒饮渐化之征。若又见口渴及冲气复发，是因干姜、细辛温热太过，化燥伤津，辛散耗伤阳气，以致引发冲气上逆，此时宜再用桂苓五味甘草汤敛气平冲。若口不渴，表明支饮尚未治愈，因为苓甘五味姜辛汤是温肺化饮之剂，服后饮化阳复，按理应当口渴。由于饮邪仍在，浊阴上逆，还会出现昏冒、呕吐，这是胸膈水饮未尽，又扰及胃，故于苓甘五味姜辛汤中加半夏化饮降逆，和胃止呕。

该证的主要脉症：肺寒支饮，咳嗽痰多，清稀色白，口淡不渴，头晕目眩，胸满呕逆，或面目浮肿；无伤寒表证。舌苔白腻或白滑，舌质淡，脉沉弦滑。

病机：阳虚寒饮，浊阴上逆。

治法：温阳散寒，降浊化饮，和胃止呕。

主方：桂苓五味甘草去桂加干姜细辛半夏汤方

茯苓四两，甘草、细辛、干姜各二两，五味子、半夏各半升。

上六味，以水八升，煮取三升，去渣，温服半升，日三服。

本方专为寒饮上逆而设。病家无冲气上逆，故不用桂枝。因其仍有水饮内停，故在苓甘五味姜辛汤温散寒饮基础上，再加一味半夏化饮降逆，和胃止呕；但病家已服过苓甘五味姜辛汤，故姜辛热药减量。

注意事项：

（1）本方在苓甘五味姜辛汤的基础上，减少了干姜、细辛、甘草的用量，目的有二：一是防干姜、细辛温燥伤正，引发冲气；二是避免甘草甘缓滞中，于呕吐不利。本方祛饮之力不亚于苓甘五味姜辛汤，因为方中加了一味半夏化饮降逆。

（2）本方宜温服，有助阳化饮之功，热饮者忌用。

5. 苓甘五味加姜辛半夏杏仁汤证

水去呕止，其人形肿者，加杏仁主之。其证应内麻黄，以其人遂痹，故不内之；若逆而内之者，必厥，所以然者，以其人血虚，麻黄发其阳故也。

【译文】

服用苓甘五味姜辛半夏汤后，水饮消除，呕吐停止，但病人身体浮肿的，应用前方加杏仁主治。这个证候本来应该加入麻黄，但因为病人手足感到麻痹，故不宜加入；如果违反了禁忌而用麻黄，病人就会手足发凉，这是因为病人血虚，麻黄又能发汗使病人亡阳的缘故。

【解读】

服苓甘五味姜辛半夏汤后，胃中寒饮得化，呕即停止。但支饮未愈，胸膈水饮未除，若影响肺气宣降，通调失职，饮泛肌肤，就会身形浮肿。这时可于前方中加杏仁，宣降肺气，俾水道通调，形肿自消。肺卫郁滞，饮泛肌表，多首选麻黄发汗宣肺以散饮消肿，但患者已有气血虚手足痹的现象，故不能用麻黄。若不顾体虚而用之，定会引起厥逆之变，因为本血虚气少，又用麻黄发散开泄，必耗阳伤阴。

该证的主要脉症：肺寒支饮，痰多清稀极易咳出，胸闷呕逆，心悸头眩，头面虚浮形肿，体质虚弱。舌苔白腻或白滑，脉沉弦滑，尺部无力或浮数乏力。

病机：阳虚寒饮，肺卫气滞。

治法：温阳散寒，宣降肺气。

主方：苓甘五味加姜辛半夏杏仁汤方

茯苓四两、甘草三两、五味子半升、干姜三两、细辛三两、半夏半升、杏仁半升（去皮尖）。

上七味，以水一斗，煮取三升，去渣，温服半升，日三服。

本方乃由苓甘五味姜辛半夏汤"加杏仁主之"以辛开苦泄，宣导肺气。肺为水之上源，肺气通利，气降水行，寒饮得散而形肿自消。

注意事项：

本方在苓甘五味姜辛半夏汤的基础上，除加了一味杏仁以宣肺利气外，又将干姜、细辛的用量增至三两，意在加强本方温化寒饮之力。从上方的减量与本方的加量，可见仲景用药加减灵活，不仅针对药味，而且包括药量。

6. 苓甘五味加姜辛半杏大黄汤证

若面热如醉，此为胃热上冲熏其面，加大黄以利之。

【译文】

面部热得像醉酒的样子，是胃热上冲熏蒸颜面的缘故，应该加大黄泄其胃热。

【解读】

"若"字是承上文而言，意即咳嗽、胸满、冒眩、呕吐、形肿诸症未除，又见面热如醉。这是水饮未去，兼胃热上冲所致，故于温肺化饮、利气降逆的苓甘五味加姜辛半夏杏仁汤中加一味大黄，以清泄胃热。

该证的主要脉症：寒饮内停，咳嗽痰多，胸满，呕逆，心悸，头眩，面赤口干，大便干燥，小便微黄，舌苔白腻而中心微黄，脉沉滑。

病机：支饮未尽，胃热上冲。

治法：温肺化饮，清泄胃热。

主方：苓甘五味加姜辛半杏大黄汤方

茯苓四两、甘草三两、五味子半升、干姜三两、细辛三两、半夏半升、杏仁半升、大黄三两。

上八味，以水一斗，煮取三升，去渣，温服半升，日三服。

注意事项：

阴虚肺热，而胃有寒饮者，不宜本方。

第十三章　消渴小便不利淋病脉证并治

第一节　消渴

一、厥阴病消渴症

厥阴之焉病，消渴，气上冲心，心中疼热，饥而不欲食，食即吐蚘，下之利不止。

【译文】

厥阴病的症状，主要是口渴，饮水无度，热气冲上心胸，心中疼痛、灼热，饥饿了又不想吃东西，若勉强进食，就会立即呕吐出来（甚至吐出蛔虫）。如果使用下法治疗，常可导致腹泻不止。

【解读】

厥阴肝经为风木之脏，内寄相火，木能疏土，参与消化。病人厥阴大多表现为两种类型，一是厥和热相互胜复，一为寒热错杂。从本条证候看，是属于寒热错杂中的上热下寒证，故曰厥阴病。肝热燔炽，津液被耗，肝胃阴伤，所以消渴；足厥阴肝经抵小腹挟胃，故肝气上逆，则气上冲心；厥阴经脉挟胃贯膈，肝经气火循经上扰，则心中疼热；肝木乘脾，脾虚不能运化，胃寒不能消化饮食，则饥而不欲食；如果肠中素有蛔虫，脾虚肠寒则蛔不安而上，若强以进食，则肝胃气逆而呕吐，蛔虫可随食气而吐出，故云食即吐蛔；若误用下法重伤脾胃，则上热未去，而必致中气更伤，下寒更甚，故发生下利不止。

二、病机与主症

寸口脉浮而迟，浮即为虚，迟即为劳；虚则气不足，劳则营气竭。

趺阳脉浮而数，浮即为气，数即消谷而大坚；气盛则溲数，溲数即紧，紧数相搏，即为消渴。

【译文】

寸口脉见浮而迟，浮脉属虚，迟脉属劳；虚是卫气不足的表现，劳是营气衰竭的象征。趺阳脉见浮而数，脉浮是胃气盛，脉数为胃有热，胃热气盛，则易消谷而大便坚硬；气盛又会导致小便频数，小便频数则加剧大便坚硬。便坚与溲数如此相互影响，就会形成消渴病。

【解读】

消渴病由积渐而成。寸口脉候心肺，心主血属营，肺主气属卫，今之脉象浮迟并见，故其浮并非外邪在表，浮为阳虚气浮，卫气不足之象；其迟亦非里寒，是劳伤阴血所致，故迟为血脉不充，营血虚少之征，所以原文说"浮即为虚，迟即为劳"。今浮迟并见，是为营卫气血俱不足，卫虚气浮不敛，营气不足，燥热内生，心移热于肺，于是形成上消证。

趺阳脉主候胃气。趺阳脉浮而数，浮为胃中阳气有余，气盛而外达则脉浮，故"浮即为气"；数脉主热，为胃热亢盛，即《灵枢·师传篇》所说"胃中热，则消谷"，谷消则饥，水消则渴，胃热气盛，则消谷善饥，渴欲饮水；气有余便是火，水为火迫而偏渗膀胱，故小便频数而量多，热盛津伤，加之津液偏渗，肠道失濡，故大便坚硬难解。胃热便坚，气盛溲数，二者相互影响，故形成消渴，此即后世所说的中消证。

本条重点论述了中消的机制，未提出治法和方药，后世有认为以调胃承气汤为主方。唐宗海认为上消证心火亢盛，移热于肺，为膈消者，用竹叶石膏汤去半夏加瓜蒌根之类，或不去半夏。喻嘉言最得其秘，认为心火不足，移寒于肺为肺消者，用炙甘草汤，或柴胡桂姜汤加人参、五味子、麦冬之类。程钟龄提出，治中消者，宜清其胃，兼滋其肾。诸家所言，对治疗本病确有指导意义。

趺阳脉数，胃中有热，即消谷引食，大便必紧，小便即数。

【译文】

趺阳部位脉见数，表示胃有邪热，所以大量消耗水谷而不断进食，同时必然引起大便坚硬、小便频数。

【解读】

趺阳脉候胃气，数则为热，胃中有热故消谷善饥、渴欲饮水；胃热盛者津伤，津液不润肠道而偏渗膀胱，故大便坚饮水虽多，脾失转输，肾失制约，水液直趋于下，故小便频数。由此使阴液愈耗，而虚热愈盛，热愈盛而消谷引饮更甚。本条与上条皆是胃热气盛所使然，亦即后世所论之中消证。

三、证治

（一）肺胃热盛，津气两伤（白虎加人参汤证）

渴欲饮水，口干舌燥者，白虎加人参汤主之。方见中暍中。

【译文】

病人口渴想喝水，喝水后口舌仍干燥的，用白虎加人参汤主治。

【解读】

消渴患者，必渴欲饮水，若饮水后仍有口干舌燥，是肺胃热盛、津气两伤之候。因热能伤津，亦易耗气，气虚不能化津，津亏无以上承，脏腑和口舌失于滋润，所以渴欲饮水，口干舌燥而渴。因燥渴而饮水，虽能暂缓其渴，但终不能除热；热邪不除，则津气不复，故渴欲饮水，水入则消，消后仍渴。本病热在肺胃，壮火食气，伤及津气，病属阳明经热，尚未入腑，类似后世所说的上消，治当益气生津、清热止渴，方用白虎加人参汤。

该证的主要脉症：大热烦渴，渴欲饮水不解，消谷善饥，小便频数量多，舌红少津，脉数乏力。

病机：肺胃热盛，津气两伤。

治法：益气生津，清热止渴。

主方：白虎加人参汤方

知母六两、石膏一斤（碎）、甘草二两、粳米六合、人参三两。

上五味，以水一斗，煮米熟汤成，去渣，温服一升，日三服。

方中石膏甘寒清热为主药；知母苦寒质润，可助石膏清阳明经热，又可滋阴润燥，味苦而不化燥伤津，为本方辅药；人参益气生津，粳米、炙甘草甘润养胃，益脾生津，使寒凉之品不伤脾胃。

注意事项：

见《痉湿暍病脉证治》篇白虎加人参汤条。

（二）肾气亏虚（肾气丸证）

男子消渴，小便反多，以饮一斗，小便一斗，肾气丸主之。方见脚气中。

【译文】

男子患了消渴病，小便特多，如饮水一斗，小便也解出一斗，用肾气丸主治。

【解读】

消渴病唯下消在肾，肾为水火之脏，内寓真阴真阳，阴虚则热，阳虚则寒，故下消证有寒热不同，所以肾阳虚症和肾阴虚或肾的阴阳两虚均可导致本病。本条所论是属于肾气虚衰而致的下消病。男子以肾气为本，多有酒色过度，易致肾气虚，所以说男子消渴。本证因肾气虚弱，命门火衰，既不能化气行水，蒸腾津液以上润，又不能摄水和制约偏渗之津液，故渴欲饮水，小便反多，以饮一斗，小便一斗，形成渴饮无度的下消病。由于肾之阴阳不可分离，故治疗本病，宜用肾气丸，使之阴生阳长，以恢复其蒸津化气之功。

该证的主要脉症：渴欲饮水，饮后小便清长量多，伴腰膝酸软，舌淡苔薄白，脉沉细无力尤尺脉沉弱。

病机：见《血痹虚劳病脉证并治》篇。

第二节　小便不利证治

一、上燥下寒水停（瓜蒌瞿麦丸证）

小便不利者，有水气，其人若渴，瓜蒌瞿麦丸主之。

【译文】

"若渴"：徐镕本作"苦渴"，宜从。病人若因水气停留而引起小便不畅利的，其人口渴严重，用瓜蒌瞿麦丸主治。

【解读】

肾主水而司气化，肾与膀胱相表里，《素问·灵兰秘典论》云："膀胱者，州都之官，津液藏焉，气化则能出矣。"膀胱气化之源，由肾所主，肾阳不足，膀胱气化失职，故小便不利，水气内停。真阳不足，亦不能蒸化津液上承，而致上焦燥热，以渴为所苦。本证上浮之焰，非滋不息，下积之阴，非温不消，故治宜温肾化气与润燥生津并行，方用瓜蒌瞿麦丸。

该证的主要脉症：口渴剧烈，饮水不止，颇感痛苦，小便不利，少腹冷，或腰以下肿，舌淡红或红，舌体胖，边有齿痕，苔薄白少津或薄黄，脉沉缓。

病机：下焦肾阳亏虚，上焦肺燥津伤。

治法：温肾助阳，生津润燥。

主方：瓜蒌瞿麦丸方

瓜蒌根二两、茯苓三两、薯蓣三两、附子一枚（炮）、瞿麦一两。

上五味，末之，炼蜜丸梧子大，饮服三丸，日三服；不知，增至七八丸，以小便利、腹中温为知。

方中瓜蒌根、薯蓣生津润燥，以治其渴；瞿麦、茯苓渗泄行水，以利小便；炮附子一味，能振奋肾阳，温阳化气，使津液上蒸、水气下行，亦肾气丸之变制；以蜜为丸，蜜于方中既可缓解附子温燥之性，又可制约利水伤阴之弊，使方药配伍所主病证更加圆满。

方后注云："以小便利、腹中温为知"，说明本证当有少腹冷或腰以下肿等阳虚水停下焦的常见证候。服上方后，病人小便通利，少腹温暖，水肿消退，则是气化复常、阳气通畅、寒去水行的象征，其病则愈。

注意事项：

（1）本方用丸剂，且方后注"不知，增至七八丸"，提示当从小量起服，一般开始6~9克，后可根据病情加至15克。因此临证时，若使用有毒方药，则当注意严格控制剂量，从小量起，避免中毒。

（2）临床运用时，当注意天花粉与制附子二者的剂量比例。若为元阳虚而肾气不化，津液不能上承，口渴明显时，天花粉应倍于制附子，以增生津润燥之力；若元阳渐复，气化趋于正常，津液逐渐上承，渴欲减时，当减少天花粉用量。

（3）附子一般用制附子或炮附子，且要注意先煎一小时以上，以不麻口为度。

（4）阴虚水停者慎用。

二、湿热挟瘀与脾肾亏虚（蒲灰散证、滑石白鱼散证、茯苓戎盐汤证）

小便不利，蒲灰散主之；滑石白鱼散、茯苓戎盐汤并主之。

【译文】

小便不畅利，可以斟酌病情用蒲灰散主治，或用滑石白鱼散、茯苓戎盐汤主治。

【解读】

小便不利是一个症状，可见于多种疾病的过程中，其引起的原因十分复杂。本条仅言主症，并列三方，意在分别不同病情而选用之。但条文叙述过简，以药测证可知，蒲灰散证应有小便不利，或短赤，或有尿血，溲时尿道有灼热刺痛，少腹拘急，舌红苔黄腻等表现；滑石白鱼散证适用于湿热瘀结膀胱血分，膀胱气化受阻所引起小便不利，尿血，小便时尿道灼热作痛，后世所称血淋者；茯苓戎盐汤则适用于中焦脾虚，下焦湿甚的小便不利，色白质浑浊之症，伴脘痞腰酸，便溏，舌淡苔薄白润或边有齿痕，脉沉弱等症，是治疗劳淋或膏淋之主方。

该证的主要脉症：蒲灰散证以小便不利，或短赤，或有尿血，溲时尿道有灼热刺痛，少腹拘急，舌红苔黄腻为主要脉症；滑石白鱼散证以小便不利，尿血，小便时尿道灼热作痛，舌红质黯，苔薄黄，脉濡数为主要脉症；茯苓戎盐汤证以小便不利，色白质浑浊，伴脘痞腰酸，便溏，舌淡苔薄白润或边有齿痕，脉沉弱为主要脉症。

病机：蒲灰散：湿热兼瘀；滑石白鱼散：湿热瘀结膀胱血分，膀胱气化受阻；茯苓戎盐汤：中焦脾虚，下焦湿甚。

治法：蒲灰散：凉血消瘀，清利湿热；滑石白鱼散：凉血消瘀，清热利湿；茯苓戎盐汤：补益脾肾，渗湿利水。

主方：

（1）蒲灰散方

蒲灰七分、滑石三分。

上二味，杵属散，饮服方寸匕，日三服。

（2）滑石白点散方

滑石二分、乱发二分（烧）、白鱼二分。

上三味，杵为散，饮服方寸匕，日三服。

（3）茯苓戎盐汤方

茯苓半斤、白术二两、戎盐弹丸大一枚。

上三味先将茯苓、白术煎成，入戎盐再煎，分温三服。

主方分析：

蒲灰散，由蒲灰、滑石两味组成。蒲灰（生用）功能凉血、化瘀、消肿，滑石善于清热利湿，两药合而成方，具有化瘀利窍泄热之功。所治小便不利，是由湿热瘀结、膀胱气化不行所致，故本方适用于湿热兼瘀血的小便不利，主治热淋。对蒲灰散中之蒲灰有不同认识。《本草纲目》说是蒲席烧灰，《医学纲目》认为是蒲黄，曹颖甫认为是菖蒲灰。从《备急千金要方》载蒲黄、滑石二味组方治"小便不利、茎中疼痛、小腹急痛"来看，本方中蒲灰当以生蒲黄为是。蒲黄在临床上有生用或炒用不同，《大明本草》说"破血消肿者生用，补血止血者须炒用"，本方目的在于凉血消瘀，清利湿热，故以用生蒲黄为宜。

滑石白鱼散，由滑石、乱发、白鱼三味组成。滑石利水通淋，利窍渗湿热。白鱼即衣帛、书纸、谷物中所生长的蠹虫，《神农本草经》称其"主妇人疝瘕，小便不利"，可见本品具有化瘀行血、清热利尿之功。乱发又称血余，烧灰成性，名为血余炭，《名医别录》谓其"主五淋，大小便不通"，说明血余炭有消瘀止血、利尿通淋的作用。三药相伍，可凉血消瘀，清热利湿。

茯苓戎盐汤由茯苓、白术、戎盐三药组成。方中茯苓利水渗湿，《药品化义》说："茯苓最为利水除湿要药，书曰健脾，即水去而脾自健之谓"；白术甘温健脾，苦温除湿；"戎盐即青盐，性味咸寒，疗溺血，吐血，助水脏，益精气"（《本草纲目》）。三药相伍，体现了补益脾肾、渗湿利水之法。

注意事项：

（1）本条体现了"同病异治"的原则。

（2）后世治疗淋证的方剂比仲景此三方有所发展，如治疗热淋的八正散、治疗血淋的小蓟饮子等均疗效肯定。但观此三方乃提示后人：利尿通淋自仲景始均常用滑石、茯苓等药；且在治疗小便不利时，尤其久病者，要考虑瘀血的存在，治法上当体现活血化瘀的精神，如在治疗热淋、血淋清热凉血止血之时，勿忘佐以适量活血，以免"血止瘀留"。

第三节　淋病

一、主症

淋之为病，小便如粟状，小腹弦急，痛引脐中。

【译文】

淋病的证候表现是：小便解出像小米样的硬物，小腹部（即肚脐以下）拘急作痛，而且上引脐中部作痛。

【解读】

淋病以小便淋沥不爽、尿道疼痛为主症，后世医家根据不同的发病机理，分为气淋、血淋、石淋、劳淋、膏淋五种。本条所说小便如粟状，多指石淋而言。由于膀胱热盛，尿液为热所灼，结成固体物质，形如粟状，梗阻于中，以致热郁气滞，小便涩而难出，所以小腹坚硬紧急，痛引脐中。石淋尿痛较之于其他淋症为尤甚。

二、治禁

淋家不可发汗，发汗则必便血。

【译文】

素患淋病之人，不可以辛温之药发汗，如果发汗，就必然会导致尿血。

【解读】

平素患淋病久不愈者，谓之淋家。淋病的发生，多因肾虚膀胱蓄热，淋病日久不愈，导致肾阴渐亏，阴液不足，膀胱蓄热不除。素有淋病宿疾，即使有恶寒发热的外感症候，也不可轻易发汗。若妄用辛温之品发汗，必然助热伤阴，阴伤则邪热更甚，热盛伤及阴络，动其营血，迫血妄行，故可导致尿血变症。

第十四章　水气病脉证并治

第一节　成因与脉证

一、风气相击

脉浮而洪，浮则为风，洪则为气。风气相搏，风强则为瘾疹，身体为痒，痒为泄风，久为痂癞；气强则为水，难以俯仰。风气相击，身体洪肿，汗出乃愈。恶风则虚，此为风水；不恶风者，小便通利，上焦有寒，其口多涎，此为黄汗。

【译文】

水气病人的脉象是浮而洪，浮是外感风邪，洪是水气涌盛。风邪与水气相聚合，如风邪偏盛，则可发生瘾疹，瘾疹使病人皮肤出现小丘疹并瘙痒，痒是正气排泄风邪外出的象征，所以叫泄风；瘾疹经久不愈，还可化脓结痂，有如癞疾之象。若水气偏盛者，则发为水气病，水气病人因全身浮肿，所以俯仰困难，可以采用发汗方法治愈它。怕风是表阳虚弱的象征，多属风水病；不怕风的，小便通利，这是寒湿郁于上焦，其人口中涎沫较多，此为黄汗病初起的证候表现。

【解读】

浮脉属阳主表，风为阳邪，风邪伤于表，卫气抗争，其脉多浮，故曰浮则为风；洪是水湿之气与风邪相合，水气盛于外，气分偏实的反映。脉浮而洪，是风邪与水湿之邪相互搏结于肌表之征，故曰风气相搏，此时易产生浮肿，故曰风气相击、身体洪肿。风邪与水湿之邪的偏盛，其表现的病证有所不同：一为风强，即风邪偏盛，风毒湿热入于血分，轻则发为瘾疹而身体皮肤发痒，这是风邪外泄之征，故曰痒为泄风。如持久不愈，瘾疹逐渐融合结痂如癞疾之象。二为气强，即水湿之气较强，水湿之气泛溢肌表而成风水，身体肿甚，则俯仰困难。此条说明风水的形成是水为风激，水气充斥肌表，故治宜发汗祛风，使风水从汗而解。风水证有表虚、表实之分，如恶风则虚，即表阳虚。若不恶风而小便通利，其口多涎则当考虑黄汗证初期，上焦有寒湿，营卫阻滞，津液停聚，故见口多涎沫；病未影响膀胱气化，故小便通利。此时患者虽身浮肿，应与风水作鉴别。

二、脾虚不运，水热互结

跌阳脉当伏，今反紧，本自有寒，疝瘕，腹中痛，医反下之，下之即胸满短气。

【译文】

跌阳部位的脉象一般是沉伏的，而今反见紧象，这是素体有寒邪内结的缘故，所以病人常患腹痛，腹中积块或聚或散，游走无定处的证候，应当用温药治疗；如果医生反用苦寒之药攻下，病人就会发生胸中满闷和呼吸短促的变证。

【解读】

跌阳脉为足阳明胃脉，其常脉当伏，今反见紧，紧脉主寒，寒气内聚则见寒疝腹痛，或时聚时散的瘕证。此疝瘕属于阴寒内盛之病，治当用温法，若误用苦寒攻下，则更伤中阳，导致阴寒上逆，而见胸满短气等症。

寸口脉浮而迟，浮脉则热，迟脉则潜，热潜相搏，名曰沉。跌阳脉浮而数，浮脉即热，数脉即止，热止相搏，名曰伏。沉伏相搏，名曰水。沉则络脉虚，伏则小便难，虚难相搏，水走皮肤，即为水矣。

【译文】

寸口部的脉象浮而兼迟，脉浮为外热，脉迟为热邪潜藏，热邪与营血相聚合，则内伏而不外达，故名之曰沉。跌阳部位的脉象浮而兼数，脉浮为胃热气盛，脉数可使小便艰涩不利，热邪与水相互聚结，不能由小便排泄，则沉伏于下，故名之曰伏。热邪沉潜，加之水邪留伏，水热互结，则可导致水气病，故名曰水。热邪沉潜则使络脉营血亏虚，水邪留伏则使气化不利而小便困难，虚热与水邪相合，水热之邪不从小便排泄，反而泛溢皮肤，于是形成水气病。

【解读】

本条通过寸口脉浮而迟的脉象，来论述上焦客热内潜的机理。浮脉为阳主热，迟脉为阴而主潜藏，热潜相搏为热邪内伏而不能外达，故名曰沉。通过趺阳脉浮而数的脉象，说明中焦有热之机。趺阳脉主脾胃，脉浮而数指热邪留滞于内而不外达，故曰热止相搏名曰伏；沉伏相搏，名曰水，上中二焦之热相合，热盛损伤肺脾，水液的通调、运化失职，水热互结，停蓄于内，泛溢肌肤，形成水肿病。本条通过虚难相搏进一步阐述水热互结水肿病机的演化。因上焦热邪内伏，气不外行故络脉空虚，热邪伏止于中，阳气不化而小便难，此时水不循常道运行，浸溢于皮肤肌肉之间，而成水肿。

三、肺失通调，肾虚水泛

寸口脉弦而紧，弦则气不行，即恶寒，水不沾流，走于肠间。少阴脉紧而沉，紧则为痛，沉则为水，小便即难。

【译文】

病人寸口部的脉象弦而兼紧，脉弦是卫气运行不畅，因而病人感觉怕冷。同时因水液不能正常浸渍和排泄，所以流注于肠道之间，形成水气病。若少阴部位的脉象紧而沉，脉紧主疼痛，脉沉有水气。寒自内生，气化失职，所以导致小便困难，也能形成水气病。

【解读】

寸口指寸部，候肺主表。弦紧脉属阴主寒。寸口脉弦而紧是寒邪外束于肺卫，卫气不行，故而恶寒。肺主宣发，通调水道。寒邪外束，肺气失宣，通调失职，水液不能正常敷布濡养脏腑形骸，亦不能下输膀胱气化为尿液，反而流注于肠道，蓄积而成水气病。少阴脉属肾，紧脉主寒主痛，沉脉主里主水。少阴脉紧而沉，是肾阳不足、阴寒水饮内盛之象。寒胜则痛，或腹痛，或骨节痛；肾阳不足，膀胱气化不行，则小便短少困难，则水蓄于内而为水肿。

四、血病及水，水病及血

（一）血分

师曰：寸口脉沉而迟，沉则为水，迟则为寒，寒水相搏。趺阳脉伏，水谷不化，脾气衰则鹜溏，胃气衰则身肿。少阳脉卑，少阴脉细，男子则小便不利，妇人则经水不通。经为血，血不利则为水，名曰血分。

【译文】

老师说：病人寸部脉象沉而迟，沉脉主水，迟脉主寒，寒水相互搏结，可以形成水气病。若趺阳脉见沉伏，表示脾胃阳气不足，脾气衰不能消化水谷，于是水粪杂下，像鸭子的稀薄大便，胃气衰则营卫运行不畅，故见身体浮肿。若少阳脉沉而弱，少阴脉细而小，则表示肾气不足。这样的脉象如见于男子，因肾气不化而小便不利，可导致水气病；如见于妇人，则常见经水不通。因为月经来源于血，经水不通则表示血行不利，血不利则化而为水，亦可形成水气病，但这叫做血分水气病。

【解读】

寸口脉为阳主肺，寸口脉迟为肺气虚弱，血脉运行不畅；脉沉为肺失通调，水气凝聚，寒水内盛；沉而迟为阳虚阴盛，治节失常，水湿溢于肌表，故形成水肿。脾胃阳气衰弱，不能鼓动脉气，则趺阳脉沉伏不起；脾胃俱虚，不能腐熟运化水谷，不能分清泌浊，水粪杂下，则大便鸭溏；若水湿外溢肌肤，即可产生水肿。少阳脉候三焦之气，三焦气弱血少，故少阳脉卑；少阴脉候肾气，肾阳虚，故少阴脉细；三焦气弱决渎功能失常加以肾虚膀胱气化不利，故男子则小便不利。

冲为血海，从《灵枢·动腧》"冲脉者，十二经之海也，与少阴之大络，起于肾下"可知，肾虚可使冲脉虚衰，阳气不足，寒凝血瘀，故在妇女则经闭。月经来源于血，血行不利，则水亦不利而为水肿，可见月经不调亦可形成水肿，故曰"血分"。

血分主症为全身水肿，面色黯黑，唇青甲紫，胸胁或腹部刺痛，尿血便血，甚至神志昏聩，女子月经量少有瘀块或见闭经，舌淡紫黯，边有瘀点瘀斑，苔薄白，脉涩；辨证属血脉瘀阻，阳虚水停；临床根据"血不利，则为水"之旨，立活血化瘀，佐以利水法，方药可选当归芍药散或桂枝茯苓丸加大黄、泽兰、益母草、红花、土鳖虫等。此方亦可用于治疗眼科水肿病、渗出性胸膜炎、血栓性静脉炎等因血行不畅或血瘀而致水湿停聚之疾。

（二）水分、血分

问曰：病有血分、水分，何也？师曰：经水前断，后病水，名曰血分，此病难治；先病水，后经水断，名曰水分，此病易治。何以故？去水，其经自下。

【译文】

问道：妇女患有水肿病，有血分、水分之不同，这是为什么？老师说：如果病人月经先停，后病水肿的，叫血分，这种水肿病难治；如果病人先病水肿，其后月经闭止不来的，叫做水分，这种水肿病易治。为什么呢？因为去其水，则月经自然即来。

【解读】

所谓血分，是指月经先闭，而后病水肿。经水先断的原因有二：一为血脉壅塞不通；二为冲任亏损，气虚血少。因血先病而后形成水气病，故曰血分。属瘀血者难化，属血虚者难补，血分深而难通，血不通则水不行，故曰此病难治。所谓水分，是指先病水肿，水湿壅闭，经脉不畅，而后经水断绝。因水分病浅而易行，治宜行水散湿，水去则经水自通，其病可愈，故曰此病易治。

水气病在水分，其主症为全身水肿明显，按之凹陷，面色发白，恶心呕吐，小便短少或频数量多，女子可伴月经量少或闭经，男子可伴阴囊肿大坠胀；舌淡苔白润，脉迟缓滑。病机当属脾肾阳虚，水湿泛溢，故治以温阳利水为主，佐以活血，方药可选真武汤合五苓散加桃仁、红花等。

五、气分病成因

师曰：寸口脉迟而涩，迟则为寒，涩为血不足。趺阳脉微而迟，微则为气，迟则为寒。寒气不足，则手足逆冷；手足逆冷，则营不利；营不利，则腹满胁鸣相逐；气转膀胱，营俱劳；阳气不通即身冷，阴气不通即骨疼；防前通则恶寒，阴前通则痹不仁；阴阳相得，其气乃行，大气一转，其气乃散；实则失气，虚则遗尿，名曰气分。

【译文】

老师说：寸口脉象迟而兼涩，迟为有寒，涩是血不足。又趺阳脉象微而兼迟，微是气虚，迟是内寒。由于气血虚寒，于是手足逆冷，说明营卫运行不利；而营卫运行不利，则致腹部胀满，肠中气水相攻逐，故肠鸣有声，甚至寒气攻冲于小腹膀胱部位。如果营卫之气俱衰，卫阳不通即身体寒冷，营阴不通就骨节疼痛。如营卫失调而不谐行，卫阳不通则恶寒，营阴不通则肌肤麻痹不仁。只有营卫二气相互结合协调，人体之气才能正常运行，大气一转，其水湿邪气就会消散。如病变属实证，患者常有腹胀矢气的表现；如属虚证，则常有小便失禁，这叫气分病。

【解读】

寸口脉候心肺，趺阳脉候脾胃。从寸口与趺阳之脉象说明气分的病机为阳气虚弱，气血不足，寒气凝滞；症状可见手足逆冷、腹满、肠鸣、身冷、骨痛、肌肤麻木不仁等。阳气不通，肌表失其温煦则身冷、恶寒；阴气不行，精血不滋润于骨则骨痛，不濡养于肌肉则麻痹不仁。原文"阳气不通"与"阴气不通"、"阳前通"与"阴前通"

四句属互文见义笔法，宜前后互参。病属阴阳失调，治宜调其阴阳，温运阳气，即文中所"说大气一转，其气乃散"，意在恢复人体阳气的气化功能，使气行津布，水气消散。实则失气，虚则遗溺，系指气分病有气虚、气实之分，若阳气衰微，肾气不固摄，见遗溺，属气虚；若寒气郁结，泄于后阴，则见矢气，属气实，但二者均为气分病变。

本条所述气分病阴阳相得、调和营卫、转运大气的治法，不仅适用于水肿病，其他如血痹、虚劳、胸痹等病，亦常采取这种治法。

气分的主症为水肿，腹胀嗳气，胃脘痞塞胀满，舌淡苔白或白厚，脉迟涩；病机属阳虚水停，结于气分，气滞不畅，故当治以温阳化气，利水散结，可选桂枝去芍药加麻辛附子汤或枳术丸加减。

第二节　四水及黄汗脉证

师曰：病有风水、有皮水、有正水、有石水、有黄汗。风水其脉自浮，外证骨节疼痛，恶风。皮水其脉亦浮，外证胕肿，按之没指，不恶风，其腹如鼓，不渴，当发其汗。正水其脉沉迟，外证自喘。石水其脉自沉，外证腹满不喘。黄汗其脉沉迟，身发热，胸满，四肢头面肿，久不愈，必致痈脓。

【译文】

老师说：水气病有风水、皮水、正水、石水、黄汗等五种。风水之脉，自当出现浮象，其外表症状是骨节疼痛和怕风。皮水的脉象也是浮的，外表症状有皮肤浮肿，按之凹陷不起，不怕风，腹部肿胀如鼓，口中不渴。这两种病都应当用发汗的方法治疗。正水的脉象沉迟，外表症状当有气喘。石水的脉象亦当出现沉，外表症状见腹部胀满，但不气喘。黄汗病脉象沉迟，身体发热，胸中满闷，四肢、头部及颜面部都浮肿，如经久不愈，势必发生痈疮脓肿。

【解读】

风水是由于外邪侵袭，肺气不宣，通调失职，水气逆行而肿，其病在表，风邪在表故脉自浮，恶风；风与水湿之邪阻滞肌表，使关节肌表之气痹阻不通，故骨节疼痛。其症尚有头面浮肿兼发热，此处属省略文法。

皮水是水气停留于皮肤之中，由里水外溢所致，病位尚在表，故脉亦浮；水气尚未入里化热，腹部不至于胀满，"腹如故而不满亦不渴"。水湿溢于皮肤，故皮肤浮肿，按之没指；其症涉及脾、肺二脏，非外邪侵袭所致，故不恶风。风水与皮水，病位均在表，治当因势利导，发其汗，使水湿外出。

正水因脾肾阳虚，水气失于温化，聚而成肿。里阳不足，寒水内盛，其脉沉迟。水停于里，上射于肺，肺失肃降而喘；脾肾阳虚，水蓄于内，当有腹满。

石水与肾、肝关系密切。阴寒水气凝结于下焦，故其脉自沉；寒水沉积，结于少腹，肝气郁结，故见少腹胀满如石；病在下焦，未及于上，故不喘。

黄汗为水湿郁于肌腠，营气被阻，故脉沉迟。水湿郁而化热，湿热蕴蒸，初在气分，故见四肢头面肿、发热、胸中烦闷、汗出色黄等症，日久则伤及营血，气血腐败，可以发生痈肿。

石水的治法《金匮要略》未载，有人提出可用海蛤丸（赤茯苓、桑皮、葶苈、海蛤、防己、郁李仁、橘红、蜂蜜、米汤）或真武汤加川楝子、佛手、乌药以温阳利水、疏肝理气。

第三节　治法

一、利小便、发汗

师曰：诸有水者，腰以下肿，当利小便；腰以上肿，当发汗乃愈。

【译文】

老师说：一切水气病，凡腰部以下肿甚者，应当以利小便治疗为主；若腰以上肿甚的，应当以发汗法治疗才能痊愈。

【解读】

诸有水者，泛指一切水气病。水气病出现腰以下肿甚，说明水邪聚结在里在下，"在下者，引而竭之"，故当利其小便，使水湿从下而去；若出现腰以上肿甚，说明水邪在上在表，"其在皮者，汗而发之"，故当发汗为主，使水气从汗而泄。此条说明治疗水肿病应采取因势利导的方法。

本条即《素问·汤液醪醴论》所提出的"开鬼门、洁净府"的治法。本条为治疗水气病提出了一般原则，现广泛应用于临床。但发汗和利小便往往不能截然分开，因为人体的脏腑经络、表里上下常可相通，相互影响。临证治疗时尚须注意方药配伍，若汗之不显效，宜配适量分利之品；若分利法效不著时，可配伍适量发散或宣通肺气之品，常可速效。

发汗、利小便之法久用容易伤阴损阳，故不宜单独久用，若治虚证或虚实夹杂之证当随证顾及阴阳。发汗、利小便法适用于水气病的阳证、实证；若水气病属阴证、寒证则宜用温补之法。

二、攻下逐水

夫水病人，目下有卧蚕，面目鲜泽，脉伏，其人消渴。病水腹大，小便不利，其脉沉绝者，有水，可下之。

【译文】

患水气病的人，下眼睑浮肿，好像有蚕在那里躺着，面部和眼胞肿得光亮润泽，脉象沉伏，其人口渴而饮水多。如果患水气病而肚腹肿大，小便不利，脉象沉得很难切到，这是里有水气蓄积，可用攻下法治疗。

【解读】

下眼睑为胃脉所至，脾所主，水气病者水湿困于脾胃，泛溢于眼睑，故目下如卧蚕。水湿之气太盛，壅积于肌腠，气郁化热，故面目皮色肿而润泽发亮。脉伏说明水势极盛，水湿之气太甚，阳气被遏，气不化津上润于口，故其人消渴。膀胱气化不利则小便不利，水湿蓄积于内，壅而不行则腹大有水。其脉沉绝谓脉潜伏很深，难以切取，说明水势过重，证属水气壅实，可以考虑用下法。

水气病"可下之"的具体方药：如素体不虚，起病急骤，小便不利，见症如上者，可选己椒苈黄丸、十枣汤攻逐其水；脉伏者，用甘遂半夏汤开破利导，甚者用刘河间神佑丸（十枣汤加黑丑牛、大黄、轻粉、枣肉为丸）；舟车丸（神佑丸加青皮、橘红、木香、槟榔）；或用何报之《医碥》浚川散（甘遂、丑牛、大黄、芒硝、木香、郁李仁）。上方均用于阳水实证。

第四节　证治

一、风水

（一）风水表虚（防己黄芪汤证）

风水，脉浮身重，汗出恶风者，防己黄芪汤主之。腹痛加芍药。

【译文】

风水病，见脉浮，身体肿重，自汗出而恶风的，用防己黄芪汤主治。若病人腹痛的，用本方加芍药治疗。

【解读】

既言风水，当有面目肿或手足浮肿等症。脉浮身重，汗出恶风，为风水在表而卫气不固。治当益气固表，利水除湿，用防己黄芪汤。若因水阻血痹而腹痛，可加芍药以通血痹，缓急止痛。

该证的主要脉症：面目肿，或手足浮肿，身体沉重，汗出恶风，舌淡苔薄白，脉浮重按无力等。

病机：见《痉湿暍病脉证治》篇。

（二）风水挟热（越婢汤证）

风水恶风，一身悉肿，脉浮不渴，续自汗出，无大热，越婢汤主之。

【译文】

风水病，出现恶风，全身浮肿，脉浮，口不渴，断续自汗出，没有高热征象的用越婢汤主治。

【解读】

风水之病，是因风邪袭表，肺卫失宣，通调失职，影响到肾的气化，导致水气泛溢肌表而成。因其卫表被风邪所伤，故症见"恶风"；"一身悉肿"谓周身浮肿，为水气泛滥四溢之象；"脉浮"是病在表；"不渴"说明里热不盛，津液未伤；"续自汗出"，多数注家根据尤氏"脉浮不渴句，或作脉浮而渴"，认为本证表无大热，里热较盛，因而作"陆续汗出"或"继续不断的自汗出"解释，唯赵以德云："续自汗出者，为风有时，开其腠理也。"因本证虽有郁热，但水气壅遏于表，表气不畅，故虽自汗出，而必汗出不畅；且越婢汤以发散为主要功效，若其人里热炽盛，汗液不断外出，岂有再重用麻黄、生姜发散之理？故"续自汗出"当作"断续自汗出"理解为妥。"无大热"，不单指里无大热，表热亦不盛，说明本证以风水为主，郁热是水气遏阻气机的结果，但其热势并不严重。正因为本证属于风水郁结而有化热之象，故以越婢汤发越水气，清透郁热。

该证的主要脉症：全身浮肿，断续汗出，口不渴，烦躁，舌红苔薄白或薄黄，脉浮有力。

病机：风水相搏，郁而化热。

治法：发越水气，清透郁热。

主方：越婢汤方

麻黄六两、石膏半斤、生姜三两、大枣十五枚、甘草二两。

上五味，以水六升，先煮麻黄，去上沫，内诸药，煮取三升，分温三服。恶风者加附子一枚炮。风水，加术四两，古今录验。

麻黄配生姜发汗散水，重用石膏辛凉，清透肺胃郁热；大枣、甘草调中和药。方后云，恶风者，为汗出多伤及卫阳，卫阳不固，加附子以固护卫阳；若水湿太盛，加用白术以健脾除湿，同时麻黄伍白术，并能行表里之湿而不致发散太过。

注意事项：

（1）本方证之"脉浮不渴"者，意在提示内热不重，但若水气较盛，水停气滞，津不上承，或里热熏蒸，亦可见口渴。故临床运用本方不必拘泥于渴与不渴，病机符合皆可用之。

（2）本方运用要注意石膏用量大于麻黄，但麻黄、生姜相伍之剂量则应略大于石膏。因为风水当以汗发为主治疗，但已然化热，麻黄辛温不可太过用，故以石膏量大于麻黄来制约麻黄辛温燥烈之性。但若石膏量重，则易冰伏水邪，使水气无以外出，故又佐以生姜，辛温之性弱于麻黄，不致太过耗散助热。但二者合用之量略大于麻黄使全方偏于辛散，药后方可得汗，使水气从汗而解。此为本方运用之关键。

二、皮水

（一）皮水挟热（越婢加术汤证）

里水者，一身面目黄肿，其脉沉，小便不利，故令病水。假如小便自利，此亡津液，故令渴也，越婢加术汤主之。

【译文】

患皮水病的人，周身及面部、眼睑都肿得很厉害，脉象亦沉。由于小便不畅利，所以使人患皮水病，应该用越婢加术汤来主治。假如患者小便通利，这就容易导致津液耗竭，而产生口渴的症状，越婢加术汤也就不适宜了。

【解读】

皮水是脾虚不运，肺气不宣，通调失职，水气停留于皮肤之中所致。水气太盛，所以一身面目洪肿，脉亦见沉。水阻气滞，通调失职，则小便不利；小便不利，水无去路，又能增加水肿，所以说"故令病水"。在治疗方法上，当发汗清热，健脾除湿，可用越婢加术汤。"假如小便自利，此亡津液，故令渴也"属插入语，意在指出越婢加术汤的禁忌证候，即指水肿病多小便不利，假如小便自利，与口渴同见，则为气虚津伤。此时，虽见水肿，即不能使用越婢加术汤，当另作考虑。

本条之渴而小便自利，为津液已伤，正是第4条所谓"渴而下利，小便数者，皆不可发汗"之禁例。

该证的主要脉症：颜面浮肿明显，伴恶寒发热，或不恶寒发热，咳喘胸闷，咽燥口渴，纳呆腹胀便溏，尿少色黄，苔薄白或白黄而润，脉浮数或弦滑。

病机：肺脾失职，水湿内盛，郁而化热。

治法：发汗清热，健脾除湿。

主方：越婢加术汤方

麻黄六两、石膏半斤、生姜三两、大枣十五枚、甘草二两、白术四两。

方中重用麻黄、石膏发越水气，佐以姜、枣、草调和营卫，白术健脾除湿，与麻黄合用，并能走表里之湿，又防麻黄辛散太过。

注意事项：

（1）运用本方时，当注意方中白术、麻黄、石膏的剂量比例为2：3：4。

（2）麻黄宜先煎，并去沫，既可更好发挥利小便作用，又可避免导致烦躁、心悸等副作用。

（二）皮水表实（甘草麻黄汤证）

里水，越婢加术汤主之；甘草麻黄汤亦主之。

【译文】

皮水病，可以用越婢加术汤主治，亦可以用甘草麻黄汤主治。

【解读】

里水即皮水，当属皮水表实，肿势严重，挟有郁热，故以越婢加术汤发汗清热，健脾除湿。风寒束表，肺失宣通，停水外溢，但无郁热，可用甘草麻黄汤，辛甘相伍，发汗宣肺散水，治皮水腰以上浮肿较显著，无汗、无热象者。

该证的主要脉症：甘草麻黄汤证以一身悉肿，按之凹陷，恶寒无汗，舌淡，或胖边有齿痕，苔薄白或白润，脉浮有力为主要脉症。

病机：风寒束表，停水外溢。

治法：解表发汗，宣肺散寒。

主方：甘草麻黄汤方

甘草二两、麻黄四两。

上二味，以水五升，先煮麻黄，去上沫，内甘草，煮取三升，温服一升，重复汗出；不汗，再服。慎风寒。

以麻黄发汗宣肺利水，甘草和中补脾，达到宣发肺气、水去肿消之目的。

注意事项：

（1）麻黄宜先煎，并去沫，既可更好发挥利小便作用，又可避免导致烦躁、心悸等副作用。

（2）方中虽未用一味淡渗利水药，但药后病人小便会增多，乃水气从小便而去之征，是因为麻黄宣发肺气，肺为“水之上源”，主通调水道，水道得通，自可使水下渗膀胱而出。

（3）年老体虚者、孕妇、脾胃虚寒者慎用，用之宜减麻黄用量。

（三）皮水阳郁（防己茯苓汤证）

皮水为病，四肢肿，水气在皮肤中，四肢聂聂动者，防己茯苓汤主之。

【译文】

皮水病，四肢肿胀明显，并时有轻微跳动感觉的，是水气滞留在皮肤下所引起，用防己茯苓汤主治。

【解读】

皮水与脾关系密切。脾主四肢，脾阳虚而不运化水湿，水气潴留四肢皮下，肿胀明显，说明脾虚阳郁较甚。卫阳郁于四肢，阳气欲通不通，故肿处时有轻微跳动之感。证属水气过盛，阳郁不宣，治以防己茯苓汤通阳化气，分消水湿。

该证的主要脉症：一身悉肿，尤以四肢肿胀明显，按之凹陷，时有轻微跳动感，舌淡胖边有齿痕，脉沉滑或沉弦。

病机：脾虚阳郁，水湿内盛。

治法：通阳化气，分消水湿。

主方：防己茯苓汤方

防己三两、黄芪三两、桂枝三两、茯苓六两、甘草二两。

上五味，以水六升，煮取二升，分温三服。

方中防己、黄芪走表祛湿，使皮下之水从表而散；桂枝、茯苓通阳化水，使水气从小便而去；桂枝与黄芪相协，又能通阳行痹，鼓舞卫阳；甘草调和诸药，协黄芪以健脾，脾旺以制水。

注意事项：

（1）运用时注意方中黄芪、防己、桂枝为等剂量使用。

（2）由于木防己报道有马兜铃酸肾毒性，故方中防己以汉防己为佳。

三、正水与风水（麻黄附子汤证、杏子汤证）

水之为病，其脉沉小，属少阴；浮者为风，无水虚胀者，为气。水，发其汗即已。脉沉者，宜麻黄附子汤；浮者，宜杏子汤。

【译文】

水气病，凡脉见沉小的，属少阴阳虚正水证；若见脉浮，则为受风邪诱发的风水证。正水、风水均可使用汗法治愈，但脉沉的正水宜用麻黄附子汤，脉浮的风水宜用杏子汤。此外，如因阳虚气滞作胀者，并非水肿，所以不能使用汗发治疗。

【解读】

"水之为病"包括正水和风水。正水与少阴肾有关，脉沉小；风水与肺有关，脉为浮。正水兼表有水气者，亦可用汗法，但须兼顾肾阳，治以温阳化气，发汗散邪，予麻黄附子汤；风水以杏子汤宣肺利气。杏子汤未见，若风水兼肺有郁热者，可予麻杏甘石汤。"无水虚胀者，为气"，说明水肿病与气肿的鉴别要点。所谓气肿，即肺气郁滞、脾阳不运，按之随手而起的虚胀，并无身肿及水湿内聚之症。

该证的主要脉症：正水以一身悉肿，恶风寒，不发热，身无汗，口不渴，小便不利或伴腰膝酸软，舌淡嫩，苔白滑，脉沉小为主要脉症。

病机：肾阳虚衰，水气泛溢。

治法：温阳化气，发汗散邪。

主方：

（1）麻黄附子汤方

麻黄三两、甘草二两、附子一枚（炮）。

上三味，以水七升，先煮麻黄，去上沫，内诸药，煮取二升半，温服八分，日三服。

（2）杏子汤方

方未见，恐是麻黄杏仁甘草石膏汤。

主方分析：

方中麻黄开腠发汗，散在表之水；附子温经助阳，以补肾阳之虚；甘草配麻黄发散，助附子扶阳。三味相协，以奏温阳化气、发汗散邪之功，如此阳气得振，膀胱气化可复，则小便通利，使水湿之邪既可从汗而解，又可从小便而去。

注意事项：

（1）若为四肢自觉胀满，但按之不凹陷的气胀证，则治以行气为主，方可选四逆散或逍遥散加槟榔、大腹皮、厚朴等行气，气行则胀自消。

（2）运用本方，一定要注意麻黄重用，重于甘草，二者剂量比例为3∶2。

（3）正水病仲景用麻黄附子汤，也可根据病情用济生肾气丸、右归丸等。

四、黄汗

（一）卫郁营热，表虚湿遏（黄芪芍药桂枝苦酒汤证）

问曰：黄汗之为病，身体肿，发热汗出而渴，状如风水，汗沾衣，色正黄如蘗汁，脉自沉，何从得之？师曰：以汗出入水中浴，水从汗孔入得之。宜芪芍桂酒汤主之。

【译文】

黄汗发病，身体浮肿，发热出汗而口渴，病状好像风水；其汗液沾湿内衣，颜色正黄，像黄柏汁，脉象沉，这种病是怎样得来的呢？老师说：因为出汗时，进入水中洗澡，水从汗孔渗入肌腠，故得黄汗病。宜用芪芍桂酒汤主治。

【解读】

黄汗为汗出入水中浴，水湿之邪侵犯肌腠，阻碍营卫的运行，卫阳被遏，湿热交蒸于肌肤，表现为全身水肿，发热口渴，汗出沾衣色黄如柏汁。因发热汗出浮肿等似乎风水，但风水脉浮而黄汗脉沉，风水恶风而黄汗不恶风，风水汗出色不黄等。黄汗治以芪芍桂酒汤调和营卫，固表祛湿，兼泄营热。

对黄汗的成因不必拘泥于"以汗出入水中浴，水从汗孔入得之"

一语，此只举隅之论，因只要水湿外袭，阻郁营卫化热，湿热交蒸，迫津外溢即成黄汗。

该证的主要脉症：身体肿重，发热，汗出色黄沾衣，口渴，舌淡红苔白腻或黄腻，脉沉无力。

病机：卫郁营热，表虚湿遏。

治法：调和营卫，固表祛湿，兼泄营热。

主方：黄芪芍药桂枝苦酒汤方

黄芪五两、芍药三两、桂枝三两。

上三味，以苦酒一升、水七升相和，煮取三升，温服一升。当心烦，服至六七日乃解；若心烦不止者，以苦酒阻故也。

方中桂枝、芍药调和营卫，配苦酒（即米醋）以泄营中郁热，黄芪固表祛湿，如是营卫调和，气血畅通，水湿得祛，则黄汗之证可愈。

注意事项：

（1）方中苦酒即米醋。

（2）方后云"若心烦不止者，以苦酒阻故也"，提示药后出现心烦不止者，是由于苦酒入里，虽能轻泄热邪，但若热重则显药轻，导致湿热欲行未行，阻滞气机所致，故可加黄芩、栀子以助苦酒泄热。

（二）气虚湿盛阳郁（桂枝加黄芪汤证）

黄汗之病，两胫自冷；假令发热，此属历节。食已汗出，又身常暮盗汗出者，此劳气也。若汗出已反发热者，久久其身必甲错；发热不止者，必生恶疮。

若身重，汗出已辄轻者，久久必身𪘧；𪘧即胸中痛；又从腰以上必汗出，下无汗，腰髋弛痛，如有物在皮中状，剧者不能食，身疼重，烦躁，小便不利，此为黄汗，桂枝加黄芪汤主之。

【译文】

黄汗这种病，两足小腿常常寒冷；假如两小腿部发热的，这是历节病。又病人吃了饭淌汗，或夜晚睡觉时身体常出现盗汗者，这是虚劳病。黄汗病如果汗出以后反而发热的，日子长了，其身体的皮肤必然干燥起屑，像鳞甲般交错；全身发热不止的，必然要生恶疮。

黄汗病，如身体沉重的，汗出之后，往往感觉轻快些。但长此下去，病人必自觉身上的肌肉时而掣动，肌肉掣动时就引起胸中疼痛。又病人还必然出现腰以上出汗，而腰以下无汗，腰髋部的肌肉弛缓无力，酸软疼痛，好像有虫在皮肤里面爬行一样；病势严重的不能进食，身体疼痛沉重，心中烦躁，小便不利。这些都是黄汗病的表现，用桂枝加黄芪汤主治。

【解读】

由于黄汗是湿热壅滞肌表及上焦，阳气被郁，不能下达，所以黄汗病身体虽发热而两胫反冷；历节则是湿热流入关节注于下焦，故两胫发热。气虚不固，卫气外泄，营气亏虚故食后汗出；营阴不足，阳气不固，津液外泄，出现夜卧盗汗，皆属虚劳的症状，与黄汗的湿热熏蒸随时汗出者不同。因为湿热之汗出，每当出汗后，发热及其他症状减轻。但亦有汗出以后，湿热并不因此减轻，而仍然发热的，若日久不愈，必耗损营血，肌肤失其营养，可致皮肤甲错；若长期发热不退，热壅肌肤，必致营气不通，正气日衰，一旦外感邪毒，可肌肤溃烂而发生痈疮。

黄汗为湿郁于肌肤，湿胜故身重。若汗出湿随汗泄，虽觉身重减轻，但阳随汗泄，津气两伤，筋失所养，必出现肌肉跳动；胸阳不足，气机不利，则胸痛。由于上焦阳虚，故腰以上汗出；下焦湿胜，则下无汗，腰髋弛痛，如有物在皮中。若病势转剧，内伤于心脾、膀胱，则烦躁、不能饮食、小便不利；湿伤于肌肉，则见身体疼痛。治以桂枝加黄芪汤调和营卫，宣阳散湿。

该证的主要脉症：发热而胫冷，身体肿重，汗出色黄，恶风，舌淡苔薄白润，脉沉迟。

病机：表卫气虚，湿盛阳郁，营卫不和。

治法：调和营卫，固表除湿。

主方：桂枝加黄芪汤方

桂枝三两、芍药三两、甘草二两、生姜三两、大枣十二枚、黄芪二两。

上六味，以水八升，煮取三升，温服一升，须臾饮热稀粥一升余，以助药力，温服取微汗；若不汗，更服。

方中桂枝汤既能解肌和营卫，祛散外湿，又能化气调阴阳，恢复脏腑气化；加黄芪以增强补气达表，扶正逐湿之力，而使营卫之气内外通畅，则湿邪缓缓而去。

注意事项：

一般发热，汗出即解，如汗出仍然发热，而且热邪不退，则伤及血分，所以肌肤干燥甲错；甚则营卫不通，而发生"恶疮"。因此治疗时当注意，若汗出热不退者，则当佐以滋阴润燥之品，以免变生他证，这也是"治未病"的体现。

五、气分病

1. 阳虚阴凝（桂枝去芍药加麻黄细辛附子汤证）

气分，心下坚，大如盘，边如旋杯，水饮所作，桂枝去芍药加麻辛附子汤主之。

【译文】

气分病，患者心下按之坚硬，状如杯大，中高边低如复杯，此为水饮凝聚而成，用桂枝去芍药加麻辛附子汤主治。

【解读】

气分病是由于阳虚阴凝气滞，水饮不消，积留于心下，所以痞结而坚，如盘如杯，治以桂枝去芍药加麻辛附子汤温阳散寒，通利气机，宣行水饮。本方是"阴阳相得，其气乃行，大气一转，其气乃散"的具体运用。因其病本是寒饮乘阳虚而积结气分，故不直接用破气药，而用辛甘发散、温阳化气之药根治，实乃治疗胀病的关键，可谓"审因论治"之范例。

该证的主要脉症：一身悉肿，心下痞坚，腹满肠鸣，伴头痛身痛，恶寒无汗，手足逆冷，舌质淡，苔白而滑，脉沉迟无力或细涩无力。

病机：阳虚饮停，寒凝气滞。

治法：温阳散寒，通利气机，宣饮消痞。

主方：桂枝去芍药加麻黄细辛附子汤方

桂枝三两、生姜三两、甘草二两、大枣十二枚、麻黄二两、细辛二两、附子一枚（炮）。

上七味，以水七升，煮麻黄，去上沫，内诸药，煮取二升，分温三服。当汗出，如虫行皮中，即愈。

方中桂枝汤去掉芍药之阴柔以振奋阳气，麻辛附子汤温发里阳，如是可通彻表里，阳气通行，阴凝解散，水饮自消。

注意事项：

（1）方后云"当汗出，如虫行皮中，即愈"，是服药以后，阳气得助，周行于身推动阴凝之邪解散的现象。

（2）脾胃湿热证慎用。

（3）本方用炮附子或制附子，且要先煎，以不麻口为度。

2. 脾虚气滞（枳术汤证）

心下坚，大如盘，边如旋盘，水饮所作，枳术汤主之。

【译文】

病人心下坚满，其大如盘，边如旋盘者，为水饮凝聚而成，用枳术汤主治。

【解读】

本证因于脾弱气滞，失于转输，水气痞结于胃脘部，故见心下坚大，边如旋盘。治以枳实行气散结，白术健脾利水。

水、气本为同类，故"治水者当兼理气，盖气化水自化也；治气者亦当兼行水，以水行气亦行也"（《景岳全书》），为本条行气利水法的进一步发展。

该证的主要脉症：身肿，心下痞，坚大如盘，食少倦怠，大便溏泄，舌淡苔白腻，脉沉弦有力。

病机：脾胃虚弱，气滞饮停。

治法：行气散结，健脾利水。

主方：枳术汤方

枳实七枚、白术二两。

上二味，以水五升，煮取三升，分温三服，腹中软即结散也。

方中枳实苦泄理气行滞，消散坚满；白术甘温健脾，利水行湿，二味相合，重用枳实二倍于白术，剂型用汤剂，意在以消为主，共奏行气散结、健脾利水之功。

注意事项：

（1）本条原文云"大如旋盘"，前文云"大如旋杯"，二者只相差一个字，但选方用药各异，提示前文为阳虚饮凝为重，因水饮为有形之邪，较无形之气范围局限，故云"如杯"；而本条以气滞为重，范围较水饮流动，故云"如盘"，一字之差，指出病机的不同，实为仲景师之精当。

（2）本方病机重在气滞，故运用时要注意重用枳实而轻用白术。

按：枳实大者七枚约70克，白术二两约31克（柯雪帆折算法）。

第十五章 黄疸病脉证并治

第一节 病因病机与分类

一、湿热发黄

寸口脉浮而缓，浮则为风，缓则为痹。痹非中风。四肢苦烦，脾色必黄，瘀热以行。

【译文】

寸口脉浮而缓，浮是风邪外袭，缓是湿热闭藏。这里的痹即是表示湿热闭藏的意思，而非如风痹疼痛的痹证。由于湿热闭藏，而四肢感到非常不舒服，脾色黄，熏蒸于肌肉，以致一身发黄。

【解读】

"寸口脉浮而缓"，浮主风，缓主湿，脉象提示既有外感风邪，又有湿郁于里的征象。湿邪久郁而化热，湿热熏蒸于外而发黄。"痹非中风"一句是插笔，强调虽然脉见浮缓，与伤寒太阳中风相似，但实际并非太阳中风证。痹有闭阻郁滞之意，湿热瘀滞于脾胃是发黄的原因之一。脾主四肢、肌肉，脾为湿热所困，故四肢重滞不舒；脾属土，其色黄，如脾将瘀积的湿热转输于体表，就必然发生黄疸，故云"脾色必黄，瘀热以行"。

"脾色必黄，瘀热以行"一句，为本条重点，一者强调黄疸的病位主要在脾胃，二者提示黄疸的发病与血分有关。唐容川指出："一个瘀字，便见黄皆发于血分。凡气分之热不得称瘀，小便黄赤短涩而不发黄者多矣。脾为太阴湿土，土统血，热陷血分，脾湿郁遏，乃发为黄。"近代医家治疗湿热黄疸，常注意适当配伍凉血活血之品，以提高疗效。

二、寒湿发黄

阳明病，脉迟者，食难用饱，饱则发烦眩，小便必难，此欲作谷疸。虽下之，腹满如故，所以然者，脉迟故也。

【译文】

阳明病，脉象迟，不能饱食，饱食后则烦闷、头晕、小便不利，这是谷疸欲作之征。虽用攻下药治疗，腹部依然胀满，所以如此，是由于脉迟的缘故。

【解读】

阳明病腹满，脉迟有力，证属里实热证者，用寒下之剂必定奏效。今腹满下之如故，其脉迟而无力，证属太阴虚寒。脾胃虚寒，水谷难消，故不能饱食；饱食后，脾失运化，故胀满烦闷；湿浊上逆，清阳不升则见头眩；湿浊下注，气化失司，故小便必难。寒湿中阻，无以外泄，可能发为身黄，故云"欲作谷疸"。对于太阴寒湿所致的腹满，治疗当以温运，而不应寒下；若误用寒下，更伤脾阳，必致腹满不愈，故云"虽下之，腹满如故。"

本条的辨证要点强调"脉迟"，但临证时不可过分拘泥，而应该注意属寒湿者常见的身黄而晦、精神困倦、腹满时减、纳呆便溏、小便不利、舌淡苔白等证，治疗当用温阳化湿退黄法，如茵陈理中汤、茵陈四逆汤之类。

三、分类

(一) 黄疸分类及主症

趺阳脉紧而数，数则为热，热则消谷，紧则为寒，食即为满。尺脉浮为伤肾，趺阳脉紧为伤脾。风寒相搏，食谷即眩，谷气不消，胃中苦浊，浊气下流，小便不通，除被其寒，热流膀胱，身体尽黄，名曰谷疸。

额上黑，微汗出，手足中热，薄暮即发，膀胱急，小便自利，名曰女劳疸，腹如水状不治。

心中懊恼而热，不能食，时欲吐，名曰酒疸。

【译文】

跌阳脉紧而数，数为胃有热，胃热盛则能食善饥；紧为脾有寒，脾寒运化不及，食后即感胀满。尺脉浮是肾虚有热，跌阳脉紧是寒伤脾。风寒相合，令食后眩晕，食物不得消化，胃中为湿热所苦。湿热之邪下流膀胱，使小便不通利。寒湿困阻太阴脾，胃中湿热下扰膀胱，令全身发黄，此病称作谷疸。

额上发黑，微微汗出，手足心发热，每到黄昏时发作，膀胱拘急不舒，小便通利，此病称作女劳疸。如果腹部胀满好像有水一样，就无法治疗。

心胸郁闷不舒而且感到烦热，不能进食，时时欲吐，此病称作酒疸。

【解读】

跌阳脉候脾胃，数主热，胃热盛则消谷善饥；紧主寒，脾寒则运化不健，食即为满。脾湿胃热，互相郁蒸，则发为黄疸。"尺脉浮为伤肾，跌阳脉紧为伤脾"是插笔，说明女劳疸之脉象与谷疸不同。女劳疸与肾虚相关，肾虚有热，故尺脉见浮；谷疸由脾湿所致，脾寒不运，湿浊内停，故跌阳脉紧。"风寒相搏"，此处是指湿热相搏。脾胃湿热内蕴，消化机能减退，故"谷气不消"，若勉强进食，反会助湿增热，湿热上冲则头眩，流于下焦，影响膀胱气化，则小便不利。"阴被其寒"的"阴"指太阴脾脏，谓脾寒，不能运湿，与胃热搏结，"流注膀胱"，则小便不利，以致湿热无从排泄，郁蒸而成黄疸。因为发病的原因与饮食有关，故称之为谷疸。

女劳疸与肾虚有关，肾虚而其色外现，故其人额上黑；肾虚生热，故见微汗出、手足中热、薄暮而发等症；因病非单纯的湿热内蕴之证，故小便自利。如病至后期，出现腹如水状，是脾肾两败之候，故曰不治。

酒疸由嗜酒过度，湿热内蕴所致，故名为酒疸。湿热中阻，胃失和降，则时欲吐，不能食，湿热上扰则心中郁闷、烦热不安，湿热下注则足下热，膀胱气化不行，则小便不利。

（二）酒疸主症

夫病酒黄疸，必小便不利，其候心中热，足下热，是其证也。

【译文】

患酒黄疸的病人，必见小便不利，心中热，足下热，是其症状。

【解读】

酒疸之成，缘于湿热，故"必小便不利"。湿热上蒸则心中热，湿热下行则足下热。足下热当与女劳疸的见症相鉴别，女劳疸之足下热，伴额上黑，尺脉沉弱，且其小便通利；而酒黄疸的足下热，伴心中懊恢不舒，脉象有力，其小便不利。

第二节　辨证

一、湿热与寒湿发黄鉴别

脉沉，渴欲饮水，小便不利者，皆发黄。

腹满，舌痿黄，燥不得睡，属黄家身痿。

【译文】

脉沉，口渴想饮水，小便不通利的，都会发黄。

腹胀满，肤色萎黄，烦躁不得安睡，属素有发黄病证的人。

【解读】

脉沉主里，脉沉而渴欲饮水，说明里热壅盛，渴饮而小便不利，必水湿内停无从外泄；湿热相合，发为黄疸。

腹满与身萎黄并见，属脾有寒湿，此与阳明燥结或湿热发黄之腹满不同。湿郁中焦，胃气不和，故夜寐不安。寒湿萎黄，正虚邪盛多迁延难愈，故曰"此属黄家"。

二、黑疸（湿热挟瘀）

酒疸下之，久久为黑疸，目青面黑，心中如噉（dàn）蒜齑（jī）状，大便正黑，皮肤爪之不仁，其脉浮弱，虽黑微黄，故知之。

【译文】

酒疸经下法治疗后，时间长了转变为黑疸。症见两目青，面色黑，心中如吃了姜、蒜、韭菜等辛辣食物一样灼热不舒。大便黑色，皮肤搔抓不知痛痒，脉象浮而弱，皮肤虽黑但微带黄色，故知黑疸是酒疸误下的变证。

【解读】

原文首先强调黑疸源于酒疸。酒疸本有可下之证，但必须下之得当。若屡屡误用下法，不但徒伤正气，脉见浮弱，还可导致湿热内陷，深入血分，湿热郁阻，营血停滞。这种情况持续日久，即可变为黑疸。黑疸之证，血瘀于内，不荣于外，故目青面黑，皮肤爪之不仁；瘀热内积，流滞于肠腑，则"大便正黑"；血滞脉络，瘀热上蒸于心则"心中如噉蒜齑状"。患者面目虽黑而犹带黄色，可知由酒疸误下转变而来，也可看作是黄疸病日久不愈的一种转归。

第三节　证治

一、谷疸（茵陈蒿汤证）

谷疸之为病，寒热不食，食即头眩，心胸不安，久久发黄为谷疸，茵陈蒿汤主之。

谷疸病，恶寒发热不能食，食后即感头眩晕，心胸烦闷不适，时间久了身体发黄为谷疸，用茵陈蒿汤主治。

【解读】

谷疸多由外感邪毒，内伤饮食，脾胃运化失常，湿热内蕴无从外泄而成。原文所谓的"寒热"，由湿热郁蒸，营卫之源壅塞不利所致，而非一般的表证。湿热内蕴，脾胃运化之机失常，故食欲减退。若勉强进食，反足以助湿热而增逆满。湿热上冲，则头眩，心胸不安。"久久发黄为谷疸"一句，强调了湿热内蕴，淫于肌肤，发为黄疸，往往有一个过程。据方后云"小便当利……色正赤，一宿腹减"，可知尚有腹满、小便黄赤而不利等症。由于湿热蕴结是谷疸发病的原因，故治疗用清泄湿热的茵陈蒿汤。

该证的主要脉症：目黄、身黄，黄色鲜明如橘子色，食欲减退，若勉强进食，则头眩，心胸不安，或伴腹满，小便黄而不利，大便秘结，舌红苔黄腻，脉滑数。

病机：湿热俱盛，蕴蒸发黄。

治法：清热利湿，利胆退黄。

主方：茵陈蒿汤方

茵陈蒿六两、栀子十四枚、大黄二两。

上三味，以水一斗，先煮茵陈，减六升，内二味，煮取三升，去渣，分温三服。小便当利，尿如皂角汁状，色正赤，一宿腹减，黄徒小便去也。

方中茵陈蒿清热利湿，辅以栀子清心胃而利小便，大黄泄热逐瘀通利大便，三药相合，可令湿热出而身黄退。

注意事项：

（1）运用本方，遵仲景训：先煮茵陈蒿，则利胆退黄效更佳，服后小便色黄量多，使湿热之邪从小便而出。

（2）脾胃虚寒挟湿发为黄疸者禁用。

（3）孕妇慎用。

（4）药后黄退则止，以免耗伤正气。

（5）若大便不秘结，大黄用酒与栀子同煎以活血行瘀为主；若大便秘结，则生用且后下以泻热通腑。

二、酒疸

（一）治法

酒黄疸者，或无热，靖言了了，腹满欲吐，鼻燥；其脉浮者先吐之，沉弦者先下之。

【译文】

患酒黄疸的病人，有的无热，神情安静，语言不乱，腹胀满欲吐，鼻干燥；如果脉象浮就先用吐法治疗，如脉象沉弦就先用下法治疗。

【解读】

酒疸起于饮酒过度，湿热蕴阻。湿热内蕴胃肠，则腹部胀满，湿热上犯，则鼻燥，欲吐。邪在于中，若无热，则神情安静，语言清晰。欲吐为病势趋向于上，当用吐法。腹满者则病势趋向于下，当用下法。今病者既腹满而又欲吐，则应脉证合参以定其治法。脉浮者病近于上，脉沉者病近于里故也。故云"脉浮者先吐之，沉弦者先下之。"此为"因势利导"，顺应机体抗邪之势而采取的治疗措施，文中"先吐之""先下之"的"先"字，说明吐下仅为权宜之计，吐下之后，仍须随证调治。

另外，须注意酒疸吐法现已少用，而下法相对用之较多。酒疸无论湿从热化，胃肠燥结，或酒食内积，腑气壅滞，均可用下法。但不可过剂，以免损伤正气。

（二）证治（栀子大黄汤证）

酒黄疸，心中懊侬或热痛，栀子大黄汤主之。

【译文】

患酒黄疸，心中郁闷不舒或灼热而痛，用栀子大黄汤主治。

【解读】

酒疸为湿热积于中焦，上蒸于心，故心中郁闷烦乱；湿热中阻，气机不利，故心中热痛。前文说"心中懊恼而热"，本条则言"心中懊恼或热痛"，说明其热势较重，治用栀子大黄汤清心除烦，泄热退黄。

该证的主要脉症：黄疸色黄鲜明，心中郁闷不舒或灼热而痛，小便不利，色黄或赤，大便秘结，舌红苔黄，脉数。

病机：湿热内积，上蒸于心，热重于湿。

治法：清心除烦，泄热退黄。

主方：栀子大黄汤方

栀子十四枚、大黄一两、枳实五枚、豉一升。

上四味，以水六升，煮取二升，分温三服。

方中栀子、豆豉宣泄郁热而除烦，并可清心利尿；枳实行气开结，大黄清泄湿热，使湿热酒毒从大便而去，二药合用，消阻滞于中，合淡豆豉开宣于上。诸药合用，使湿热从二便分消。

注意事项：

（1）运用时需注意重用枳实而轻用大黄（原方枳实五枚大者约50克，大黄一两为15.625克）。

（2）寒湿发黄者禁用。

三、女劳疸（硝石矾石散证）

黄家日晡所发热，而反恶寒，此为女劳得之；膀胱急，少腹满，身尽黄，额上黑，足下热，因作黑疸，其腹服如水状，大便必黑，畸溏，此女劳之病，非水也。腹满者难治，硝石矾石散主之。

【译文】

素有发黄症的人，多在申酉时发热。若此时反出现怕冷，这是女劳疸所为。膀胱拘急，少腹胀满，周身发黄，额上色黑，足下觉热，因而成为黑疸。腹部胀满如有水状，大便必是黑色，时常溏泄，此因女劳而病，不是因水而病。腹部胀满的难治，用硝石矾石散主治。

【解读】

黄疸以湿热郁于阳明所致者多见，故日晡所发热而不恶寒。若反见恶寒，则非阳明热证，而是女劳疸的见症。女劳疸病机比较复杂，除肾虚外也有内蕴之湿热，湿热阻遏，阳气不能外达可见恶寒，故云"此为女劳得之"。膀胱急，少腹满，大便必黑等，为瘀热内着所致；身尽黄为湿热熏蒸，额上黑为肾虚其色外泛，足下热由肾虚内热所致。女劳疸日久不愈可发展为黑疸，故言"因作黑疸"。既为黑疸，当有瘀血，病机更趋复杂。女劳疸由肾及脾，脾不健运，则时见大便稀溏。脾虚生湿，湿浊与瘀血内阻，虽腹胀满如水状，但与水肿病无关，故云"非水也"。如病至后期脾肾两败，其病难治。"硝石矾石散主之"一句是倒装笔法，其意实为"此女劳之病，非水也，硝石矾石散主之"。

酒疸、谷疸和女劳疸经久不愈，皆有可能变为黑疸。本篇强调酒疸误下，久久为黑疸，此处女劳疸亦"因作黑疸"，二者所伴随的症状不同，治疗重点亦当有所偏重，临床上除了活血化瘀之外，还当注意选择清利湿热或补益脾肾之品。

该证的主要脉症：黄疸，额上黑，伴日晡发热，五心烦热，足下热，不思饮食，肢体倦怠，微汗出，少腹满，小便自利，舌黯红或边有瘀点瘀斑，苔薄白，尺脉沉而无力。

病机：肾阴亏虚，兼有瘀浊内阻。

治法：清热化湿，消瘀利水。

主方：硝石矾石散方

硝石、矾石（烧）等分。

上二味，为属散，以大麦粥汁和服方寸匕，日三服。病随大小便去，小便正黄，大便正黑，是候也。

主方分析：

硝石矾石散有消瘀化湿的功能，方中硝石即火硝，味苦性咸寒，能入血分消瘀除热；矾石能入气分化湿利水。因石药碍胃，故以大麦粥汁调服以保养胃气。

注意事项：

（1）如女劳疸发展为水胀腹满，则属脾肾两败，预后不良，难治。

（2）若女劳疸不兼瘀，则以补肾为主，而稍佐活血。

（3）服用本方后，病人小便黄，大便色黑，是湿热从小便去，瘀血从大便去，为病欲愈之征。

四、热盛里实黄疸（大黄硝石汤证）

黄疸腹满，小便不利而赤，自汗出，此为表和里实，当下之，宜大黄硝石汤。

【译文】

黄疸病腹部胀满，小便不畅而颜色发红，自汗出，这是表无外邪，里有实热，应当用下法治疗，宜用大黄硝石汤。

【解读】

黄疸湿热壅盛，聚结于里，里热成实导致腹部胀满；湿热阻滞，膀胱气化不利，灼伤血络，则小便不利而赤；自汗出为里热壅盛，迫津外泄，而不是肌表不固的表证，故以"此为表和里实"一句点明病机，提示其自汗出但不恶风，脉象有力，与表卫不固的自汗恶风、脉浮无力大有不同。既然表和无病，里热成实，故治疗当以大黄硝石汤通腑泄热。以药测症，当伴身热口渴，心中烦热，腹满拒按，大便燥结，舌红苔黄厚，脉滑数有力等。

该证的主要脉症：黄疸色黄鲜明如橘子色，自汗出，身热口渴，心中烦热，腹满拒按，大便燥结，小便短少色黄或赤，舌红苔黄厚，脉滑数有力。

病机：湿热内蕴，里热成实。

治法：通腑泄热，利胆退黄。

主方：大黄硝石汤方

大黄、黄蘗、硝石各四两，栀子十五枚。

上四味，以水六升，煮取二升，去渣，内硝，更煮取一升，顿服。

主方分析：

大黄、硝石攻下瘀热，黄柏、栀子清泄湿热，共奏清热通便、利湿退黄之效。

注意事项：

（1）本方药虽四味，但苦寒泻下力峻，当中病即止，故方后云："顿服。"

（2）寒湿发黄禁用。

五、湿重于热黄疸（茵陈五苓散证）

黄疸病，茵陈五苓散主之。

【译文】

有些黄疸病，可用茵陈五苓散主治。

【解读】

所谓黄疸病，以方测知，当属湿热黄疸中湿偏盛者。湿多热少之黄疸病可用茵陈五苓散清热退黄，通阳利水。

该证的主要脉症：身黄，目黄，小便黄少，色泽鲜明如橘子色，形寒发热，肢体困倦，腹满，食欲不振，口不渴，小便短少或不利，便溏，舌淡苔白腻，脉浮缓或沉迟。

病机：湿热内蕴，湿重于热。

治法：清热退黄，通阳利水。

主方：茵陈五苓散方

茵陈蒿末十分、五苓散五分。方见痰饮中。

上二物和，先食饮方寸匕，日三服。

方中茵陈蒿苦寒清热，利湿退黄；五苓散通阳利水，渗利小便。

注意事项：

（1）本方常作散剂，慢慢调服，因此治疗周期较长。亦可作汤剂，用作汤剂剂量可适当加大。

（2）热重于湿或里热炽盛者慎用。

六、燥结发黄（猪膏发煎证）

诸黄，猪膏发煎主之。

【译文】

各种发黄，用猪膏发煎主治。

【解读】

本条"诸黄"，并非泛指所有发黄，而是指燥结而兼血瘀所致的发黄，或各种不同病情的发黄证，经久不愈，湿郁化燥，渐渐导致津枯血燥，内不足以滋养脏腑，症见大便干燥；外不足以润泽肌肤，症见皮肤枯涩萎黄。治以猪膏发煎润燥通便，化瘀利水。

该证的主要脉症：发黄，口渴喜饮，皮肤枯涩萎黄，小便短少色黄，大便干燥，舌红苔黄少津，脉数。

病机：瘀热阻滞，内热燥结。

治法：润燥通便，化瘀利水。

主方：猪膏发煎方

猪膏半斤、乱发如鸡子大三枚。

上二味，和膏中煎之，发消药成，分再服。病从小便出。

方中用猪膏（即猪脂油）利血脉，解风热，润燥结，通大便，并配以消瘀血、开关格、利水道的乱发（即血余炭），使余邪得以泄利。

注意事项：

（1）服用本方后当小便增多，大便易解，乃邪从二便去之征。

（2）本方针对燥结发黄证，寒湿、虚寒等发黄不适宜。

第四节　预后

黄疸之病，当以十八日为期，治之十日以上瘥，反剧为难治。

【译文】

黄疸病，应以十八日作为痊愈的期限，治疗十日以上病当向愈，若反加剧者，便是难治之症。

【解读】

黄疸病的预后，与正邪盛衰有关。正盛邪去，病即向愈，反之则病情加重。黄疸病本在脾，脾寄旺于四季末各十八日，脾旺之时，正可胜邪，病即向愈；故以十八日为期。此间如果调治得当，十日以上病当向愈；若失治、误治，病情日渐加重，是正不胜邪，故曰"难治"，预后不佳。因此，早期治疗、早期康复在黄疸病治疗中的至关重要。

疸而渴者，其疸难治；疸而不渴者，其疸可治。发于阴部，其人必呕；阳部，其人振寒而发热也。

【译文】

黄疸病症见口渴的，比较难治；黄疸病症见口不渴的，则易治疗。病邪发于内部的，病人必见呕吐；病邪发于外部的，病人出现寒战并且发热。

【解读】

原文以口渴与否提示湿热黄疸病情的轻重，以口渴为难治，是由于湿热化燥，里热炽盛，或热毒深重，病势迅猛；相反则病势较缓，预后较好。临床判断，当不能仅限于口渴一症，尚需结合相关脉证，方能全面。发于阴部或阳部，提示病情偏里偏表，均有不同见症，临证可资参考。

第十六章　惊悸吐衄下血胸满瘀血病脉证治

第一节　惊悸

一、成因

寸口脉动而弱，动即为惊，弱则为悸。

【译文】

寸口部位出现动而且弱的脉象，动脉是因为受了惊的表现，脉弱是因为心悸的表现。

【解读】

诊得寸口脉如豆动摇不宁者，为动脉，多主惊证；若脉细软无力，重按乃见者，为弱脉，多见于悸证。由于外界的刺激，如猝受惊恐，使血气逆乱，心无所主，神无所归，可见精神不宁，卧起不安，因而脉见动摇不宁，故曰动即为惊。若气血不足，心脉失于充养，则脉象软弱无力，故曰弱则为悸。若寸口脉动、弱并见，则是心之气血内虚，又为惊恐所触，可见精神惶恐，坐卧不安，心中悸动不宁，是为惊悸。

本条以动、弱二脉区别惊悸。一般而言，惊证病轻多实，悸证病深多虚。惊与悸有外来与内生的不同，但从临床所见，受惊必致心悸，心悸又易发生惊恐，二者常互为因果。故辨证时仅以脉之动、弱诊断惊、悸，还不足为凭，必须脉症合参。

二、证治

（一）火邪致惊（桂枝去芍药加蜀漆牡蛎龙骨救逆汤证）

火邪者，桂枝去芍药加蜀漆牡蛎龙骨救逆汤主之。

【译文】

惊病由于火邪者，用桂枝去芍药加蜀漆牡蛎龙骨救逆汤主治。

【解读】

火邪者，是指使用熏、熨、烧针等法，强迫发汗，损伤心阳，神气浮越，临床可致心悸、惊狂、卧起不安等症。治宜温通心阳，镇惊安神，用桂枝去芍药加蜀漆牡蛎龙骨救逆汤。因其所主证候紧急，且由火邪致逆，故方名"救逆"。

本条应与《伤寒论》第 112 条互参。凡属心阳不足，痰扰心神而见惊狂、卧起不安、脉来疾数者，均可选用桂枝去芍药加蜀漆牡蛎龙骨救逆汤。

该证的主要脉症：心悸，惊狂，卧起不安，畏寒肢冷，伴恶寒发热，自汗，胸脘满闷，舌淡苔腻，脉浮滑或浮软无力。

病机：心阳受损，神气浮越，兼有痰浊。

治法：温通心阳，镇惊安神，兼以涤痰逐邪。

主方：桂枝去芍药加蜀漆牡蛎能骨救逆汤方

桂枝三两（去皮）、甘草二两（炙）、生姜三两、牡蛎五两（熬）、龙骨四两、大枣十二枚、蜀漆三两（洗去腥）。

上为末，以水一斗二升，先煮蜀漆，减二升，内诸药，煮取三升，去渣，温服一升。

方中桂枝汤去芍药之阴柔以助心阳；桂枝、甘草辛甘相合，以复心阳；姜枣和营卫，解外邪；加龙骨、牡蛎固摄镇惊，以安心神；心阳既虚则痰浊易生，故用蜀漆（即常山苗）涤痰逐邪，以止惊狂。诸药相协，以奏温振心阳、平降冲逆、收敛阳气、震慑心神之功。

注意事项：

（1）方中蜀漆不仅有截疟之功，而且有祛痰之效，但有涌吐之弊，故须与生姜先煎，和胃止呕，以避免服后恶心呕吐。

（2）心火亢盛或痰火扰心者禁用。

（3）运用时龙骨、牡蛎要重用，以重镇安神。

（二）水饮致悸（半夏麻黄丸证）

心下悸者，半夏麻黄丸主之。

【译文】

心下悸动的，用半夏麻黄丸主治。

【解读】

心下指胃脘部，水饮内停，胃阳被遏，故心下悸动。治宜通阳蠲饮，降逆定悸，用半夏麻黄丸。

该证的主要脉症：心悸，或怔忡，或胃脘部跳动，胸闷或胸满，伴恶心或呕吐痰涎，舌淡苔白腻或白滑，脉沉或紧。

病机：水饮内停，胃阳被遏。

治法：通阳蠲饮，降逆定悸。

主方：半夏麻黄丸方

半夏、麻黄等分。

上二味，末之，炼蜜和丸小豆大，饮服三丸，日三服。

方中半夏蠲饮降逆，通畅胃气；麻黄功在宣发阳气，振奋心阳，而非发表，二药合用，阳气得宣，饮邪得降，则悸动自宁。

饮盛阳虚之悸，一般多用桂枝、茯苓温阳利水；本证则属饮盛而阳郁，且常伴有喘、呕、胸闷，舌苔白滑等肺气闭郁、胃失和降之证，故用半夏降逆和胃以蠲水饮，麻黄通阳宣肺以泄水气。

注意事项：

（1）运用时注意麻黄与半夏应该等剂量使用。

（2）因郁遏之阳不能过发，凌心之水不易速去，故以丸剂小量，缓缓图之。

第二节　吐衄下血

一、成因

夫酒客咳者，必致吐血，此因极饮过度所致也。

【译文】

平素嗜酒之人，又见咳嗽，必然导致吐血，这是因为饮酒过度所致。

【解读】

平素嗜好饮酒的人，而患咳嗽，常可致吐血。这是因为酒体湿而性热，饮酒过度，必致湿热蕴郁，积于胃而熏于肺，肺失清肃故咳；进而灼伤血络，则必吐血。

二、脉症与辨证

（一）太阳阳明衄血

又曰：从春至夏衄者太阳，从秋至冬衄者阳明。

【译文】

老师又说：从春季到夏季衄血者属太阳，从秋季到冬季衄血者属阳明。

【解读】

手足太阳、手足阳明四条经脉，皆循行于鼻，故鼻衄多属太阳、阳明为病。从春至夏，阳气生发，若外感风寒，客于肌表，阳气被郁，不能外发，逆而上升，血随气逆而致衄，故春夏衄者多属太阳；从秋至冬，阳气内藏，若里热上蒸，迫血上逆而致衄，多属阳明。

人体脏腑经络之气的变动与四时气候有关，故临床辨证治疗时应考虑这种关系。一般来说，春夏衄血，多属外感病；秋冬衄血，多属内伤杂病。然春夏衄血，亦有属阳明里热证者；秋冬衄血，亦有属太阳表热证者，不可拘泥。

（二）内伤吐衄下血

病人面无色，无寒热，脉沉弦者，衄；浮弱，手按之绝者，下血；烦欬者，必吐血。

【译文】

病人面色发白，不恶寒发热，脉沉弦的，为衄血；脉浮弱，以手按之则无，为下血；烦躁咳嗽的，必致吐血。

【解读】

《灵枢·决气》篇曰："血脱者，色白，天然不泽。"病人面无血色，是血脱失荣之征。无寒热，即无外感病的恶寒发热症状，说明由内伤所致。内伤出血可有吐、衄、下血几种不同证候，尚需进一步辨证。若脉见沉弦，沉以主里候肾，弦为肝脉，肝肾阴虚，水不涵木，阳气亢逆，血随气涌，故见衄血；若脉见浮弱，按之则无，则为虚阳外浮，阳不摄阴而阴血脱于下为下血证；若脉浮弱，又见心烦咳逆者，是为阴虚有热，虚热上扰，熏灼心肺，故必吐血。

三、预后及治禁

（一）预后

1. 衄血的预后

师曰：夫脉浮，目睛晕黄，衄未止。晕黄去，目睛慧了，知衄今止。

【译文】

老师说：尺部脉浮，黑睛周围有黄晕，视物昏黄不清，说明衄血尚未停止。目睛晕黄退去，视物明晰清楚，说明衄血已停止。

【解读】

尺脉候肾，内寄相火。尺脉应沉而反见浮，为肾阴亏虚、相火不潜之象。目为肝窍，肝主藏血。肝经郁热，上扰于目，则见目睛晕黄，视物不清。水不涵木，虚火妄动，迫血上升，损伤阳络则衄血，故知衄未止。若晕黄退去，目睛清明，视物清晰，说明阴复火降，热退血宁，故可知衄血止。

2. 吐血的预后

夫吐血，欬逆上气，其脉数而有热，不得卧者，死。

【译文】

吐血，病人伴见咳嗽、喘逆、脉数、发热、不能卧寐的，属死证。

【解读】

吐血必致阴血亏虚，阴虚则火旺，虚火灼肺，肃降失常，不但吐血不止，反而加重咳逆上气。如此吐血、咳逆互为因果，以致阴不敛阳，虚阳外浮而见脉数、身热；虚火上浮，扰动心神，故虚烦不得卧。吐血不止，终将气随血脱，预后险恶，故云"死"，提示难治。

（二）治禁

1. 衄家治禁

衄家不可汗，汗出必额上陷，脉紧急，直视不能眴，不得眠。

【译文】

常流鼻血的病人，不可发其汗，误汗必致额上凹陷处的经脉下陷，脉紧急，目直视不能转动，不得眠。

【解读】

衄家，指经常衄血的病人，其阴血必亏少，虽有表证，亦不可辛温发汗。因汗血同源，若发汗则阴血重伤，经脉、目睛以及心神均失其濡养，故可见额上陷、脉紧急、目直视不能转动、不得眠等症，甚至发展为痉病。

2. 亡血治禁及变证

亡血不可发其表，汗出即寒栗而振。

【译文】

失血的病人，不可以发汗解表，汗出后会寒战怕冷。

【解读】

亡血之人，虽有表邪，也不能发汗攻表。若更发其汗，不仅阴血更伤，而且阳气随津外泄而有亡阳之变。阳气虚损，周身失于温煦，筋脉失养，故寒傈而振。亡血之人不可误用汗法，因汗血同源，误汗既伤阴血，又损阳气，易致变证。

四、证治

（一）虚寒吐血（柏叶汤证）

吐血不止者，柏叶汤主之。

【译文】

吐血不止的，用柏叶汤主治。

【解读】

本条叙证简略，以药测证，可知所主为虚寒性吐血。导致虚寒性吐血的原因很多，如吐血日久不止，气随血耗，阳气渐虚；或中气虚寒，血不归经；或过饮寒凉，损伤阳气，温摄无力等。因此治以柏叶汤温中止血，引血归经。

该证的主要脉症：吐血不止，血色淡红或暗红，伴面色萎黄或苍白，神疲体倦，头晕眼花，舌淡苔白，脉虚无力或芤。

病机：中气虚寒，血不归经。

治法：温中止血，引血归经。

主方：柏菜汤方

柏叶、干姜各三两，艾三把。

上三味，以水五升，取马通汁一升，合煮取一升，分温再服。

方取柏叶之清降，折其逆上之势而止血；干姜辛热，温阳守中；艾叶苦辛温，温经止血；马通微温（《神农本草经》），引血下行以止血。

马通汁即马粪加水过滤取汁而成，古人常用于止血；后世医家常以童便代之，其效亦佳。缪希雍《本草经疏》认为马通乃苦凉之品，据此有学者谓本方为寒热并用，阴阳兼顾，并非温剂，此说可供研究。

注意事项：

（1）运用本方时侧柏叶炒焦用，艾叶用焦艾，干姜用炮姜效更佳，因为二药炮制后，由辛温变为苦温，则温而不散，止而不凝。

（2）本方虽以柏叶命名，但不可认为本方是清热止血剂，而是治疗阳虚失血证的代表方，因此临床运用时侧柏叶用量应小于干姜和艾叶。

（3）阴虚火旺或邪热出血证慎用。

（二）热盛吐衄（泻心汤证）

心气不足，吐血、衄血，泻心汤主之。

【译文】

心烦不安，吐血、衄血，用泻心汤主治。

【解读】

原文"心气不足"，据《千金方》作"心气不定"，即心烦不安之意，可从。心藏神，主血脉，心火亢盛，扰乱心神于内，迫血妄行于上，故见心烦不安，吐血、衄血，血色鲜红，来势较急，面赤口渴，烦躁便秘，舌红苔黄，脉数有力等，应治以泻心汤清热泻火而止血。

该证的主要脉症：吐血、衄血，血色鲜红，来势较急，伴心烦不安，面赤口渴，烦躁便秘，舌红苔黄，脉数有力。

病机：火热亢盛，迫血妄行。

治法：清热泻火止血。

（三）虚寒便血（黄土汤证）

下血，先便后血，此远血也，黄土汤主之。

【译文】

便血，大便在先，出血在后，此称为远血，用黄土汤主治。

【解读】

下血，指大便出血。先见大便，便后出血，出血部位来自直肠以上，距肛门较远，故称为远血。因中焦虚寒，脾失统摄而血渗于下。治宜黄土汤温脾摄血。黄土汤用治虚寒便血。

该证的主要脉症：出血血色紫暗，并伴腹痛，喜温喜按，面色无华，神疲懒言，四肢不温，舌淡苔白，脉虚细无力。

病机：中焦虚寒，不能摄血。

治法：温阳健脾，摄血止血。

主方：黄土汤方（亦主吐血、衄血）

甘草、干地黄、白术、附子（炮）、阿胶、黄芩各三两，窖中黄土半斤。

上七味，以水八升，煮取三升，分温二服。

灶心土又名伏龙肝，温中止血；配以附子、白术、甘草温阳散寒，健脾以摄血；地黄、阿胶滋阴养血以止血；黄芩反佐，苦寒坚阴止血，并制术附，以防温燥动血。诸药刚柔相济，温阳不伤阴，滋阴不损阳，共奏温中止血之功。

注意事项：

（1）方中伏龙肝擅长温阳止血，故用量宜较大；黄芩意在制约术附温燥之性，则用量不宜太大。

（2）热盛动血或阴虚火旺出血证禁用。

（四）湿热便血（赤小豆当归散证）

下血，先血后便，此近血也，赤小豆当归散主之。方见狐惑中。

【译文】

便血，出血在先，大便在后，此称为近血，用赤小豆当归散主治。

【解读】

便血在先，大便在后，出血部位距肛门较近，故称为近血。其病机多因湿热蕴结大肠，灼伤阴络，迫血下行所致。治宜赤小豆当归散清热利湿，活血止血。

该证的主要脉症：便血，血色鲜红或有黏液，伴大便不爽，甚里急后重，舌红苔黄腻，脉滑数或濡数。

病机：见《百合狐惑阴阳毒病脉证治》篇。

第三节　瘀血

一、瘀血证

病人胸满，唇痿舌青，口燥，但欲漱水不欲嗽，无寒热，脉微大来迟，腹不满，其人言我满，属有瘀血。

【译文】

病人胸胀满，唇色萎而不泽，舌色青，口干燥，但只想漱口而不欲咽，无恶寒发热症，脉微大而迟，腹无胀满之征，但病人自觉腹部胀满，此为内有瘀血。

【解读】

瘀血阻滞，气机痞塞，故胸部满闷；瘀血内阻，新血不生，血不外荣，故唇痿舌青；血瘀津液不布，不能上濡，故口燥；但病由瘀血，并非津亏，故虽口燥却只欲漱水而不欲咽；无寒热，说明非外感表证；腹满可有水气、宿食、瘀血之分。瘀血腹满为病人自觉症状，察其外形并无胀满之征，这是血瘀在里，影响气机运行不畅所致，而非宿食、水饮留积于肠胃。脉微大来迟，是谓脉体虽大，但脉势不足，往来涩滞迟缓，为瘀血阻滞之象。

"唇痿舌青"和"口燥，但欲漱水不欲咽"，是辨别瘀血的两大指征，特别是舌质紫暗或舌边尖有青紫色瘀斑，有明确诊断价值。此外，胸腹胀满尚可见刺痛、拒按，脉微大来迟即指脉象涩滞迟缓。

二、瘀血化热证

病者如热状，烦满，口干燥而渴，其脉反无热，此为阴伏，是瘀血也，当下之。

【译文】

病人好像发热，心烦胸满，口中干燥而渴，诊其脉反没有热，这是瘀血郁热，深伏于血分所致，治当攻下瘀血。

【解读】

患者自觉发热，心烦胸满，口干燥而渴，但诊其脉，却并无热象，这说明热不在气分，而伏于血分，是瘀血阻滞日久，郁而化热伏于阴分所致，故曰"阴伏"。治疗当用攻下瘀血为主，使瘀血去则郁热解，诸证自除。

治疗瘀血，本条提出"当下之"，即通过攻下瘀血，使瘀去而热无所附，则诸症自解，体现了《脏腑经络先后病脉证》篇第 17 条"当随其所得而攻之"的审因论治思想。临证时，当根据瘀血病情的寒热、轻重、缓急及部位不同，分别采用化瘀或逐瘀等不同方法治疗，不可拘泥于下法。化瘀可选大黄䗪虫丸、温经汤、桂枝茯苓丸等，下瘀可选下瘀血汤、抵当汤、桃核承气汤等。

第十七章 呕吐哕下利病脉证治

第一节 呕吐

一、脉证

先呕却渴者，此为欲解。先渴却呕者，为水停心下，此属饮家。呕家本渴，今反不渴者，以心下有支饮故也，此属支饮。

【译文】

病人先呕吐，随后出现口渴的症状，是呕吐将愈。病人先有口渴，随后出现呕吐，是水饮停留在心下，称为水饮病。常患有呕吐的病人本来应有口渴，今虽然有呕吐，但病人没有口渴，是因为胃中有水饮停留，而支撑胀满所致，这是属于支饮病。

【解读】

患有水饮而呕吐的病人，若是先有呕吐，然后随之出现口渴欲饮水者，这是水饮已从呕去，脾能运化，胃阳将复的征象，呕吐病即将治愈，故原文说"此为欲解"。若是病人先有口渴欲饮，然后随之出现呕吐，这是由于胃有停饮，脾失健运，胃失和降，上逆作呕所致，即原文所说的"先渴却呕者，为水停心下，此属饮家"之意。

在一般情况下，患呕吐的病人由于呕吐会损伤津液，故呕吐后可有口渴，这是表示停饮已去，胃气将复，其病向愈之征，故说"呕家本渴"；今病人有呕吐而没有口渴，是表示仍有水饮内停，所以说"心下有支饮故也，此属支饮"。

二、治禁

（一）痈脓致呕治禁

夫呕家有痈脓，不可治呕，脓尽自愈。

【译文】

平素患呕吐的病人，如果吐出物中有脓血，说明胃中有痈疡溃脓，此时不能用止呕吐的治法和药物，待脓血排尽后则呕吐病自能康愈。

【解读】

引起呕吐的原因很多，既可责之于外邪犯胃，亦可责之于脏腑本身功能失职。如寒痰水饮犯胃，脾胃虚寒，胃热迫逆，肝郁犯胃，胆胃不和，脾肾失职，都可导致呕吐的发生。本条是论述胃有痈脓所致的呕吐病的治法。胃内有痈脓，通过自身的呕吐，使痈脓从呕吐而出，这是正气逐邪外出的表现。在治疗时应当审证求因，从其本治，而不能单纯治呕。因为呕吐是病之标，胃有痈脓是病之本，故治疗本病应当因势利导，以消痈排脓为治法，待痈脓排尽，则呕吐自能愈，所以说"夫呕家有痈脓，不可治呕，脓尽自愈"。若病人因有痈脓所致的呕吐，不注重排脓，而单纯止呕，则会导致脓毒内留，不仅呕不能止，反会使病情加剧而发生变证。仲景此举呕家有痈脓不可止呕为例，以明示医生"见呕休治呕"之意。

（二）欲吐治禁

病人欲吐者，不可下之。

【译文】

病人想呕吐的，不可用攻下法治疗。

【解读】

病人欲吐，在一般情况下，是由于邪气干胃，胃失和降，但是正气有驱邪外出之势，故其基本治法应当因势利导，促使正气胜邪，邪去则正气能安，呕吐即止，亦即《素问·阴阳应象大论》"其高者，因而越之"的精神。若病人本有欲吐之势而误用下法，与病势相逆，则会导致正虚邪陷，使邪不能去，反而病势加剧。本条所述"欲吐者，不可下之"，不可视作绝对的治疗禁忌，而应与本篇第 7 条、第 17 条结合理解，说明呕吐亦可以攻下法治之。

三、证治

（一）实热证

1. 胃肠实热（大黄甘草汤证）

食已即吐者，大黄甘草汤主之。

【译文】

吃完食物即呕吐的，用大黄甘草汤主治。

【解读】

以方测证，其主症当还有胃脘灼热疼痛，口苦口臭，大便干燥、甚或不通，小便短黄，舌红苔薄黄少津，脉滑有力等表现，乃由于胃肠实热积滞，腑气不通，火热上迫于胃所致，亦即《素问·至真要大论》所说"诸逆冲上，皆属于火"之类，所以治当荡热和胃，冀实热去，则胃气自和，用大黄甘草汤治疗。

该证的主要脉症：不食不吐，食后立即呕吐，口渴口臭，大便秘结，舌红苔黄，脉数有力。

病机：胃肠实热，腑气不通。

治法：泄热通腑，缓急和中。

主方：大黄甘草汤方

大黄四两、甘草一两。

上二味，以水三升，煮取一升，分温再服。

方中以大黄泄热通腑，推陈出新；用甘草以缓急和中，又可缓和大黄直走下焦之性，使攻下泄热而不伤胃，则腑气通利，胃气和降，呕吐自止。

注意事项：

（1）呕吐，未见大便秘结，舌红苔黄，脉数有力者不可用此方。

（2）当明辨虚热或实热，胃阴虚有热，胃气不和，也可见呕吐、舌红苔黄、脉数等，但其呕吐之势不及实热呕吐急迫，且脉数无力或细数，可用麦门冬汤。

（3）运用时当注意重用大黄，轻用甘草，二者比例为4∶1，否则会影响疗效。

（4）中病即止，以免久服热去而胃伤。

2. 肠胃湿热（黄芩加半夏生姜汤证）

干呕而利者，黄芩加半夏生姜汤主之。

【译文】

病人干呕，又有下利的，用黄芩加半夏生姜汤治疗。

【解读】

湿热浊邪犯胃，胃气上逆则干呕；湿热郁迫于肠，脾失健运，不能分清泌浊则下利。以方测证，还应当有口苦、里急后重，肠鸣腹痛，脘腹作胀，舌红苔微黄腻等见症。从其主方是黄芩汤加味可知，本病病位重点在肠道，主症应是以下利为主，治当以止利为要，故用黄芩加半夏生姜汤清热和胃为主治疗。

该证的主要脉症：利下热臭垢积，里急后重，肠鸣腹痛，恶心呕吐，舌红苔微黄腻，脉濡数。

病机：肠胃湿热，胃失和降。

治法：清热止利，和胃止呕。

主方：黄芩加半夏生姜汤方

黄芩三两、甘草二两（炙）、芍药二两、半夏半升、生姜三两、大枣十二枚。

上六味，以水一斗，煮取三升，去渣，温服一升，日再夜一服。

方中黄芩清胃肠之邪热；芍药清热和营；甘草、大枣甘缓和中；半夏、生姜降逆止呕。本方为小柴胡汤之变方，因热已不在半表而入于半里，所以去柴胡而仅用黄芩；证非胃实，然亦非胃虚，故不须人参之补；加半夏、生姜和胃降逆止呕。

注意事项：

（1）本方证与《伤寒论》第172条相近，可以互参，但伤寒以六经辨证为纲，而本方证以脏腑辨证为主，临证宜予以明确之。

（2）脾胃虚寒者，症见便溏，胃脘冷痛，舌淡苔白，脉迟缓，不可用本方。

（二）肝胃虚寒（茱萸汤证）

呕而胸满者，茱萸汤主之。

【译文】

呕吐而同时有胸部胀满的，用吴茱萸汤治疗。

【解读】

呕吐之病，既可见于实热证，也可见于虚寒证。本条以呕而胸满，或干呕、吐涎沫、头痛为特征，以胃阳不足，寒饮内停，胃气上逆为主，故见呕而胸满，治以温阳散寒，降逆止呕，用吴茱萸汤。

该证的主要脉症：呕而胸满，或干呕、吐涎沫、头痛，尤以巅顶冷痛为主，舌淡苔白腻或白润，脉弦滑无力或沉缓。

（1）呕吐或干呕由于胃阳不足，寒饮内停，胃气上逆而致。

（2）吐涎沫由于胃气虚寒，饮邪上泛所致，正如《水气病脉证并治》篇云："上焦有寒，其口多涎。"

（3）头痛为厥阴肝经寒气上犯所致，由于厥阴肝经上达巅顶，寒气上犯，故以巅顶冷痛为主。

病机：肝胃虚寒，寒饮上逆。

治法：温阳散寒，降逆止呕。

主方：茱萸汤方

吴茱萸一升、人参三两、生姜六两、大枣十二枚。

上四味，以水五升，煮取三升，温服七合，日三服。

方中吴茱萸能解肝脾二经之寒气，功能散寒止痛，温中止呕；生姜温胃散寒，和中降逆，合吴茱萸既可止呕又可化饮；人参、大枣补气和中。全方共奏温阳散寒、降逆止呕之功。

本方重用生姜之目的，在于温中止呕，以解除主症呕吐，学者不应只理解其与大枣调和营卫之意，更不能视为可有可无之味。

注意事项：

（1）胃热旺盛所致之头晕头痛，恶心呕吐，吐苦水，热性吞酸，脘腹疼痛者，当慎用或忌用。

（2）如呕吐较重，可采取冷服，或每次少许，频服之，以免格拒呕吐。

（3）药物用量：凡用于止呕，则应遵照仲景原方配伍之比例，即生姜用量大于吴茱萸（原方吴茱萸一升约为 80 克，生姜六两约为 90 克），否则止呕效果下降；用于治疗其他病症，可视呕吐一症的轻重和有无，如呕吐较轻或无呕吐，生姜用量则可相应减少或不用，党参用量一般与吴茱萸相等，或稍大于吴茱萸，大枣用量 5~7 枚即可；用于治疗胃寒吐酸，方加黄连，但比例以吴茱萸为黄连之 5~6 倍为宜；但若为头痛、阴寒之气上冲，浊阴上犯，巅顶痛，本方吴茱萸量宜 15~30 克。

（三）寒饮内停

1. 寒饮停胃（半夏干姜散证、生姜半夏汤证）

干呕，吐逆，吐涎沫，半夏干姜散主之。

【译文】

病人干呕，胃气上逆，吐涎沫，用半夏干姜散主治。

【解读】

由于中焦虚寒，津液变生饮邪，停留于胃，使胃失和降，胃气上逆，则为干呕、吐逆、吐涎沫。三症可单独出现，也可同时发生，治当温中助阳，化饮降逆，用半夏干姜散治疗。

干姜较之于生姜更有温助中阳之效，其与半夏同用，属标本并治之法。故本方不仅有和胃祛饮之效，更有温助中阳，使饮邪不再化生之功。这种标本同治的方法，一则说明本条标急不甚，其症可呕吐不甚，仅为干呕，或与吐逆、吐涎沫并见；一则说明本条中焦虚寒之象较显著。

该证的主要脉症：干呕吐逆，吐涎沫，伴胃脘冷或冷痛，喜热饮，甚至手足不温，舌淡，苔薄白，脉迟或沉缓。

病机：中阳不足，寒饮停胃。

治法：温中助阳，化饮降逆。

主方：半夏干姜散方

半夏、干姜等分。

上二味，杵为散，取方寸匕，浆水一升半，煎取七合，顿服之。

主方分析：

半夏干姜散由半夏与干姜两味组成，半夏降逆止呕，温化水饮；干姜温中散寒；与半夏同用，共奏温中助阳、化饮降逆、和胃止呕之功，擅治中焦虚寒证。浆水甘酸，调中止呕，"顿服之"则药力集中，以取速效。

注意事项：

（1）原文方后要求"取七合，顿服之"，意在使药力集中，以取速效，但若呕吐剧烈或频繁，一次进服药液困难，可能会导致得药则吐，当少量频服。因此临证运用，不可拘泥于一次顿服，要"随证用之"。

（2）脾胃阴虚证者慎用。

病人胸中似喘不喘，似呕不呕，似哕不哕，彻心中愦愦然无奈者，生姜半夏汤主之。

【译文】

病人心中好像气喘，而实则不喘；好像是呕，而实则不呕；好像是呃逆，而实则没有呃逆，但整个心胸烦闷懊恼无可奈何，当用生姜半夏汤主治。

【解读】

"胸中"与"心中"包括心肺和胃在内。胸为气海，内藏心肺，为呼吸往来之道、清气出入之所。寒饮结于胸中，与正气相搏，阻碍胸胃气机，使之不得畅行，则出现胸中似喘不喘、似呕不呕、似哕不哕，难以名状，烦闷不堪，痛苦难忍之症，治用宣散寒饮、舒展气机的生姜半夏汤。

该证的主要脉症：病人似喘不喘，似呕不呕，似呃逆而不呃逆，但整个心胸烦闷懊侬无可奈何，伴心下痞满，不渴或渴喜热饮，舌淡苔白腻，脉弦滑或沉迟。

病机：寒饮搏结，气机不畅。

治法：宣散寒饮，舒展气机。

主方：生姜半夏汤方

半夏半升、生姜汁一升。

上二味，以水三升，煮半夏，取二升，内生姜汁，煮取一升半，小冷，分四服，日三夜一服。止，停后服。

该方重用生姜汁以辛开通阳，温胃散结，和胃止呕；配半夏以化饮降逆；二者相伍，辛散寒饮，振奋胸阳。

注意事项：

（1）方后云"小冷"，即防热药格拒不纳而吐，故宗《素问·五常政大论》"治寒以热，凉而行之"的反佐之法。

（2）原文云"分四服"（每次75毫升），意在量少频服，以发挥药力的持续作用，并防药量过大而致呕吐。

（3）煎煮本方时，应注意方法，即先煮半夏，然后加入生姜汁，即可服用。

2. 饮邪阻胃（猪苓散证）

呕吐而病在膈上，后思水者，解，急与之。思水者，猪苓散主之。

【译文】

膈上有病，引起呕吐，吐后，想饮水的，这是呕吐向愈，应及时给病人饮用。口渴想饮水的，用猪苓散主治。

【解读】

"病在膈上"指饮停于胃，上逆于膈，是由于水饮停胃，胃气上逆所致；"后思水者"指呕吐之后口渴思水欲饮，其原因为呕吐之后，水饮随呕吐而去，邪去正安，胃阳将复，是呕吐病向愈之征。既然水去阳复，渴思饮水，就应当因势调理，少少与水饮之，以滋其虚燥，令胃气和则愈，因此当"急与之"。本证属脾虚饮停，饮邪犯胃，若思水而贪饮，则有旧饮虽去、新饮又作的可能，因此需用药物治疗，用猪苓散健脾祛饮。

该证的主要脉症：呕吐物清稀，吐后思水饮，伴小便短少，或胸满胸闷，舌苔白腻，或苔薄少津，脉沉或虚缓。

病机：饮邪阻胃，胃气上逆。

治法：健脾祛饮。

3. 脾虚饮停（茯苓泽泻汤证）

胃反，吐而渴欲饮水者，茯苓泽泻汤主之。

【译文】

病人反复呕吐，吐后口渴欲饮水的，用茯苓泽泻汤主治。

【解读】

本条的胃反，乃反复呕吐之意，以呕吐与口渴反复交替出现，呕吐物为水饮与食物混杂、不酸不苦不臭为特征。口渴是由于饮阻气化，津不上承所致，因渴饮水多，更助饮邪，则愈吐愈渴，愈渴愈吐。其治法是温胃化饮，降逆止呕，用茯苓泽泻汤为主方。

该证的主要脉症：呕吐与口渴反复交替出现，呕吐物为清稀水饮，或与食物混杂、不酸不苦不臭，或伴浮肿，大便溏薄或不畅，精神不振，兼有头眩、心悸等，舌淡苔白滑或白润，脉弦滑或沉紧或缓滑。

病机：中阳不运，胃有停饮。

治法：温胃化饮，降逆止呕。

主方：茯苓泽泻汤方

茯苓半斤、泽泻四两、甘草二两、桂枝二两、白术三两、生姜四两。

上六味，以水一斗，煮取三升，内泽泻，再煮取二升半，温服八合，日三服。

主方分析：茯苓泽泻汤以茯苓、泽泻淡渗利饮；配以桂枝、生姜通阳化饮，和胃止呕；佐以白术、甘草健脾和中。

注意事项：

（1）本条的胃反，乃反复呕吐之意，不是朝食暮吐、暮食朝吐之症。

（2）运用时当注意本方剂量调配，尤其方中重用茯苓达半斤，生姜、泽泻量次之，提示饮邪偏重，当利水化饮为主。

（3）脾胃阴虚证慎用。

第二节　胃反

一、脉症

跌阳脉浮而涩，浮则为虚，涩则伤脾。脾伤则不磨，朝食暮吐，暮食朝吐，宿谷不化，名曰胃反。脉紧而涩，其病菲治。

【译文】

病人跌阳部位的脉象浮而涩，浮则为胃虚，涩则脾伤。脾伤则不能运化水谷，早上吃的食物晚上吐出，晚上吃的食物早上吐出。食停于胃，不能消化，名为胃反。如果跌阳脉象紧而涩，这种病难于治疗。

【解读】

趺阳脉候脾胃之气，趺阳脉浮，主胃气不降，其原因乃在于"虚"，即胃阳虚浮；趺阳脉涩，主大肠干燥，其原因乃在于脾的"不磨"，即脾不运化。脾胃两虚，不能腐熟，则出现胃反之病，其病以"朝食暮吐，暮食朝吐，宿谷不化"为特征。若病情进展，脉转紧涩，紧主寒，说明气虚已累及于阳；涩主燥，乃津亡阴伤之象，病势更重。如助阳则伤阴，滋阴则伤阳，其病难治。

胃反作为病名，其含义指由脾胃虚寒，不能腐熟所致，以"朝食暮吐，暮食朝吐，宿谷不化"为主症的一类病证，与后世幽门水肿、幽门梗阻表现有类似之处。

二、病机

（一）胃反病机

问曰：病人脉数，数为热，当消谷引食，而反吐者，何也？师曰：以发其汗，令阳微，膈气虚，脉乃数。数为客热，不能消谷，胃中虚冷故也。

脉弦者，虚也，胃气无余，朝食暮吐，变为胃反。寒在于上，医反下之，今脉反弦，故名曰虚。

【译文】

问：病人脉数，数脉本来主热，应当消谷善饥，但反而出现呕吐，这是什么原因呢？老师答道：因为发其汗，导致阳气衰微，宗气虚弱故脉数。脉数，并非真热，实属虚热假热，所以不能消化水谷，是胃中虚冷的缘故。

脉弦属虚，胃中阳气不足，早晨吃的食物，傍晚吐出来，变为胃反病。因为寒在上部，医生反而用攻下法治疗，现在脉反弦，故说属虚。

【解读】

第一段论述误汗导致胃阳虚损形成的胃反。病人虽脉数却不消谷饮食，其脉必数而无力。可知这种数脉所主不是真热而是假热，即所谓"客热"之证，是医者误用汗法，损伤胃阳，使胃气虚寒，虚阳浮越之故。

第二段论述误下导致胃阳不足形成的胃反。虚阳浮越之脉数，医者误以为里实证而予苦寒攻下，复损胃阳，土虚木乘，故见弦脉，此必弦而无力。胃阳不足，不能腐熟水谷，则成朝食暮吐，暮食朝吐，宿谷不化之胃反。

（二）胸中冷病机

寸口脉微而数，微则无气，无气则营虚，营虚则血不足，血不足则胸中冷。

【译文】

病人寸口六脉微而数，脉微说明阳气虚衰，阳气虚则营气亦虚，营气虚则血不足，血不足则胸中寒冷。

【解读】

这里寸口包含两手寸关尺三部。脉微而数指脉象数而无力，它除了由前条之"胃中虚冷"外，胸中寒冷，宗气不足，卫气营血虚少，亦是主要原因之一。本条与第3条互参，旨在指出寸口脉数而无力既主中阳不足之虚寒胃反，亦主宗气不足之胸中寒冷，这时应再诊查病人趺阳脉的变化及结合其全身症状以帮助诊断。

三、虚寒胃反证治（大半夏汤证）

胃反呕吐者，大半夏汤主之。《千金》云：治胃反不受食，食入即吐。《外台》云：治呕，心下痞硬者。

【译文】

因胃反引起呕吐的，用大半夏汤主治。

【解读】

本条是根据前述胃反条文补出的证治，其"胃反呕吐"即指第5条之脾胃虚寒，不能腐熟，以"朝食暮吐，暮食朝吐，宿谷不化"为主症和特征的病证。脾以升为顺，胃以降为和，由于胃气虚寒，不能腐熟水谷，故宿谷不化，朝食暮吐，暮食朝吐。脾阳虚不能化气生津，肠道失于濡润，则可出现大便干燥如羊屎，胃肠燥结，失于和降，上逆则为呕吐。此概由脾胃虚寒，胃肠燥结，健运失职所致，故用大半夏汤温养胃气，降逆润燥。从方中白蜜用量来看，当犹有因寒而燥、大便燥结如羊屎状等症。

该证的主要脉症：朝食暮吐，暮食朝吐，宿谷不化，伴心下痞满，或冷痛，神疲乏力，大便燥结如羊屎状，舌淡苔薄白，脉虚缓。

病机：中焦虚寒，脾胃失调。

治法：和胃降逆，补虚润燥。

主方：大半夏汤方

半夏二升（洗完用）、人参三两、白蜜一升。

上三味，以水一斗二升，和蜜扬之二百四十遍，煮取二升半，温服一升，余分再服。

主方分析：

方中以重用半夏降逆化浊，温胃止呕；用人参温养胃气。白蜜润燥滑肠，与半夏相用，制约半夏之辛燥及毒性；与人参相伍，补中益气，健脾和胃。如此温燥化浊与甘润补虚并用，辛而不燥，补而不壅，是治疗虚寒胃反病的基本方剂。

注意事项：

（1）原文方后云"和蜜扬之二百四十遍"，乃提示要将水与蜜充分搅拌均匀。

（2）脾胃湿热或阴虚内热者慎用。

第三节 哕

一、治则

哕而腹满，视其前后，知何部不利，利之则愈。

【译文】

病人呃逆而腹部胀满时，应当询问病人大小便情况，看何部不利，然后通其大便或利其小便，则呃逆可愈。

【解读】

哕而腹满，哕由腹满致，腹满由下部不利致，此下部不利或指膀胱之腑水道不利，即在前之小便不利；或指肠腑谷道不利，即在后之大便不通。六腑以通为用，腑气不通，浊气上逆，则发为哕逆。治疗需根据其不利之腑，而予通利腑道之法。这时仅用降逆止哕之法是无益的。

呃逆的治疗一般以理气和胃、降逆平呃为原则。本条提出的通利大小便法仅适用于呃逆是由腑气不通所致者，且单纯的通利之法仅用于正盛邪实之证。作为治疗原则，本条亦有审证求因、审因论治之意，宜与本篇前文互参。

二、证治

（一）胃寒气逆（橘皮汤证）

干呕，哕，若手足厥者，橘皮汤主之。

【译文】

病人干呕，呃逆，如果手足厥冷的，用橘皮汤主治。

【解读】

因寒邪袭胃，胃气上逆，则为干呕、呃逆；胃阳被遏，不达四末，可见手足厥冷。治以通阳和胃为法。

主要脉症：干呕，呃声有力，得寒则剧，得温则减，手足厥冷，但动则缓解，伴胃中冷，舌淡苔薄白，脉弦有力或迟缓。

病机：寒邪阻胃，胃气上逆。

治法：温胃散寒，降逆止呃。

主方：橘皮汤方

橘皮四两、生姜半斤。

上二味，以水七升，煮取三升，温服一升，下咽即愈。

橘皮理气和胃，生姜散寒止呃，使阳通寒去，气机顺畅，则干呕、呃逆、手足厥冷诸症自愈。方后云"下咽即愈"，提示本方具有良好的止呕和止呃作用。

注意事项：

（1）本证"手足厥"是暂时性的，不同于四逆汤证，不可混淆。

（2）脾胃湿热证禁用。

（二）气虚挟热（橘皮竹茹汤证）

哕逆者，橘皮竹茹汤主之。

【译文】

呃逆证，用橘皮竹茹汤主治。

【解读】

病人以呃逆为主症，多见于久病体弱，或大吐下后，呃声低微不连续，伴虚烦不安，少气口干，不欲多饮，手足心热，苔薄黄或苔少，脉虚数等。此属胃虚有热，胃失和降，虚热动膈，气逆上冲，治以补气清热，和胃降逆，方选橘皮竹茹汤。

本证所挟之热当予辨识。因竹茹并非大寒之品，且从方中诸药的用量比例来看，也是温热之性偏重。临床报道亦表明，若是证情中热象突出时，需加清热药物。

该证的主要脉症：呃声低微而不连续，伴虚烦不安，少气口干，不欲多饮，手足心热，苔薄黄或苔少，脉虚数等。

病机：气虚挟热，胃气上逆。

治法：补气清热，和胃降逆。

主方：橘皮竹茹汤方

橘皮二升、竹茹二升、大枣三十枚、生姜半斤、甘草五两、人参一两。

上六味，以水一斗，煮取三升，温服一升，日三服。

方中橘皮、生姜理气和胃，降逆止呃，使胃气通降下行；人参、甘草、大枣补虚益气，与橘皮相伍，补气与理气并行，补而不壅，行而不伤；竹茹清热安中，与橘皮相用，辅佐气机升降。诸药相合，清而不寒，行而不伤，补不敛邪，相互为用，以建补气清热、和胃降逆之功。

注意事项：

（1）本方之用，重在补虚，次在清热。热乃虚而生，使用时要注意剂量比例。

（2）纯热无虚或脾胃虚寒证均应忌用。

第四节　下利

一、脉证、病机与预后

（一）湿热证

1. 湿热痢疾的脉证和预后

下利脉沉弦者，下重；脉大者，为未止；脉微弱数者，为欲自止，虽发热不死。

【译文】

患痢疾的人，脉象沉弦，有里急后重的症状；脉象大的，是痢疾没有停止；脉象微弱兼数的，是痢疾将要自行停止的表现，虽有发热症状，但不会死亡。

【解读】

脉沉主里，脉弦主痛，下利而脉见沉弦，是病邪在里，气机不畅，传导失常，故见痢下脓血，赤白相兼，滞下不爽，里急后重，腹中疼痛；下利而见脉大，大主邪气盛，乃正邪交争之象，故此处之大必大而有力，邪气既盛，痢疾尚在发作期（暴痢），顷刻不能痊愈，故曰"为未止"；下利而脉见微弱数，微弱者无力之象，虽正气不足，然邪气亦衰，脉数即余邪未尽之象，这时已进入病的恢复期，通过积极的治疗，很快即会向愈，故曰"为欲自止，虽发热不死"。

痢疾病人见利下赤白，滞下不爽，里急后重，腹中疼痛，身热，脉实有力，这时虽不能痊愈，却不一定预后不良（急性泄泻亦如此）；而下利脉大无力除在恢复期见到"欲自止"外，阳亡于外，阴亡于内的重证、危证亦可导致，应注意判别。

2. 湿热下利的脉证

下利，寸脉反浮数，尺中自涩者，必圊（qīng）股脓血。

【译文】

病人下利，寸脉反而浮数，尺脉涩的，必大便脓血。

【解读】

本条亦见于《伤寒论·厥阴病》篇第363条。下利之病属于里证，却见浮数表脉，故曰"反"；同时下利属脾胃之病，却病不现于关部而现于寸部，说明此下利是由新感时邪，内蕴肠腑所致。尺中自涩是指下利病变在肠，由肠失传导，通降不利，气血壅滞，脂膜血络俱受损伤所致，故而利下赤白脓血。其特点是利下脓血，赤白夹杂，稠黏气臭，腹胀腹痛，里急后重，肛门灼热、同时还应有小便短赤、口干苦黏，或恶寒发热、舌苔黄腻、脉象滑数等脉症。

（二）虚寒证

1. 虚寒欲绝证

夫六腑气绝于外者，手足寒，上气，脚缩；五脏气绝于内者，利不禁，下甚者，手足不仁。

【译文】

六腑气机衰竭于外，就会发生手足寒冷，上气喘促，下肢挛缩；五脏气机衰竭于内，就会发生难于制止的下利，下利严重的，手足麻木不仁。

【解读】

六腑属阳，阳主卫外，以胃为本。胃阳虚衰，失于和降则为呕、哕；不能达于四末则为手足寒冷；筋脉失于温煦，故见蹴卧脚缩；同时由于上焦亦受气于中焦，胃阳的虚衰，可使上焦宗气亦随之不足，故而出现上气喘促之象。

五脏属阴，阴主内守，以脾为后天之本，以肾为先天之本。脾虚失运，清气下陷，故下利不禁；久病及肾，肾阳亦衰，则下利更甚；下利太甚，阴液亦随之不足，阳不温煦，阴不濡养，则为手足麻木不仁。

本条论述呕、哕、下利三病脏腑虚绝证的病机和主要证候表现，强调了脾（胃）肾在呕、哕、利三病后期的重要作用。这里"六腑气绝于外"和"五脏气绝于内"不是分割开的两种病证，而是五脏六腑尽皆"气绝"。中医脏腑辨证的特点之一，便是脏与腑之间的表里配合关系。故此"手足寒、上气、脚缩"就不能仅理解成只是胃阳不足而脾阳健旺；而"利不禁、手足不仁"也不能仅理解为只是肾阳虚而胃腑、肠腑、甚至于脾的功能正常。

下利后脉绝，手足厥冷，晬（zuì）时脉还，手足温者生；脉不还者死。

【译文】

病人下利以后诊不到脉搏，手足厥冷，待一昼夜之内，脉搏复出，手足转温的可生还；若脉搏仍不复出的则预后不佳。

【解读】

本条亦见于《伤寒论·厥阴病》篇第 368 条。虚寒下利后脉伏不见，手足厥冷，为阳气衰竭之候，病情凶险。判断其预后的指征是若在一日之内脉气来复，手足转温，则尚有生还之望，否则预后不佳。

2. 虚寒向愈证

下利有微热而渴，脉弱者，今自愈。

【译文】

病人下利，身有轻度发热，口渴，脉象弱，其病将愈。

【解读】

本条亦见于《伤寒论·厥阴病》篇第 360 条。虚寒下利，症见微热、口渴，是阳气来复之兆，脉弱表明邪气亦衰而正气安，脉症合参，故知病将自愈。

发热口渴，焉知不是邪热？关键一个"微"字。发热的程度轻微，则渴必不甚；如果大热大渴，就不会是阳复，而是邪热了。邪热的脉象必数大有力，现在脉弱，邪热的论断显然不能成立，因此有充分理由预断为邪退阳复自愈之候。

二、治法与禁忌

（一）湿滞下利气治法

下利气者，当利其小便。

【译文】

病人下利而矢气的，应当用利小便的方法治疗。

【解读】

下利气指下利的过程中气随利失，矢气频频。中焦湿困，故大便溏泄；湿滞气阻，故腹胀窘痛，矢气则舒，故为下利气。治当用利小便法，"利小便以实大便"，分利水湿，使小便利，湿邪去，气机通畅，肠道调和，则下利已、矢气除。需要指出的是，这里利小便法可包含健脾利湿、温中利湿之意。

（二）虚寒下利治禁

下利清谷，不可攻其表，汗出必胀满。

【译文】

病人下利清谷，不能用解表药强发其汗，误汗则必然导致腹中胀满。

【解读】

本条亦见于《伤寒论·厥阴病》篇第 364 条。这里下利乃是泄泻，下利清谷是由脾（或脾肾）阳虚，不能腐熟，小肠受盛与大肠传导失常所致，治疗当以健脾温肾，运中化湿为法。在里虚较急的情况下，即便挟有表证，本着"急者先治"之则，当先温其里，即《脏腑经络先后病脉证》第 14 条："病，医下之，续得下利清谷不止，身体疼痛者，急当救里，后身体疼痛，清便自调者，急当救表也。"若误攻其表，汗出阳更虚，阴寒更甚，从而又增腹部胀满之症。

下利脉沉而迟，其人面少赤，身有微热，下利清谷者，必郁冒，汗出而解，病人必微热。所以然者，其面戴防，下虚故也。

【译文】

病人下利，脉象沉而迟，面色微有红赤，身有轻度发热，泻下没有消化的水谷，必然会感觉郁闷昏冒，不仅头昏目督，还有郁滞烦闷的感觉；发热汗出而愈，四肢必然微有不温。这是由于面部戴阳、下元虚冷的缘故。

【解读】

本条病机与上一条相同，亦是由脾肾阳虚所致。同时由于阴寒内盛，格阳于外，而出现面红如妆，身有微热；虚阳上浮，进一步还将出现头昏目督，郁闷不舒之郁冒症。此时应急与通脉四逆之类回阳救逆。若误将"面少赤，身有微热"视为表证，以为可通过"汗出而解"，而妄用汗法，则势必使阳更虚，阳欲脱绝，使其人微厥。之所以禁用汗法，是因为该病的"面少赤，身有微热"是一种虚阳上浮的戴阳证，其证的根本原因在于脾肾阳虚，阴寒内盛，即所谓"下虚故也"。

三、证治

（一）实热证

1. 大肠湿热（白头翁汤证）

热利下重者，白头翁汤主之。

【译文】

湿热下利而里急后重的，用白头翁汤主治。

【解读】

本条亦见于《伤寒论·厥阴病》篇第 371 条。其病由湿热阻滞，肠腑传导失司，通降不利，并可使气血壅滞，损伤肠道脂膜血络所致；治用白头翁汤清热凉血，燥湿止利。

该证的主要脉症：下利热臭，或利下脓血色泽鲜明，里急后重，滞下不爽；或为痢下脓血，鲜紫相杂，腐臭较著，腹痛剧烈，肛门灼痛、下坠，口渴，壮热，烦躁不安，甚则昏迷痉厥，舌质红，苔黄腻，脉数等。

病机：大肠湿热，气机阻滞。

治法：清热凉血，燥湿止利。

主方：白头翁汤方

白头翁二两，黄连、黄柏、秦皮各三两。

上四味，以水七升，煮取二升，去渣，温服一升；不愈，更服。

主方分析：

方中白头翁清热凉血，止下利，解后重；秦皮、黄连、黄柏苦寒燥湿，清热解毒。诸药合用，使湿热去，热毒解，气机调达，后重自除，热利可愈。

注意事项：

（1）本方运用时白头翁当重用。

（2）本方有寒伤中气之弊，因此当中病即止。

（3）脾胃虚寒者禁用。

2. 肠腑实热（大承气汤证）

下利三部脉皆平，按之心下坚者，急下之，宜大承气汤。

【译文】

病人下利，寸关尺三部皆如平常人之脉象，用手触按心下，感到坚硬胀满，当急用下法治疗，其病即愈，以大承气汤治疗为宜。

【解读】

三部脉皆平指寸关尺三部脉如正常人一样，而不同于虚寒下利之微弱沉细，主病非寒证。按之心下坚，指脘腹硬满疼痛，按之不减，即《腹满寒疝宿食病脉证治》第 2 条"病者腹满，按之……痛者为实"之谓，主病非虚证。故本条下利病机为实热积滞内停肠腑，下利以利下不爽、臭秽浊垢为特点，并一定还有舌苔黄燥等。治用大承气汤急下实积，积滞一去，则利亦自止，此即所谓"通因通用"之法。

本条下利以"心下坚"为辨证要点。然而关于心下坚，仲景尚有"阳明病，心下硬满者，不可攻之"（《伤寒论》第 205 条）和"按之心下满痛者，此为实也，当下之，宜大柴胡汤"（《腹满寒疝宿食病脉证治》第 12 条）之论。"不可攻之"之"心下硬满"是以心下痞闷不舒，按之柔软，或不软而硬，但不疼痛为特点，病在胃而不在肠，故不可攻之。大柴胡汤主治之"心下满痛"是少阳阳明同病之证，满痛位于心下而波及两胁，尚见往来寒热，郁郁微烦，呕逆较甚，脉象弦数等，故用大柴胡汤少阳阳明同治。

该证的主要脉症：下利以利下不爽，泻下之物臭秽浊垢如败卵，泻后痛减，或泻而不畅为特点，伴心下痞坚，腹胀腹痛拒按，胸脘痞闷，嗳气不欲食；或下利时发时止，发作之时，腹痛里急后重，下痢赤白（即休息痢），舌红苔黄燥或垢浊，脉滑数有力或沉滑有力。

病机：见《痉湿暍病脉证治》篇。

注意事项：

（1）服药后，腑气得通，燥屎得下，则当停止服药，不可将余药续服。

（2）应用时当注意方中大黄与厚朴用量的比例关系。

（3）注意方中药物煎煮方法，有先煎，有后下，有烊化，只有以法煎煮，才能达到治疗目的。

（4）大肠寒结证、肾阳虚不大便者、孕妇大便难禁用。

（5）大便燥结难下，是阳明病可下证之主要依据之一，但也不是绝对的。若病人因于阳明燥结津伤，而小便不利，燥屎内结大便困难，邪热内迫而又旁流时下，形成热结旁流，大便乍难乍易；燥热熏蒸于外则潮热，熏蒸于上则眩冒；腑气不通，影响肺气不利而见喘息不得卧，则也应以本方治之。

（6）表证未解，不可过早用下，以防引邪入内。

（二）虚寒证

1. 桃花汤证

下利便脓血者，桃花汤主之。

【译文】

病人下利，大便有脓血的，用桃花汤主治。

【解读】

利下脓血属痢疾的范畴，以药测证，可知本条下利证属虚寒。痢由脾阳不足、气不固摄所致，寒凝日久，气滞血瘀，络伤营腐，故见便脓血。治当涩肠固脱，温中散寒，方用桃花汤。

下利脓血，有湿热与虚寒之分。属湿热者，多见于初利，由湿热郁滞，热伤血络，热盛营腐所致；若是久利不止，则多因脏气虚寒，气血不固，滑脱不禁而成。

该证的主要脉症：痢久反复不愈，时重时轻，下利清稀，有黏白冻，或紫暗血色，甚则滑泄不禁，无里急后重感，脱肛，腹部隐隐冷痛，喜温喜按，伴食少，神疲腰酸，四肢不温，畏寒怕冷，面黄无华，舌质淡，苔薄白，脉细弱无力。

病机：脏气虚寒，气血下陷。

治法：涩肠固脱，温中散寒。

主方：桃花汤方

赤石脂一斤（一半煎、一半筛末）、干姜一两、粳米一升。

上三味，以水七升，煮米令熟，去渣，温服七合。内赤石脂末方寸匕，日三服；若一服愈，余勿服。

方中赤石脂为主药，因其色似桃花，又名桃花石，故方名为桃花汤。赤石脂其性温味甘涩而质重，擅长涩肠固脱；干姜温中暖脾，散寒和中；粳米补虚养胃和中，三药合用有温摄固脱之效。

注意事项：

本方赤石脂用法较特殊，一半煎煮，一半研末，且方后强调"内赤石脂末"冲服，是为增强涩肠固脱之效。

2. 通脉四逆汤证

下利清谷，里寒外热，汗出而厥者，通脉四逆汤主之。

【译文】

病人下利，不消化食物，属里寒外热、汗出而四肢厥冷的，用通脉四逆汤主治。

【解读】

"里寒"是真寒，里阳大虚，阴寒内盛，不能腐熟，则"下利清谷"；"外热"是假热，乃阴盛于内、格阳于外所致，其与汗出而厥并见。厥指手足厥冷，说明其热为阳欲外脱之故，病情危重，故急用通脉四逆汤以回阳救逆。通脉四逆汤由四逆汤倍干姜组成，以加强其温经回阳之功。

该证的主要脉症：下利清谷反复发作，腹部喜暖，或兼腹痛，身热不恶寒，面红如妆，冷汗连连，手足厥冷，平素腰膝酸软，形寒畏冷，舌淡嫩，苔白润，脉微欲绝。

病机：阴盛格阳，虚阳外越。

治法：温里通阳，回阳救逆。

主方：通脉四逆汤方

附子大者一枚（生用）、干姜三两（强人可四两）、甘草二两（炙）。

上三味，以水三升，煮取一升二合，去渣，分温再服。

方中附子大辛大热，破阴壮阳而复脉；较四逆汤倍用干姜，意在借其辛温之性，守而不走，直捣中焦，发挥温中散寒而止利之效；炙甘草甘温健中益脾。三药合用，相得益彰，功专力宏，共达回阳救逆之功。

注意事项：

（1）热利便脓血者禁用。

（2）少阴真热假寒证者禁用。

3. 气利（诃梨勒散证）

气利，诃梨勒散主之。

【译文】

病人下利伴矢气的，用诃梨勒散主治。

【解读】

"气利"乃下利滑脱不禁，甚或大便不能制约，自肛门外流，下利之物不滞涩，不秽臭，腹不痛不胀，无里急后重。其病机为中气虚寒，气机下陷，不能固摄所致。治以温涩固脱，涩肠止泻，方用诃梨勒散。

该证的主要脉症：利下无度，滑脱不禁，伴四肢困乏或不温，倦怠，精神萎靡，胃脘痞满或冷痛，恶心呕吐，舌淡苔薄白，脉沉细弱或沉缓弱。

病机：中气下陷，气虚不固。

治法：温涩固脱，涩肠止泻。

主方：诃梨勒散方

诃梨勒十枚（煨）

上一味，为散，粥饮和，顿服。

方中诃子煨用有涩肠固脱之效，以粥饮和服，能助益中气。

注意事项：

（1）本方意在提示后学者，如久利不止，中气必虚，当在辨证论治基础上，佐以涩肠固脱止利之品，如诃子，以治标急；但初泻则慎用，以免"闭门留寇"。

（2）方后云"粥饮和"，即指用大米或其他谷物煮成稀粥，再与药物调和服用，意在护顾胃气，因为久利必然胃气已虚。

（3）湿热下利者禁用之。

第十八章　疮痈肠痈浸淫病脉证并治

第一节　痈肿

一、痈肿初起脉证

诸浮数脉，应当发热，而反洒淅恶寒，若有痛处，当发其痈。

【译文】

凡是脉象浮数，都会有发热的症状，但病人反而感觉到像凉水洒到身上似的发冷，此时身上若有疼痛的部位，就会发生痈肿。

【解读】

浮脉主表，数脉主热。凡是诊得病人其脉象浮数的，多属于有外感表热的病证，并且应当有发热的见症。浮数之脉，一般应主表热证，但亦可主里热证。若病属于外感表热证，则病人应当有发热恶寒，并且是以发热重而恶寒轻。若里热已盛、表热未解时，亦可有浮数脉和恶寒的见证。本条所论，是病人有浮数之脉，本应发热而发热不突出，而病人反而感觉到恶寒怕冷，好似有冷水淋洒在身上，又有凉风吹在身上那样冷凉，故原文说"而反洒淅恶寒"。在这种情况下，病人虽然类似于外感表热证，但只有身体某局部发生红、肿、热、痛的，这就是发生痈肿的征兆，这是由于局部热毒壅塞，气血渐滞，营卫受阻所致。故本证应以脉浮数，而又有恶寒发热，身体局部发生红肿热痛为痈肿初起的辨证要点，切不可误以为普通的外感证。

二、痈肿辨脓法

师曰：诸痈肿，欲知有脓无脓，以手肿上，热者为有脓，不热者为无脓。

【译文】

老师说：各种痈肿，要想知道有脓无脓，用手触按在痈肿之上，感觉到很热的为有脓，感觉到不热的为无脓。

【解读】

本条论述从触诊的角度诊断痈肿有脓无脓。用医生的手掩盖于病人痈肿之上，感觉到痈肿处明显发热的，为有脓；没有发热的，为无脓。从痈发生的始萌到成脓，是有其发展过程的，即先有局部性气血营卫的凝涩不通，尔后出现红肿热痛，恶寒发热。此时处于邪正交争之际，若正胜邪却，或治疗及时，则凝涩畅通而肿痛可消；若正不胜邪，或邪正抗争，则恶寒发热，局部红肿热痛不减，说明热毒壅结已盛，进而肉腐脓成。正如《灵枢·痈疽》篇说："大热不止，热胜则肉腐，肉腐则为脓。"故用手掩盖于痈肿之上，有明显发热者，说明热毒壅聚，为有脓；不热者，热毒未聚，故无脓。

在临床上，若单凭触及痈肿发热与否作为有脓无脓的诊断是不够的，还应当结合病人的发病及病程、局部痈肿的色泽及软硬等情况综合分析，甚或可用空针从痈肿内部直接穿刺取样更为确切。一般情况下，痈肿初起，病人有全身发热，局部红肿热痛，此时痈肿痛甚，按之较坚硬。若经过寒战发热，痛剧之后，局部红肿稍退，疼痛明显减轻，痈肿顶部变软，甚或顶端已透脓变白，此即脓已成之确兆，此时即可排脓托毒，或进行手术治疗。

第二节　肠痈

一、脓未成证治（大黄牡丹汤证）

肠痈者，少腹肿痞，按之即痛如淋，小便自调，时时发热，自汗出，后恶寒。其脉迟紧者，脓未成，可下之，当有血。脉洪数者，脓已成，不可下也。大黄牡丹汤主之。

【译文】

患肠痈的病人，少腹部肿胀而痞满；用手按压肿处，病人感到如像患淋病那样刺痛，但小便却和平常一样正常；时时发热，自汗出，又复畏寒怕冷。若脉迟紧的，是脓未成，可以用下法治疗，以大黄牡丹汤主治，服药后，大便应当下污血；若脉象洪数的，为肠痈已经成脓，就不能用下法了。

【解读】

患肠痈的病人，其少腹阑门部位出现了突起的包块，有形之痈肿阻碍于肠中，病人有痞塞不通的感觉，此为热毒内聚、营血瘀结肠中所致。肠痈已经形成，不按固然痛，按之则有如淋病那样刺痛。虽然按压肠痈部时，可牵引至前阴痛如淋，但并不是真有淋病，故仲景在此补述"小便自调"一句，以便与淋病相鉴别。其病变在阳明肠腑，不在少阴肾和膀胱，故小便自调。肠内有痈肿，营血凝滞，卫气受阻，则时时发热。实热熏蒸，营卫失调，迫津外泄，故自汗出。患肠痈病之初，有类似于外感的恶寒见症；病至大热肉腐成脓之际，由于正胜邪实，邪正相争，此时又出现恶寒，甚或可有高热寒战出现，此与肺痈酿脓期"时时振寒"的意义相同。肠痈未成脓之时，由于局部的营血为邪气所遏，热伏血瘀蕴结不通，其脉象多为迟紧，是邪与血结而脓尚未成。此时在治疗上，应当急用攻下法，以泄热解毒，破血消痈，务必使痈肿消散，而污血从大便泄出。用大黄牡丹汤主治以泄热解毒，破血消痈，当有血。但若肠痈到了酿脓期之后，脉象由迟紧变为洪数，此乃热毒瘀积，实热蕴结，血腐肉败，肠痈已成脓。此时治法应当以清热解毒、排脓生肌为主，可用薏苡仁、败酱草、银花、鱼腥草、当归、白及、桔梗之类为宜。对于破血攻逐之品应当慎用，否则有可能导致痈脓未尽而出血不止、正气亏损的后果。

该证的主要脉症：右少腹肿痛拒按，或有反跳痛，按之痛状如淋痛或刺痛，伴脘闷，不欲饮食，恶心，大便秘结，小便黄赤，时时发热，自汗出，恶寒，舌红苔黄，脉迟紧或弦数、滑数。其审证要点是右少腹疼痛而拒按。

病机：热毒聚肠，瘀热内结。

治法：泄热解毒，逐瘀攻下。

主方：大黄牡丹汤方

大黄四两、牡丹一两、桃仁五十个、瓜子半升、芒硝三合。

上五味，以水六升，煮取一升，去渣，内芒硝，再煎沸，顿服之，有脓当下；如无脓，当下血。

方中大黄苦寒，清泻肠中热毒，攻逐肠中瘀腐，使肠中热毒、热腐、热瘀从便而出。牡丹皮辛苦寒，辛以散血中之郁热，苦以泻血中之瘀血，寒以清血中之邪热；与大黄相用，泻热凉血，散瘀消肿，通经止痛。桃仁（五十个，约20克）破血散瘀，下瘀而利于生新，与牡丹皮相用，和畅血脉而破瘀血；与大黄相用，破瘀而洁净腑气。冬瓜子（半升约15克）清利大肠而排脓解毒，散瘀结而下浊物，为治肠痈之要药。芒硝咸寒，泻瘀热之邪，软热瘀之结，散热瘀之搏，与大黄相用，以荡涤肠中之瘀热，并排脓于下。诸药相伍，以奏其功。

注意事项：

（1）若脉洪数，乃热毒壅积致血腐肉败，脓已成熟，故当慎用攻下。

（2）本方之大黄与他药同煎，后下芒硝，以取大黄苦寒清热及活血化瘀之功。

（3）凡重病急性化脓性或坏疽性阑尾炎、阑尾炎合并腹膜炎、婴儿急性阑尾炎、妊娠阑尾炎合并弥漫性腹膜炎、阑尾寄生虫病等，均不宜用本方。

（4）老者、孕妇、体弱者，宜慎用。

二、脓已成证治（薏苡附子败酱散证）

肠痈之为病，其身甲错，腹皮急，按之濡，如肿状，腹无积聚，身无热，脉数，此为肠内有痈脓，薏苡附子败酱散主之。

【译文】

患肠痈的病人，其身上皮肤粗糙，似如鳞甲；腹部皮肤紧张，但用手按之是濡软的，用力按压又有肿胀之状，而腹中并无积聚硬块，身不发热，脉象数，这是肠内有痈肿，用薏苡附子败酱散主治。

【解读】

肠痈患者失治或误治，以致热毒结聚，肉腐化脓，内耗营血，不能营养肌肤，而见"其身甲错"。气血郁结，影响腹部气机，故其局部表现为按之腹皮紧张拘急，但内有脓肿而非"积聚"，故按之濡软如肿状，而非坚硬。由于肠痈日久，正气已虚，且热毒聚于局部，故全身发热不明显，脉虽数而无力。肠痈正气渐虚，阳气不足，而痈脓未除，病属阴证虚证，并非热毒壅盛阶段，故用薏苡附子败酱散以排脓解毒，通阳散结。

方后医嘱顿服，意在集中药力，速攻其疾，使痈脓极早排除，以杜绝滋蔓之害。服药后"小便当下"，是因痈脓向愈，营卫气血畅通，膀胱气化复常，则小便复通。这说明患肠痈过程中，对小便的通利有影响，肠痈告愈，则小便亦复正常。

该证的主要脉症：肌肤粗糙如鳞甲，腹皮紧张，但按之濡软不硬，发热不明显，脉数无力。

病机：热毒内郁，化腐成脓，阳气不振。

治法：排脓消痈，清热解毒，通阳散结。

主方：薏苡附子败酱散方

薏苡仁十分、附子二分、败酱五分。

上三味，杵为末，取方寸匕，以水二升，煎减半，顿服，小便当下。

方中重用薏苡仁消肿毒，利血气，涤湿邪，排痈脓，理气机，使湿毒从下而去，为疗肠痈之要药。败酱草排脓破血，祛瘀止痛，为解大肠痈毒之要药，与薏苡仁同用，共奏排脓解毒之功。轻用附子辛热破滞，振奋阳气以散结，并防脓液溃破，阳气内陷。三者相伍，寒热共用，既排脓解毒而不致寒凉太过更阻气机，又通阳散结而不致太过温燥更伤阴血。

注意事项：

（1）本方适宜于肠痈日久，内已成脓，且阳气不足者。

（2）临床有时也会见到肠痈脓已成患者伴发热，但一般非高热，需结合上述症状综合考虑，不能仅凭身发热就认为肠痈脓未成。

（3）若肠痈已化脓，而阳气未虚，见脉数有力者，则用《备急千金要方》肠痈方（薏苡仁、牡丹皮、桃仁、冬瓜仁）加败酱草为宜。

第三节　金疮

一、脉证

问曰：寸口脉浮微而涩，法当亡血，若汗出，设不汗者云何？答曰：若身有疮，被刀斧所伤，亡血故也。

【译文】

问道：寸口脉象浮弱而涩，应当是亡血或汗出，如果不汗出，是什么原因呢？答道："如果身上有金创，是被刀斧所伤而失血的缘故。"

【解读】

这里的"寸口"应是指两手寸关尺三部脉而言，因创伤性的失血过多，可使全身津血受到影响。寸口脉微为阳气虚弱，脉涩为津血亏耗，脉浮为阴血虚少，阳气不能内守而虚浮。其脉浮微而兼涩，按一般规律，应当是亡血伤津，或者汗出过多所致。所以说，寸口脉浮微而涩，法当亡血，或若汗出。因为汗血同源，故《内经》说"夺血者无汗，夺汗者无血"。造成失血的原因很多，凡因吐衄下血、崩漏、汗出太过等都可导致津血亡失。设若病人没有这些常见的亡血汗出病史，但病人身上受了创伤，被刀斧等利器所伤，并有失血情况，这就是因为创伤亡血过多的缘故，所以脉虽浮而不因汗出所致。

二、证治

（一）血脉瘀阻（王不留行散证）

病金疮，王不留行散主之。

【译文】

因金刃利器所伤者，用王不留行散主治。

【解读】

金疮者，即首篇所说的"金刃"所伤的外科疾患。由创伤导致皮肉筋骨损伤，使皮肉破损，血脉瘀阻，影响到营卫气血畅通。故对外伤疾患治疗，应以活血止血、消肿定痛、续筋接骨为主。王不留行散即具有这些功效，为治疗金创外伤的专方。产后与外伤都有瘀血，故说产后亦可用本方，是为异病同治法。

该证的主要脉症：有刀斧等金属器械创伤史，症见局部有伤口不愈合，疼痛，入夜发热，患处多伴有渗出，舌脉或正常，或见舌质偏黯，脉细。

病机：经脉肌肤创伤，局部气血瘀阻。

治法：消瘀止血镇痛。

主方：王不留行散方

王不留行十分（八月八日采）、蒴藋细叶十分（七月七日采）、桑东南根（白皮）十分（三月三日采）、甘草十八分、川椒三分（除目及闭口，去汗）、黄芩二分、干姜二分、芍药二分、厚朴二分。

上九味，桑根皮以上三味烧灰存性，勿令灰过；各别杵筛，合治之为散，服方寸匕。小疮即粉之，大疮但服之，产后亦可服。如风寒，桑东根勿取之。前三物皆阴干百日。

方中王不留行祛瘀活血，"主金疮，止血逐痛"（《神农本草经》），故为本方主药；蒴藋（shuò diào）行血通经，消瘀化凝；桑白皮续绝脉、愈伤口；三味烧灰存性，取入血止血之意。黄芩、芍药清血热；川椒、干姜、厚朴温运血脉，利气行滞；甘草补中生肌。调和诸药。此寒温相配，气血兼顾，外用内服皆可。

　　注意事项：

　　（1）在使用时，局部损伤较小的，用粉剂外用以止血定痛即可；若损伤较大，出血较多，又当以内服为主，收效更好。

　　（2）桑白皮性寒凉，若外感风寒，只宜宣透疏散，不宜寒凉收敛，故如兼外感风寒，当去桑白皮。

　　（二）金疮成脓（排脓散证）

　　排脓散方：枳实十六枚、芍药六分、桔梗二分。

【译文】

　　排脓散方由枳实十六枚、芍药六分、桔梗二分组成。

【解读】

　　本方证为热毒瘀滞，聚于一处，气血不通，热郁血瘀，蒸腐血肉，脓将成未成，热毒较盛之证，故治用本方排脓化毒。盖气行则血行，血行则脓不留；养血则生肌，新肉生则腐肉去，腐去脓消，疮痈自愈。

　　该证的主要脉症：以药测证，本方当见受金刃外伤后，患处成脓，红、肿、热、痛，按之波动感，舌红苔黄，脉滑数或弦数。

　　病机：气血郁滞，肉腐成脓。

　　治法：解毒排脓，行气活血。

　　主方：排脓散方

　　枳实十六枚、芍药六分、桔梗三分。

　　上三味，杵为散，取鸡子黄一枚，以药散与鸡黄相等，揉和令相得，饮和服之，日一服。

　　方中枳实行气导滞为君，《神农本草经》谓其有"长肌肉"之功；

臣以芍药养血活血；佐以桔梗利气排脓；更加鸡子黄益脾养血。全方以行气活血为主，兼可养血生肌。盖气行则血活，血行则脓消；养血则生肌，新肉生则腐肉去，腐去脓消，疮痛自愈。观其用药，乃枳实芍药散加桔梗所成。枳实芍药散主治产后腹痛，方后又云"并主痈脓"，可知本方确能用于各种痈脓之证。

注意事项：

（1）方中芍药之运用，脓成未溃，脉滑数，属瘀热较盛，可用赤芍以凉血化瘀；如初溃或溃后，脉虚数，属血虚血热较盛，可用白芍以养血滋阴。

（2）本方既治在外之金疮，又治内有痈脓者，但需注意若为胃中有痈脓，导致胃失和降而呕吐脓血者，不可见呕止呕，当因势利导，先治痈脓，促脓排出。

（三）脓毒兼营卫失和（排脓汤证）

排脓汤方：甘草二两、桔梗三两、生姜一两、大枣十枚。

【译文】

排脓汤由甘草二两、桔梗三两、生姜一两、大枣十枚组成。

【解读】

排脓汤即肺痿肺痈篇中的桔梗汤加生姜、大枣而成。桔梗为主药，用量为三两。方中甘草、桔梗排脓解毒，生姜、大枣健中和营。本方辛甘健中和营而不燥热，是解毒排脓、安中和营的有效方剂。

该证的主要脉症：以药测证，本证以肺痈、喉痈、喉痹，脓成初溃，咯吐脓血腥臭，或咯血，恶寒身热，烦渴喜饮，舌质微红，苔白薄或黄薄，脉数为主要脉症。

病机：热毒壅内，兼营卫失和。

治法：清热解毒，消肿排脓，兼以调和营卫。

主方：排脓汤方

甘草二两、桔梗三两、生姜一两、大枣十枚。

上四味，以水三升，煮取一升，温服五合，日再服。

方中桔梗，甄权谓可"消聚痰涎"，《大明本草》谓可"排脓"，《本草求真》又说是"开提肺气之圣药"，可见桔梗长于入肺消痰排脓；臣以甘草解毒除热，配合桔梗以奏排脓消肿解毒之效；佐以生姜、大枣调和营卫。四药合用，对于上部痈脓、微有寒热者，较为适宜。

本方乃桔梗汤加生姜、大枣而成。桔梗汤主治肺痈"咽干不渴，时出浊唾腥臭，久久吐脓如米粥者"；《伤寒论》又以之治少阴病咽痛，可知甘草、桔梗合用，确有疗咽痛、排痈脓之效。

注意事项：

（1）桔梗汤中甘草之用量倍于桔梗，而本方桔梗之用量大于甘草，因此使用本方时桔梗可重用至 20~30 克。

（2）桔梗功用，善于治痈脓，热证可以用之，如桔梗汤治疗肺热痈脓证、排脓散治疗胃热痈脓证是也；寒证也可用之，如排脓汤是也。于此必须明确，热证者当伍以寒药，寒证者当伍以热药，必须针对病证而用药，再适当地配伍桔梗，方可收到预期治疗目的。

（3）胃热痈脓证者慎用。

第四节　浸淫疮

一、预后

浸淫疮，从口流向四肢者，可治；从四肢流来入口者，不可治。

【译文】

浸淫疮这种病，从口部向四肢蔓延的可治，从四肢向口部蔓延的不易治。

【解读】

本条是从浸淫疮发病部位的先后和发病的趋势辨其预后。后世医家对浸淫疮的认识有所不同，有认为是脱疽游丹、癞疬、棉花疮、杨梅疮、湿疹、神经性皮炎等，这些病与原文所述均不相符；而余无言认为是"脓疱疮"，或称"浸淫疮即黄水疮"（《金匮要略译释》），以及曹家达认为其病因是"湿热兼毒"等认识较为确切，亦即现代皮肤病学所称的脓疱疮，是因化脓性球菌感染所致的皮肤病。巢元方谓："浸淫疮是心家有风热"（《诸病源候论》），说明浸淫疮是因湿热火毒所生，逐渐弥蔓全身，尔后被溃成脓的皮肤病。

二、证治（黄连粉证）

浸淫疮，黄连粉主之。方未见。

【译文】

患浸淫疮，用黄连粉主治。

【解读】

浸淫疮是由于湿热火毒为患的一种皮肤病，其流布浸淫力极强。治以清热泻火，燥湿解毒，外治为主，黄连粉主治。黄连粉方虽未见，但本方以黄连为主药是无疑的。黄连味苦寒，清热泻火，燥湿解毒，故用黄连粉主治，则浸淫疮可愈。

该证的主要脉症：浸淫疮为一种皮肤病，初起如疥，病灶范围很小，先痒后痛，伴有黄色分泌物。由于分泌物浸淫皮肤，逐渐扩大，遍布全身。舌质红，苔黄腻，脉无定体。

病机：湿热内蕴，郁于肌肤。

治法：清热燥湿，解毒止痒。

主方：黄连粉方

药物组成：黄连粉方未见，古代注家多认为即黄连一味。为粉外敷之，甚者亦可内服之。

以黄连一味，苦以燥湿，寒以清热解毒。

注意事项：

（1）本方外用当以粉外敷，切不可以黄连煎水浸泡或外洗患处。若用水剂外洗或浸泡，则分泌物随水四布，更加扩大病变范围，加重病情。

（2）一般用法：将黄连研粉外用时，把酒精（75％）与黄连粉浸泡后，取汁涂于患处，有一定的治疗效果。

（3）气血虚弱及阴疽者慎用。

第十九章　趺蹶手指臂肿
转筋阴狐疝蚘虫病脉证治

第一节　趺蹶

师曰：病趺蹶，其人但能前，不能却，刺腨（chuǎi）入二寸，此太阳经伤也。

【译文】

老师：患趺蹶的病人，其人只能向前行走，而不能往后退，这是太阳经伤的缘故。治疗时，针刺小腿肚穴位，进针深二寸。

【解读】

《说文》："腨，腓肠也。"即指小腿肚，刺腨是指针刺小腿肚的穴位。足太阳经脉，行身之后及腨中，下贯腨内，出外踝之后，至于足小趾端外侧。由于足太阳经脉受伤，经气不行，筋脉失养，故足背强直，活动不利。故治疗当取足太阳经脉，针刺腨部穴位，以调其经气，舒缓筋脉。

趺蹶这种病证，患者表现为足背强直，后跟不能落地，只能向前走，而不能能后退，这是因为寒湿滞于下，伤及足太阳经脉的缘故。寒性收引、凝滞，湿性重浊、粘腻、易趋于下。人身足三阳经脉，太阳行身之后。今太阳经脉为寒温所伤，则筋脉缩急不柔，牵引不利，故出现上述症状。太阳经脉下贯小肠肚内，出外踝之后，至小腿之外侧，因此太阳经脉损伤所致的趺蹶病症。治宜针刺小腿部合阳、承山等穴以泻寒湿，舒缓筋脉，从而使气血相贯通利，其病可愈。针刺的深度可达二寸，但临床上小腿部的腧穴一般刺入八分至一寸即可，不必拘泥于二寸。

第二节　手指臂肿（藜芦甘草汤证）

病人常以手指臂肿动，此人身体瞤瞤者，藜芦甘草汤主之。

【译文】

病人时常发生手指及臂部肿胀抖动，且身体肌肉也有牵引跳动的，用藜芦甘草汤主治。

【解读】

手指臂肿动是一种手指臂部关节肿胀，并作振颤，身体肌肉也发生抽动的病证，因风痰阻于经络所致。风痰在膈，攻走流窜，凝滞关节则肿胀；风邪袭伤经络，则身体肌肉抽动。

该证的主要脉症：手指臂部关节肿胀，并作振颤，身体肌肉也发生抽动，伴时时吐浊痰，胸闷气紧等，舌淡苔白腻，脉弦滑。

病机：风痰阻于经络。

治法：涌吐风痰，和胃安中。

主方：藜芦甘草汤方（未见）

主方分析：藜芦甘草汤方虽未见，但从二药的功效推测，藜芦辛寒大毒，可涌吐胸膈间久积风痰；甘草和中安胃，并制藜芦之毒。故本方属于风痰涌吐剂，令风痰去则诸症自愈。

注意事项：

（1）本方服后当有大量排出浊痰的表现，此为风痰外泄之征，为病向愈。

（2）本方祛邪，当中病即止。见诸症好转，则换用一般祛风痰之品善后。

（3）临床运用，因藜芦有毒，常用其他祛痰药代替，如胆星、半夏等。若确定使用藜芦，则用量不宜太大，一般 6~10 克；而甘草用量当大于藜芦，一般 10~15 克，方可制藜芦之毒。

（4）若出现瞑眩、心率减慢或呼吸不畅甚抑制等，乃藜芦中毒现象，必须立即停用；若症状严重者，当结合现代医学手段进行抢救。

第三节　转筋（鸡屎白散证）

转筋之为病，其人臂脚直，脉上下行，微弦。转筋入腹者，鸡屎白散主之。

【译文】

转筋这种病，病人的上臂或下肢强直，不能屈伸，脉象强直而有力，或见微弦。转筋痛连腹部的，用鸡屎白散主治。

【解读】

转筋，俗称抽筋，是一种四肢筋脉拘挛、牵引作痛的病证。症见臂（上肢）脚（下肢）强直，不能屈伸。转筋的部位，一般多发于下肢，由于足厥阴肝经循股阴，抵少腹，故转筋之甚者，病邪可循经入腹，出现筋脉挛急；严重时可从两腿内侧牵引小腹作痛，称为转筋入腹。其脉上下行而微弦，即劲急强直，全无柔和的脉象，与痉病的主脉"直上下行"相同。治用鸡屎白散，以药测证，可知本条所论转筋，是由于湿浊化热伤阴、筋脉失养所致。法宜渗泻湿浊，清热存阴。方用鸡屎白散。

该证的主要脉症：肌肉抽搐，四肢劲急强直，两腿牵引疼痛，不能屈伸，甚则牵引少腹作痛，或时有手足心热，口干口苦，烦躁，舌红少苔或薄黄少津，脉象弦数有力或细数。

病机：湿浊化热伤阴，筋脉失养。

治法：化湿缓急，清热存阴。

主方：鸡屎白散方

鸡屎白

上一味，属散，取方寸匕，以水六合，和，温服。

鸡屎白（《素问》作鸡矢）性寒下气，《神农本草经》谓"主转筋，利小便"，功专泄热以存阴，益阴以和脉，和脉而缓急，利小便以祛湿，湿去则筋脉柔和。药虽一味，可以达化湿缓急、清热存阴之效。

鸡屎白即鸡粪中之灰白色部分，将其选出焙干，研为细末备用。服时用黄酒冲服（黄酒 2 两为引，日服 2 次）。对牙关紧闭不能下咽者，可做保留灌肠，亦可收到同样效果。小儿可酌情减量；成人此量不能控制病情时，可加倍应用。此药无副作用，亦无特殊恶臭气味，为一般人所易于接受。药源易找，疗程短，疗效高。

注意事项：

（1）本方多做散剂，晒干后研末，无特殊臭味，较易为患者接受；若为汤剂，因为鸡屎白为鸡粪中成分，一般患者不易接受。

（2）服用时，常以酒冲服，以助行药力。

（3）鸡屎白性寒凉，对虚寒性霍乱转筋等病证当慎用。

第四节　阴狐疝（蜘蛛散证）

阴狐疝气者，偏有小大，时时上下，蜘蛛散主之。

【译文】

阴狐疝气这种病，阴囊一边小、一边大，时上时下，用蜘蛛散主治。

【解读】

阴狐疝气，简称狐疝，是一种阴囊偏大偏小、时上时下的病证。这种疝气，每卧时缩入腹中，起立、行走或咳嗽用力时，则坠入阴囊，偏坠于一侧，则该侧大而对侧小。其轻者仅有坠胀感，严重者由阴囊牵引少腹剧痛。肝经循阴股，环阴器，抵少腹，寒湿之邪结于肝经则成此证。治当以辛温通利，方用蜘蛛散。

该证的主要脉症：阴囊一边小、一边大，时上时下，卧则入腹，立则下囊中，阴冷胀痛，痛引少腹，或伴恶寒发热，微汗，舌淡苔薄白，脉弦迟或浮紧。

病机：风寒侵袭，寒凝肝经。

治法：辛温通利。

主方：蜘蛛散方

蜘蛛十四枚（熬焦）、桂枝半两。

上二味，属散，取八分一匕，饮和服，日再服；蜜丸亦可。

蜘蛛善于破结利气，配桂枝辛温，能散肝经寒气。因本证有轻重，故治有缓急，病急用散，势缓者宜丸，故方后注云：蜜丸亦可。

注意事项：

（1）蜘蛛有毒，用之宜慎。临证使用何种蜘蛛为宜？近人提出宜用大黑蜘蛛，而不可用花蜘蛛。

（2）本方证有属肠下坠阴囊，若长期下坠不能入腹者，单纯药物治疗效果缓慢或不佳，必要时当配合手术治疗。

第五节　蛔虫

一、脉证

问曰：病腹痛有虫，其脉何以别之？师曰：腹中痛，其脉当沉若弦，反洪大，故有蛔虫。

【译文】

问道：病人腹痛有虫，其脉象何以鉴别呢？老师答道：腹痛因于寒者，其脉应当沉而兼弦，如果反呈洪大脉，是有蛔虫。

【解读】

腹痛是蛔虫病的主要症状，但腹痛一症，可见于多种疾病中，故须加以鉴别。一般来说，腹痛如因里寒所致，其脉当沉或弦，今脉反见洪大，而又无热象，脉症不符，故曰反。此乃蛔虫扰动，气机逆乱之象，为诊断蛔虫病的依据之一。

蛔虫病的诊断单凭脉象是不够的，还必须结合其他症状，如平时心腹疼痛，常口吐清涎，白睛有蓝色斑点，面部有白斑，鼻孔瘙痒，睡中齘（xiè）齿，喜嗜异物，甚至有吐蛔、肛门作痒、大便下虫或化验有蛔虫卵等。

二、证治（甘草粉蜜汤证）

蛕虫之为病，令人吐涎，心痛发作有时，毒药不止，甘草粉蜜汤主之。

【译文】

蛔虫病的症状，令人吐涎，心腹部疼痛，时作时止。经用杀虫药无效时，用甘草粉蜜汤主治。

【解读】

吐涎为口吐清水，《灵枢·口问》篇曰："虫动则胃缓，胃缓则廉泉开，故涎下。"心痛是指上腹部疼痛，虫动则疼痛发作，静则痛止，故曰"发作有时"。这是蛔虫病心腹痛的特点。毒药不止，是说蛔虫病已用过一般杀虫药而未取得疗效，所以改用安蛔和胃之剂，以缓解疼痛，待病势缓和后，再用杀虫药治疗。

该证的主要脉症：蛔虫内扰，脘腹疼痛，时作时止，痛甚则吐清水，舌淡红苔薄白，或舌边尖有虫斑，脉紧或沉迟。

病机：中气虚寒，蛔虫内生。

治法：和中止痛，诱杀蛔虫。

主方：甘草粉蜜汤方

甘草二两、粉一两、蜜四两。

上三味，以水三升，先煮甘草，取二升，去渣，内粉、蜜，搅令和，煎如薄粥，温服一升，瘥即止。

甘草粉蜜汤中甘草缓急而止痛，味甘而诱虫以动；蜜甘缓而益中，与甘草相用，以使虫体得甘而食之。关于本方所用之"粉"，注家有米粉、铅粉两种不同见解。因铅粉有毒，且方后注云"煎如薄粥"，故"粉"当为米粉。临床应用，可视具体病情而定。一般安蛔用米粉，取"甘以缓之"之意，养胃安蛔；若诱杀蛔虫常用铅粉。铅粉与甘草、蜜相用，以甘草、蜜诱虫，以铅粉杀虫；三者相互为用，以奏和中止痛、诱杀蛔虫之效。

注意事项：

（1）铅粉有毒，用时宜慎，若虫体得下，即当停止服用。

（2）使用本方时，要注意蜜、甘草、粉的用量之比为 4∶2∶1。根据前人经验，铅粉用量当控制在 3 克以内为宜，甘草用量可适当加大至 9~15 克，白蜜 10~30 克。

（3）本方之煎服法，当先煎甘草取汁去渣，再下铅粉、白蜜，再合煎 10 分钟左右，空腹一次温服，不可一日再服；若无效，隔日再服。

（4）蛔虫已出后，当继用调理脾胃之法善其后。

第二十章　妇人妊娠病脉证并治

第一节　妊娠的诊断与调治（桂枝汤证）

师曰：妇人得平脉，除脉小弱，其人渴，不能食，无寒热，名妊娠，桂枝汤主之。方见下利中。于法六十日当有此证；设有医治逆者，却一月加吐下者，则绝之。

【译文】

老师说：妇人有平和无病的脉象，且尺脉比较小而软弱，呕不能食，但不恶寒发热，这是怀孕，治疗用桂枝汤。按一般妊娠的规律，在六十日内当有上述脉证出现；假设治疗不当，如在一个月的时候加有吐泻的现象，则应停药。

【解读】

已婚育龄期妇女，停经以后，诊得平和无病之脉，唯尺部略显弱象，并见口渴、不能食等症，而无外感寒热的表现，这是妊娠的反应，即《素问·腹中论》篇所谓"身有病而无邪脉也"。由于妊娠两个月左右，胎元初结，经血渐蓄，归胞养胎，胎气不盛，所以阴脉小弱。孕后经血不泻，冲脉之气较盛，可引起孕妇体内的阴阳气血一时失调。若素体胃气虚弱，逢冲脉之气上逆，遂致脾胃失和，故不能食；胃气上逆，则呕逆。故尤怡在"其人渴"之后云"一作呕亦通"。阴血不足，血失濡养，亦可口渴。此为妊娠早期胃气虚弱，阴阳失调的表现，故用桂枝汤调阴阳、和脾胃、平冲逆，则诸症可除。本条所描述的妊娠反应，后世又称作"恶阻"，但若症状不重，则可不必服药；若症状较重，则可用后面妊娠恶阻治疗方药。

因妊娠反应多出现在怀孕 6~10 周之间，故原文说："于法六十日当有此证。"在此期间给予恰当的治疗和调护，反应便可逐渐消失。如果诊疗失误，在妊娠三月时，妄施吐、下法者，应暂停服药，以饮食调养为主；或随证治之，以绝其病根。若误治损伤了胎元，则可能导致胎动，甚至堕胎，故曰"则绝之"。

该证的主要脉症：妊娠早期不能食，口渴但饮水不多，或恶心呕吐，神疲体倦，舌淡红、苔薄白润，脉象滑利和缓。

病机：胃气虚弱，阴阳失调。

治法：调阴阳，和脾胃，平冲逆。

主方：桂枝汤方

桂枝三两、芍药三两、生姜三两、甘草（炙）二两、大枣十二枚。

方中桂枝辛温，温经通阳，疏风散寒；芍药酸苦微寒，敛阴和营，二者等量相配，一辛一酸，一散一敛，一开一合，于和营中有调卫散邪之功，调和营卫。因脾胃为营卫生化之本，故又用生姜、大枣益脾和胃；炙甘草补中气且调和诸药，与桂枝、生姜等辛味药相合，辛甘化阳，可增强温阳之力；与芍药等酸味药相配，酸甘化阴，能增强益阴之力。诸药相伍，不仅能外调营卫，而且内和脾胃，滋阴和阳。外证得之，解肌祛邪；内证得之，调脾胃，和阴阳。

注意事项：

（1）使用本方时，当注意桂枝与芍药的用量比例为 1:1。

（2）一服后若病解，则不必尽服。

（3）服桂枝汤后"饮热粥"，助益胃气。

（4）药后当"禁生冷、黏滑、肉面、五辛、酒酪、臭恶等物"，以防损伤胃气，变生他证，这些实与西医学中的淡食、素食等法相似。

（5）药后可有微汗，但不可大汗，以防伤阴损阳。

第二节　胎癥的鉴别与治疗（桂枝茯苓丸证）

妇人宿有癥病，经断未及三月，而得漏下不止，胎动在脐上者，为癥痼害。妊娠六月动者，前三月经水利时，胎也。下血者，后断三月也。所以血不止者，其癥不去故也。当下其癥，桂枝茯苓丸主之。

【译文】

妇人素有癥积之病，月经停止不到三月，又下血淋漓不止，觉得胎动在脐上，这是癥病为害。怀孕六个月时发现胎动，且在受孕前三个月月经正常，这是胎。停经前月经失调，时有下血，停经后三月又下紫黑晦暗的瘀血。其所以下血不止，是癥病未除的缘故，应当去其癥病，用桂枝茯苓丸主治。

【解读】

本条可分为三段理解。

第一段从"妇人宿有癥病"至"为癥痼害"，此段描述妇女素有癥病史，停经不到三个月，漏下不止，并觉脐上似有胎动。其实这不是真正胎动，而是癥积作祟，故曰"为癥痼害"。

第二段从"妊娠六月动者"至"后段三月虾也"，乃属插笔，指出正常妊娠的特点。一般胎动俱在怀孕 18~20 周出现，而且此时胎动部位在脐下，不在脐上。如果怀孕六个月感觉胎动，停经前三个月，月经通利，期、色、质、量均正常，受孕后胞宫亦按月增大，按之柔软不痛，这才确属胎孕。若前三个月经水异常，后三个月又经闭不行，胞宫也未按月增大，复见漏下不止，这是瘕瘤造成的。

第三段即条文最后部分，继述癥病下血的治疗。宿有癥积，血瘀气滞，所以经水异常，渐至经停。瘀血内阻，血不归经，又可漏下不止。此时瘕积不去，漏下难止，故当消瘀化癥，使瘀去血止，当用桂枝茯苓丸治疗。

该证的主要脉症：素有癥病史，常见小腹疼痛，或有包块；经行异常，闭经数月又漏下不止；停经不到三个月，便觉脐上有跳动感，但胞宫未按月增大；舌质紫暗或边尖有瘀点，脉涩。

病机：宿有症积，血瘀湿滞。

治法：活血化瘀，兼渗水湿，缓消症痼。

主方：桂枝茯苓丸方

桂枝、茯苓、牡丹（去心）、桃仁（去皮尖，熬）、芍药各等分。

上五味，末之，与蜜和丸，如兔屎大，每日食前服一丸。不知，加至三丸。

方中桂枝、芍药通调血脉，牡丹皮、桃仁活血化瘀，茯苓渗湿利水。本方体现了治血兼治水（湿）的治法特点。既曰症病，便知为痼疾，瘀积日久，往往阻遏气机，妨碍津液代谢，由此继发水湿停聚，所以本书《水气病脉证并治》篇有"血分"之称。故治疗时不仅要活血化瘀，还应兼以渗利水湿。临床治疗瘕积痼疾时，尤当注意。

从本方制剂特点与服药剂量可知，治疗症瘕痼疾，宜用丸剂缓消。因症积为有形痼疾，短期难除，若用汤剂，既恐药力偏急，久服伤正，又虑服之不便，难以坚持，故宜选择丸剂。

注意事项：

（1）方后注指出的服药量，提示本方用于症痼漏下不止时，药量宜轻，以免量大力猛，导致崩中，因本方毕竟属于化瘀消症之剂。

（2）需注意中病即止，不可过服，以免耗伤气血。

（3）肾虚妊娠下血者禁用。

第三节　证治

一、腹痛

（一）阳虚寒盛（附子汤证）

妇人怀娠六、七月，脉弦发热，其胎愈胀，腹痛恶寒者，少腹如扇。所以然者，子脏开故也，当以附子汤温其脏。方未见。

【译文】

妇人怀孕六、七个月时，出现脉弦、发热、胎气更胀，小腹疼痛而寒冷，如扇冷风入腹之状。其所以如此，是由于子脏开的缘故，当用附子汤温暖其子脏。

【解读】

妊娠六、七个月时，出现脉弦发热，胎胀愈加明显，腹痛恶寒，少腹阵阵作冷，有如风吹的感觉，这是肾阳亏虚、阴寒内盛所致。阳虚阴盛，寒凝气滞，所以其胎愈胀、腹痛。肾阳虚不能温煦，胞宫失于温摄，故恶寒少腹如扇。该脉弦为虚寒之征。此发热与一派阴寒之象并见，显然既非外感，亦不是真热，而是虚阳外浮的假热，故用附子汤温阳散寒，暖宫安胎。

附子被后世医家列为妊娠忌药，这是因为附子辛热有毒，有耗津液、损胎元之嫌。仲景将其用于阳虚阴盛的腹痛证，是本《素问》"有故无殒"之意。

该证的主要脉症：腹痛伴少腹阵阵作冷，喜温喜按，形寒怯冷，腹胀，舌质淡，苔白润，脉弦而无力或沉迟无力。发热可有可无，若有，亦多为短暂的微热。

病机：阳虚寒盛，胞宫失温。

治法：温阳散寒，暖宫安胎。

主方：附子汤方

原方未见，徐彬等注家认为可能是《伤寒论·少阴病》篇的附子汤（炮附子二枚，茯苓三两，人参二两，白术四两，芍药三两）。

附子温肾阳，散寒湿，通筋脉，走骨节，行经气，壮阳气，暖宫寒，止疼痛；人参大补元气，与附子相用，振奋阳气，驱逐内外寒湿，调营养卫，以调畅肌肤营卫；白术燥寒湿，益中气，与附子相用，温补阳气，驱散寒湿；茯苓健脾益气渗湿，使湿得以下行；芍药和营血，通血痹，与附子相用，温阳以益阴，并制附子之燥。诸药相伍，温暖肾阳之中以补阳，驱散寒湿以走内外，以达愈疾之目的。

注意事项：

妊娠期使用附子要注意：一是辨证准确，一般妊娠三、四个月用本方宜慎；如妊娠六、七个月，胎元已成，出现胞宫虚寒、失于温煦而见腹痛发冷，入夜痛甚，喜按喜暖，小便清长，恶寒身倦，胎胀脉弦，舌淡苔白多津者，属阳虚寒盛者，可使用本方。二是讲究配伍，当与扶正安胎的人参（或党参）、白术等同用。三是量不宜重，一般6~9克。四是附子要先煎或同其他药同煎，以减少毒副作用。

2. 肝脾失调（当归芍药散证）

人怀妊，腹中疞痛，当归芍药散主之。

【译文】

妇人怀孕，腹中拘急，绵绵而痛，用当归芍药散主治。

【解读】

原文仅指出主症腹中痛，据方测证，可知此妊娠腹痛是由肝（血虚）脾（气虚）失调，气郁血滞湿阻所致。

对于主症"腹中痛"，若念jiǎo，同"绞"时，则指腹中急痛，疼痛明显，如《汉语大字典》解作"腹中绞痛"；若念xiū（朽）时，则指绵绵作痛。笔者认为，从其药物用量来看，芍药用了一斤，剂量最大，提示乃缓急止痛之用，故在此理解为拘急疼痛、疼痛剧烈较为恰当；又徐彬谓"痛者绵绵而痛，不若寒疝之绞痛，血气之刺痛也"；《金匮要略校注语译》认为"痛，即拧着痛"。根据临床实践，上述情况本方都可治疗，关键在于确定其病机为肝脾失调、气郁血滞湿阻。

本方并非为妊娠腹痛专设，亦可用于妇人杂病。当归芍药散的适应证应包括两方面：一是肝血虚少的表现，如腹中拘急而痛，或绵绵作痛，面色萎黄或黄白无华，头昏目眩，爪甲不荣，肢体麻木，或心悸怔忡，少寐多梦；或月经量少，色淡，甚至闭经等。二是脾虚湿阻的见症，如纳少体倦，白带量多，面浮或下肢微肿，泄泻等；并见舌淡苔白腻或薄腻，脉弦细。

该证的主要脉症：腹中拘急作痛为主症，伴头昏，面唇少华，或伴心悸怔忡，月经量少，色淡，甚至闭经，纳少体倦，面浮或下肢微肿，小便不利，舌淡苔白腻或薄腻，脉弦细。

病机：肝脾失调，气郁血滞湿阻。

治法：养血调肝，渗湿健脾。

二、胞阻（芎归胶艾汤证）

师曰：妇人有漏下者，有半产后因续下血都不绝者，有妊娠下血者。假令妊娠腹中痛，属胞阻，芎归胶艾汤主之。

【译文】

老师说：妇人常有漏下的，有因小产后继续下血淋漓不净的，有怀孕后又再下血的。假如怀孕下血并有腹中痛，这是胞阻，用芎归胶艾汤主治。

【解读】

妇人下血之证，一为经水淋漓不断的漏下，二为半产后下血不止，三为妊娠胞阻下血。所谓半产，亦称小产，指妊娠三月，胎儿已成形，但未足月而自然殒堕；若三月以内，胎儿未成形而自然殒堕，谓之堕胎；胞阻，亦称胞漏或漏胞，系指不因症积所致的妊娠下血，并腹中痛者。"假令"二字是承"有妊娠下血者"而言，意指若妊娠下血又伴腹痛者，即属胞阻。因妊娠时阴血下漏，以致不能入胞养胎，而阻其化育，故称胞阻。以上三种下血，虽出现于不同的生理时期，但病机皆属冲任脉虚，阴血不能内守。冲为血海，任主胞胎，冲任虚损，不能约制经血，故淋漓漏下或半产后下血不止；冲任虚而不固，胎失所系，则妊娠下血，腹中疼痛。故皆可用芎归胶艾汤调补冲任，固经安胎。

该证的主要脉症：妇女妊娠下血，所下之血色多浅淡，或黯淡，质清稀，腹中疼痛，伴头晕、目眩，神疲体倦，舌淡，脉细等。

病机：冲任脉虚，阴血不能内守。

治法：调补冲任，固经安胎。

主方：芎归胶艾汤方

川芎、阿胶、甘草各二两，艾叶、当归各三两，芍药四两，干地黄六两。

上七味，以水五升，清酒三升，合煮取三升，去渣，放入阿胶，用微火熬化，温服一升，日三服。如病未愈，可照上法炮制再服。

阿胶甘平，补血止血；艾叶苦辛温，温经暖宫止血，二药皆能调经安胎，为治崩止漏要药。干地黄、芍药、当归、川芎养血和血，甘草调和诸药，清酒以行药势。诸药合用，则能养血止血，暖宫调经，亦治腹痛、胎动不安。

本方配伍特点是标本兼顾，以"养"为"塞"。全方以养血固冲为主，养血止血之中配性温暖宫之艾叶，使补中寓温。本方证下血机理除冲任虚损外，还有久漏致瘀，瘀血不去，血不归经，瘀去才生新，方中配以川芎，妙在防"塞"留瘀，寓破于养，补中有通。

《太平惠民和剂局方》中补血调经妇科要方四物汤就是由芎归胶艾汤减去阿胶、艾叶、甘草而成，故芎归胶艾汤可视为补血剂之祖方。

注意事项：

纯属血分有热或症瘕为害而致下血者，非原方所宜。

三、恶阻（干姜人参半夏丸证）

妊娠呕吐不止，干姜人参半夏丸主之。

【译文】

怀孕以后呕吐不止，用干姜人参半夏丸主治。

【解读】

妇女怀孕以后，出现恶心呕吐，若程度较轻，持续时间不长，本属生理现象，一般不需治疗，可自行缓解；但若妊娠呕吐不止，称为恶阻，其吐势颇剧，反复发作，缠绵难愈，持续时间长，多由妊娠时冲脉之气较盛、上逆犯胃所致，则必须用药物治疗。以药测证，当有呕吐物为清水或涎沫等，属于寒饮中阻、脾胃虚寒的恶阻重证，故宗"有故无殒"之意用干姜人参半夏丸治疗。

该征的主要脉症：妊娠后呕吐不止，呕吐物为清水或涎沫，口不渴，或渴喜热饮，并伴头眩心悸、倦怠嗜卧，溲清便溏，苔白滑或白腻，脉弦滑。

病机：寒饮中阻，脾胃虚寒。

治法：温中散寒，化饮降逆。

主方：干姜人参半夏丸方

干姜、人参各一两，半夏二两。

上三味，末之，以生姜汁糊为丸，如梧桐子大，饮服十丸，日三服。

方中干姜温中散寒，人参扶正补虚，半夏、生姜汁蠲饮降逆，和胃止呕。四药合用，共奏温中散寒、化饮降逆之功。

本方制剂特点，值得借鉴。原方以生姜汁糊为丸剂，一是借生姜汁化饮降逆之功，增强疗效，又可制半夏之毒；二是以丸剂服之，便于受纳，并能达和缓补益之功。现在临床多改作汤剂，而在服药时加入生姜汁数滴，少量频服。若呕吐剧烈，汤丸难下，可将诸药碾为细末，频频用舌舔服。

注意事项：

对于用半夏治疗妊娠恶阻，历代医家均有争议，后世一些医家曾将其列为妊娠忌药。然半夏止呕作用明显，尤其是辨证确属胃虚寒饮的恶阻，非此药则病难获效。但必须用制半夏，而且要与人参（或党参）、白术、甘草、生姜等配伍。有滑胎史或先兆流产者，尽量避免用半夏。

四、小便难（当归贝母苦参丸证）

妊娠小便难，饮食如故，当归贝母苦参丸主之。

【译文】

孕妇小便困难，饮食如平常一样，治疗宜用当归贝母苦参丸。

【解读】

妊娠小便难，即后世所称"子淋"。妊娠但见小便难而饮食如常，可知病不在中焦，而在下焦。从方测之，此由妊娠血虚热郁，通调失职，兼膀胱湿热蕴结，导致小便难而不爽，故用当归贝母苦参丸养血开郁，清热除湿。

本方治疗小便难不囿于常法的思路值得借鉴。原方治"妊娠小便难"，除清热利湿治下焦外，还开郁下气治上焦，体现了正本清源、下病上取之意。

该征的主要脉症：小便短黄涩痛，或尿频尿急，小腹胀痛，舌红苔黄或薄黄，脉细数。

病机：血虚热郁，通调失职。

治法：养血开郁，清热除湿。

主方：当归贝母苦参丸方

当归、贝母、苦参各四两。

上三味，末之，炼蜜丸如小豆大，饮服三丸，加至十丸。

当归养血润燥；贝母清热开郁下气，以复肺之通调；苦参清热燥湿而能通淋涩。诸药合用，使血得濡养，热郁得开，湿热得除，水道通调，则小便自利。

注意事项：

（1）妊娠小便难，虽与湿热有关，但不可通利太过。因孕后阴血下聚胞中养胎，全身阴血相对不足，若渗利太过，不仅耗伤津血，还恐引起滑胎。

（2）体质素虚，并有习惯性流产史者慎用。

（3）因本方通窍作用明显，故仲景用丸剂，意在缓攻，且当从小量服起，初服3~6克，渐加至9~15克；且当注意观察药后反应，以免伤胎。

五、水肿（葵子茯苓散证）

妊娠有水气，身重，小便不利，洒淅恶寒，起即头眩，葵子茯苓散主之。

【译文】

怀孕有水气，其人身肿并觉身体重着，小便不通利，有洒淅恶寒的现象，起立时即感觉头眩晕，用葵子茯苓散主治。

【解读】

妊娠水肿即后世的"妊娠肿胀"，亦称"子肿""胎肿"。本证多因妊娠六、七月胎儿渐长，影响气机升降；或因妊娠期间情志所伤，肝失疏泄，膀胱气化受阻，水湿停聚所致。水盛身肿，乃身重；水泛肌肤，阻遏卫阳，则洒淅恶寒；水湿内阻，清阳不升，故起则头眩。此证关键在气化受阻，故用葵子茯苓散利水通阳。

该征的主要脉症：妊娠身肿、身重，伴洒淅恶寒，起则头眩，小便不利，舌淡苔白润，脉沉滑或弦滑有力。

病机：膀胱气化受阻，水湿停聚。

治法：利水通阳。

主方：葵子茯苓散方

葵子一斤、茯苓三两。

上二味，杵为散，饮服方寸匕，日三服，小便利则愈。

方中葵子，又名冬葵子，性滑利，擅通窍，《神农本草经》言其主"五癃，利小便"；茯苓淡渗利水，导水下行。两药合用，利水通窍，渗湿通阳。其利水是手段，通阳是目的，使小便通利，水湿下走，阳气宣通，气化复常，则诸证悉除。后世叶天士治湿温曾提出"通阳不在温，而在利小便"的著名理论。

注意事项：

（1）冬葵子，后世列为妊娠慎用药，临床用须谨慎。一是服药量不可太大，原方虽用一斤，但每次只服方寸匕。二是不可久服，中病即止，以免造成滑胎。

（2）若妊妇素体虚弱或有滑胎史，则不宜用本方。

六、胎动不安

（一）血虚湿热（当归散证）

妇人妊娠，宜常服当归散主之。

【译文】

妇人怀孕期间，可以经常服用当归散。

【解读】

妇人妊娠后，最需重视肝脾两脏。因胎在母腹，全赖气血以养之，肝血足则胎得养，脾运健则气血充。若肝血不足，脾运不健，酿湿蕴热，则胞胎失养，影响胎儿，甚至可导致胎动不安。故用当归散养血健脾，清热除湿，以祛病安胎。

原文"常服"二字宜活看。妊娠肝脾不调，血虚湿热者常服之，确能清化湿热，安胎保产；而妊妇体健无病，胎有所养，胎元自安，则勿需服药。对方后"妊娠常服即易产，胎无苦疾。产后百病悉主之"等说，亦应从肝虚脾弱、血虚湿热着眼，并非产后百病都可用当归散治疗。

该征的主要脉症：胎动下坠或妊娠下血，或腹痛，或曾经半产，伴头昏，神疲肢倦，口干口苦，纳少，面黄形瘦，大便或结或溏，舌尖微红或苔薄黄，脉细滑。

病机：肝脾不调，血虚湿热。

治法：养血健脾，清热除湿。

（二）脾虚寒湿（白术散证）

妊娠胎，白术散主之。

【译文】

怀孕期间养胎，宜用白术散主治。

【解读】

古人虽有多种养胎方法，但一般都是借防治疾病，以收安胎的效果。若孕妇素体健康，则无需服药养胎。唯禀赋薄弱，屡为半产或漏下，或已见胎动不安或漏红者，则需积极治疗。此即所谓养胎或安胎，治用白术散。

该征的主要脉症：小腹下坠感，或腰酸腹痛，甚至阴道有少量下血，恶心，呕吐，纳少便溏，体倦乏力，带下量多，舌质淡，苔白润或白腻或白滑，脉沉细或沉弱或缓滑。

病机：脾胃虚弱，寒湿中阻。

治法：温中除湿，健脾安胎。

主方：白术散方

白术四分、川芎四分、蜀椒三分、牡蛎二分（去汗）。

上四味，杵属散，酒服一钱匕，日三服，夜一服。但苦痛，加芍药；心下毒痛，倍加川芎；心烦吐痛，不能食饮，加细辛一两、半夏大者二十枚。服之后，更以醋浆水服之。若呕，以醋浆水服之；后不解者，小参汁服之；已后渴者，大参粥服之。病虽愈，服之勿置。

方中白术健脾除湿，川芎和肝舒气，二者相伍，又能健脾养血安胎；蜀椒温中散寒，牡蛎（据《外台秘要》，牡蛎二分）收敛固涩，二者合用，又可降逆固胎。诸药合而用之，共收温中除湿、健脾安胎之功。

注意事项：

（1）药后护理，以醋浆水开胃调气，醒脾和胃，降逆止呕；若有呕吐，亦以醋浆水宣开；若呕吐明显，可用小麦汁调服，以生津养胃止渴。

（2）中病即止服。

（3）妊娠脾胃虚热或实热证者禁用。

第二十一章　妇人产后病脉证治

第一节　产后常见三病

一、成因、证候

问曰：新产妇人有三病，一者病痉，二者病郁冒，三者大便难，何谓也？师曰：新产血虚，多汗出，喜中风，故令病痉；亡血复汗，寒多，故令郁冒；亡津液，胃燥，故大便难。

【译文】

问道：新产的妇人容易生三种病：一是筋脉拘挛的痉病，二是头脑昏厥的郁冒病，三是大便困难，这是什么原因呢？老师回答：由于新产失血，又汗出过多，最易感受风邪，所以发生痉病；如失血后又复出汗，外感寒邪，所以发生郁冒；如失血后津液内竭，胃肠失润，所以大便难。

【解读】

新产妇人可能患以下三种病证，即痉病、郁冒和大便难。痉病由于产后失血过多，筋脉失养；加之腠理疏松，自汗出，营卫空虚，易受风邪，致使筋脉拘急不舒，发为肢体痉挛、项背强直、口噤不开，甚至角弓反张、四肢抽搐等全身挛急症。郁冒指郁闷昏冒，症见郁闷，眩晕，昏瞀，或有表证，是由于产后失血，覆被发汗，腠理不固，寒邪乘袭。在郁冒发生的机理中，不可忽视"寒多"这一外因。正由于产后失血、多汗而伤津，阴虚阳气偏盛，复感寒邪，寒束肌表致腠理闭塞而无汗，偏盛之阳不能随汗出外泄，势必逆而上冲，方必发生郁冒之症。大便难指大便秘结或不畅，是由于产后失血，津液重伤，肠失濡润所致。以上三证，其病机均与产后亡血伤津有关。

以上三证在总的治疗原则上，都必须照顾津液，但也不应远避祛邪法。如，痉病可以养血祛风为法，用四物汤配葛根汤，或配瓜蒌桂枝汤，或配玉真散加减；郁冒可以养血益气，伍以祛邪为法，用八珍汤配桂枝汤加减；大便难可以补血润肠通便为法，用四物汤配五仁丸（桃、杏、柏子、郁李、松子之仁及陈皮）加减。

二、郁冒大便难证治（小柴胡汤证）

产郁冒，其脉微弱，呕不能食，大便反坚，但头汗出。所以然者，血虚而厥，厥而必冒。冒家欲解，必大汗出。以血虚下厥，孤阳上出，故头汗出。所以产妇喜汗出者，亡除血虚，阳气独盛，故当汗出，阴阳乃平。大便坚，呕不能食，小柴胡汤主之。方见呕吐中。

【译文】

产妇患郁冒，脉象微弱无力，呕吐不能进食，大便坚结，身无汗而只有头上出汗。究其原因，是由于产后血虚，导致阴虚而阳气上逆，阳气上逆而必致郁冒。如果病人想要郁冒得以解除，必须全身汗出。今因血虚下寒，阳气偏盛于上，所以只有头汗出。新产妇人易汗出的原因，是亡阴血虚，阳气偏盛，所以必当全身汗出，这样才能使阴阳平衡，恢复正常。郁冒见大便坚结，呕不能食，用小柴胡汤主治。

【解读】

全文可分为三段理解：

"产妇郁冒……但头汗出"为第一段，论述产妇郁冒除头眩目瞀、郁闷不舒外，尚伴有脉微弱，呕不能食，大便坚，但头汗出等症状。

"所以然者……阴阳乃复"为第二段，论述由于产后亡阴血虚，阳气独盛，故喜汗出，以损阳就阴，而使阴阳平衡，此新产妇人常周身汗出的机理所在。汗出乃产后机体自身调节的一个外在表现。今产妇由周身汗出变为"但头汗出"，并见郁冒之症，其病必由感受寒邪（即前文之寒多），使表气郁闭而里气不宣，导致偏盛之阳气上逆，出现郁冒与但头汗出等症，故云"血虚而厥，厥而必冒""血虚下厥，孤阳上出，故头汗出"。所以，郁冒欲解，必待外邪去，使表气和而周身汗出，则里气畅而气不上逆，郁冒自愈。故云"冒家欲解，必大汗出"，此"大汗出"是与"但头汗出"相对而言的，实指周身汗出，非大汗淋漓之谓。

因此在辨治郁冒时需注意：通常新产妇人，多有轻重不同程度的失血伤津，甚而阴虚阳盛的变化，而非人人皆患此证，这是因为产后续自汗，通过汗出阳气随汗外泄，以衰减其偏盛之阳，使产妇阴阳能恢复相对的平衡，而不致发生郁冒。

"大便坚……小柴胡汤主之"为第三段，论述本病的治疗。表闭里郁，气机上逆，胃失和降则呕不能食；血虚肠燥，传导失职则大便难；正虚血亏则脉微弱，故用小柴胡汤扶正达邪，和利枢机，使外邪得去，里气宣通，诸证悉去。

前文言郁冒、大便难的原因是"亡血复汗，寒多""亡津液，胃燥"，说明二病的病理基础有三：一是阴血不足，二是感受寒邪，三是肠腑燥结。本条所述是郁冒、大便难病变的延伸，主要是表邪入里，转入少阳，故有呕不能食。《伤寒论》第266条云："本太阳病不解，转入少阳者，胁下硬满，干呕不能食，往来寒热，尚未吐下，脉沉紧者，与小柴胡汤。"

该征的主要脉症：郁闷昏冒，症见郁闷，眩晕，昏瞀，呕不能食，大便坚，但头汗出，或伴往来寒热等，舌淡红苔薄白，脉微弱。

病机：热郁少阳，胆胃不和。

治法：疏解清热，和胃降逆。

主方：小柴胡汤方

柴胡半斤、黄芩三两、人参三两、甘草三两、半夏半斤、生姜三两、大枣十二枚。

上七味，以水一斗二升，煮取六升，去渣，再煎取三升，温服一升，日三服。

本方之药物可分三组来理解。一是柴胡配黄芩，为方中主药。柴胡能疏解少阳经中邪热，黄芩可清泄少阳胆腑邪热，柴、芩合用，经腑皆治；同时柴胡还能疏利肝胆，条达气机，使气郁得开，火郁得发。二是半夏配生姜，又名小半夏汤，因其能和胃降逆，散饮祛痰，故称为"止呕之圣药"，为胃气上逆之呕吐必用；同时夏、姜味辛能散，对疏通少阳郁滞也有裨益。三是人参、大枣、甘草相配，补虚安中，益气补脾，恢复脾胃正常升降功能。综上所述，本方之三组药味，既各奏其功，又相辅相成，起到疏解少阳邪热、和胃降逆的作用。

第二节　产后腹痛证治

一、血虚里寒（当归生姜羊肉汤证）

产后腹中痛，当归生姜羊肉汤主之；并治腹中寒疝、虚劳不足。

【译文】

产后腹中绵绵作痛，用当归生姜羊肉汤主治；并可治疗腹中寒疝作痛与气血虚损、劳伤不足之证。

【解读】

产后腹中绵绵作痛，以方测证，当为血虚里寒之腹痛。由于产时失血过多，冲任空虚，一则血少气弱，运行无力；二则寒邪乘虚袭入胞室，以致血虚寒凝、脉络不和而腹中绵绵作痛，治用当归生姜羊肉汤养血散寒，温中止痛。

该征的主要脉症：腹中绵绵作痛，喜温喜按，伴形寒怕冷，面色无华，少气懒言，头晕目眩，舌淡苔白润或薄白，脉虚缓或沉细无力。

病机：见《腹满寒疝宿食病脉证治》篇。

二、气血郁滞（枳实芍药散证）

产后腹痛，烦满不得卧，枳实芍药散主之。

【译文】

产后腹中胀满疼痛，心烦胸满，不得安卧，用枳实芍药散主治。

【解读】

妇人产后腹痛，有虚实之分。若腹痛、不烦不满，或喜按喜温者，多属虚属寒；今见腹中胀满疼痛，心烦胸满不得安卧，乃属实证。因产后气血郁滞而成实，且以气滞偏重。"烦满不得卧"，是本证的辨证关键，旨在阐明此证腹痛之特点，是以胀满甚于疼痛，其病机当以气滞为主。因气郁化热，郁热扰心则烦；气机壅滞不畅则满；气滞则血滞，气血郁滞，不通则痛。所以本证当属气郁血滞，以气滞偏重的产后腹痛，治用枳实芍药散破气散结，和血止痛。

该征的主要脉症：小腹胀痛，按之加剧，恶露色黯不畅，心烦腹满不得安卧，或见胁肋胀痛，烦躁易怒，舌质淡红，苔薄白，脉沉弦或弦涩。

病机：气血郁滞，壅滞不畅。

治法：破气散结，和血止痛。

主方：枳实芍药散方

枳实（烧令黑，勿太过）、芍药等分。

上二味，杵为散，服方寸匕，日三服；并主痈脓，以麦粥下之。

主方分析：

方中枳实破气散结，炒黑存性，既能入血分以行血中之气，又可减轻其攻破作用；配以芍药和血止痛；大麦性味甘、咸、凉，入脾胃二经，能除热，作粥送服药末，可和胃安中。三药合用，使气血宣通，则满痛心烦诸证自解。

方后注"并主痈脓"，其意有二：一是提示气血郁滞之病，应及时治疗，以防演变，因气血郁滞日久，郁而化热，热盛血腐则有酿成痈脓的可能，枳实芍药散能行气活血、散结，故可防止成痈化脓；二是指痈脓乃血所化，此方能行血中之滞，故可治痈肿。以方药测知，用以治肺胃之痈初起者较宜，可通过行气活血，使之消散。同时提示在治疗痈脓时，不仅要活血排脓，保持气机的畅通也很有必要。

注意事项：

（1）以麦粥送服或服药后当以麦粥养胃。

（2）方后注要求服"方寸匕"，说明药少量轻，病情不重，意在缓治；若病情急重，则本方效力显不足。

（3）使用本方时，枳实当炒黑或炒炭用。

三、瘀血内结（下瘀血汤证）

师曰：产妇腹痛，法当以枳实芍药散；假令不愈者，此为腹中有干血著脐下，宜下瘀血汤主之。亦主经水不利。

【译文】

老师说：妇人产后腹中疼痛，按常规治法当用枳实芍药散；假如服药后腹痛仍不愈，这是因为有瘀血凝着在脐下，宜用下瘀血汤主治。

【解读】

产后脐下小腹或少腹部位疼痛拒按，曾用枳实芍药散治之不愈，知其是由于干血停著，瘀热内结胞宫，胞脉阻滞所致，此时再用枳实芍药散则病重药轻，当改用下瘀血汤破血逐瘀。如因瘀血内结而致经水不利，如闭经、痛经、经行不畅等，亦可用本方治疗。

该征的主要脉症：产后脐下小腹或少腹部位疼痛拒按，或呈刺痛，痛甚于胀，恶露紫黯有块，量少不行，甚或恶露不下，兼有口唇干燥，大便秘结，舌淡红偏黯，或边有瘀点瘀斑，脉沉涩或弦涩有力。

病机：瘀血内结，胞脉阻滞。

治法：破血逐瘀。

主方：下瘀血汤方

大黄二两、桃仁二十枚、蟅虫二十枚（熬，去足）。

上三味，末之，炼蜜和为四丸，以酒一升，煎一丸，取八合顿服之，新血下如豚肝。

主方分析：

方中大黄入血分，荡逐瘀血，推陈致新；桃仁活血化瘀润燥；蟅虫逐瘀破结，擅攻干血。三味相合，破血之力颇猛，为防伤正，用蜜为丸，是缓其性而不使骤发，又可润燥；酒煎是取其引入血分，直达病所。

注意事项：

（1）服药后如见恶露下如豚肝，是瘀血下行的验兆。

（2）本方先用枳实芍药散，不效再用力峻猛的下瘀血汤，提示临床上常可用试探法，尤其对于使用峻猛方药或病人体虚或辨证有偏颇时，既防止峻药伤正，又可投石问路，根据试探后的反应确定进一步的治疗方案。

（3）气虚血弱者禁用。

第三节　产后阳虚中风证治（竹叶汤证）

产后中风，发热，面正赤，喘而项痛，竹叶汤主之。

【译文】

产后感受风邪，发热，面色红赤，气喘头痛，宜用竹叶汤主治。

【解读】

产后正虚，风邪袭表，成正虚邪实之候。其中发热头痛，为中风之征；面红而赤，气喘，乃元阳不固，虚阳上浮，而兼有卫气闭郁、肺气不降之象，治用竹叶汤扶正祛邪，表里同治。

该征的主要脉症：产后发热头痛，面红而赤，气喘，恶风，伴身疼乏力，四肢久温，舌质淡红，舌苔薄白，脉浮或浮缓无力等。

病机：产后中风，虚阳上浮。

治法：扶正祛邪，表里同治。

主方：竹叶汤方

竹叶一把，葛根三两，防风、桔梗、桂枝、人参、甘草各一两，附子一枚（炮），大枣十五枚，生姜五两。

上十味，以水一斗，煮取二升半，分温三服，温覆使汗出。颈项强，用大附子一枚，破之如豆大，煎药扬去沫。呕者，加半夏半升洗。

竹叶汤为补正散邪之方，方中用竹叶、葛根、防风、桔梗、桂枝疏散外邪，以解其外；人参、附子温阳益气，以固里之虚；甘草、生姜、大枣调和营卫。全方以竹叶为主药，故名竹叶汤。

注意事项：

阴虚阳亢见面赤气喘者禁用。

第四节　虚热烦呕证治（竹皮大丸证）

妇人乳中虚，烦乱，气呕逆，安中益气，竹皮大丸主之。

【译文】

妇人在新产后哺乳期间，中气虚弱，心烦意乱，呕吐气逆，治以安中益气法，用竹皮大丸主治。

【解读】

生子曰"乳"，乳中虚指新产妇人正气亏虚之病机。妇女由于产时失血，育儿哺乳，乳汁去多而耗血，加之中气虚乏，气血资生之源不足，因而阴血偏虚，阴血虚则生内热，虚热上扰心神，则心中烦乱；热邪犯胃，胃气失和，则呕逆不安。其症尤可见食欲不振，神疲乏力，低热留恋，舌红苔少，脉滑数无力等。治用竹皮大丸清热降逆，安中益气。安中益气有补中益气，和胃安中之意。

该征的主要脉症：产后心中烦乱，呕逆不安，食欲不振，神疲，低热，舌红苔少，脉滑数无力。

病机：中虚内热，胃失和降。

治法：清热降逆，安中益气。

主方：竹皮大丸方

生竹茹二分、石膏二分、桂枝一分、甘草七分、白薇一分。

上五味，末之，枣肉和丸弹子大，以饮服一丸，日三夜二服。有热者倍白薇，烦喘者加柏实一分。

方中重用甘草为君，功能益气安中，与辛温之桂枝相配，可辛甘化阳，又可平冲降逆；竹茹、石膏清泻胃热，除烦止呕；白薇退虚热；枣肉调和诸药。诸药合用，寒温相制，既不至温燥太过，又清胃而不损胃阳，共奏安中益气之效。

注意事项：

（1）使用本方，甘草当用炙甘草，且当重用，一般10~20克。

（2）产后脾胃虚寒者慎用。

第五节 热利伤阴证治（白头翁加甘草阿胶汤证）

产后下利虚极，白头翁加甘草阿胶汤主之。

【译文】

产后又下利，以致气血极虚，宜用白头翁加甘草阿胶汤主治。

【解读】

妇人产后营阴本虚，又患下利，复伤其阴，导致阴血大虚，故原文云"虚极"。本证下利以白头翁汤为主方，可知其利为痢疾，由湿热下注所致，治用白头翁加甘草阿胶汤清热利湿，养血和中。

该征的主要脉症：大便脓血，腹痛即便，里急后重，肛门灼热，身热口渴，伴虚烦不寐，舌红苔黄，脉象虚数。

病机：阴血亏虚，湿热下注。

治法：清热利湿，养血和中。

主方：白头翁加甘草阿胶汤方

白头翁、甘草、阿胶各二两，秦皮、黄连、柏皮各三两。

上六味，以水七升，煮取二升半，内胶令消盍，分温三服。

白头翁汤为治湿热痢疾的主方，方中白头翁清热燥湿，凉血止痢；秦皮清热止利，调畅气机；黄连、黄柏清热燥湿，厚肠止利，诸药合用，功专清热燥湿，凉血止痢；加阿胶滋阴养血，甘草益气和中，调和诸药。

注意事项：

（1）虚寒下利非本方所宜。

（2）使用阿胶时，当另包烊化。

第二十二章　妇人杂病脉证并治

第一节　成因、证候与治则

妇人之病，因虚、积冷、结气，为诸经水断绝。至有历年，血寒积结，胞门寒伤，经络凝坚。

在上呕吐涎唾，久成肺痈，形体损分。在中盘结，绕脐寒疝；或两胁疼痛，与脏相连；或结热中，痛在关元，脉数无疮，肌若鱼鳞，时着男子，非止女身。在下未多，经候不匀，令阴掣痛，少腹恶寒；或引腰脊，下根气街，气街急痛，膝胫疼烦。奄忽眩冒，状如厥癫；或有忧惨，悲伤多嗔，此皆带下，非有鬼神。

久则羸瘦，脉虚多寒；三十六病，千变万端；审脉除阳，虚实紧弦；行其针药，治危得安；其难同病，脉各异源；子当辨记，勿谓不然。

【译文】妇女的疾病，多因虚损、积冷、结气三种原因而发生，致使月经失调，甚至停经，经年不愈。时间久了，又因血分受寒，血凝气结，导致胞宫为寒邪所伤，经络瘀滞不通。

在上为胸肺受邪，症见呕吐涎沫，日久寒邪化热，可以形成肺痈，形体消瘦。在中为肝脾受邪，症见绕脐作痛，或两胁疼痛，与肝脏相连；或结热在中，痛在脐下关元，脉数，但周身并无疮患，肌肤为热所灼，枯燥如鱼鳞。这些证候，男子也可能发生，并非妇女所独有。在下为肝肾受病，虽然下血并不太多，但往往经候迟早不匀，阴部抽掣疼痛，小腹寒冷；或痛引腰脊，疼痛之根，起源于气街（即脐下5

寸旁开 2 寸，又名气冲），发生冲气急痛，又连膝胫疼痛烦。甚则可出现猝然眩晕昏冒，状如昏厥、癫狂一类疾病，或忧惨悲伤，经常发怒。这些都是妇人杂病之证候，并非鬼神作祟。

久病则形体羸瘦，脉象虚弱且多寒邪；妇人带下三十六病，变化多端，医家应该审脉之阴阳虚实紧弦，治以针、药，方可转危为安。其病虽同而脉不同，应当仔细辨别记取，因为脉象不同处治的方法就不同。

【解读】

第一段说明妇人杂病的病因不外乎虚、积冷、结气三个方面。"虚"是气血虚少，"积冷"是久积冷气，"结气"指气机郁结。女子较男子而言，要经历经、胎、产的过程，失血耗气较多；而在古代妇女地位较低，有情绪不适，多藏于心中，郁而不发；且家务多以妇女承担，长年接触冷水或经期、产后气血亏虚又易受风寒，故仲景云：妇人杂病常因"虚、积冷、结气"。

第二段进一步论述病变在上、中、下三焦的情况。在上，因寒饮伤肺，可见咳吐涎沫，日久寒郁化热，邪热壅肺，形成肺痈，致形体消瘦。在中，为肝脾受邪，症见绕脐作痛，或两胁疼痛，与肝脏相连，如素禀阳盛，则病从热化，出现脐下疼痛，脉数。因内有瘀血，旧血不去，新血不生，血不外荣，肌肤失养，所以虽身无疮疡，但仍肌肤状如鳞甲。以上证候，无论男女均可出现，故云"时着男子，非止女身"。若虚、冷、结气在下，则可引起多种妇科疾病，因为妇人以冲、任为事，冲为血海，任主胞胎，故主要引起月经病变，而表现为月经先后不定，经量或多或少；阴中掣痛，少腹恶寒，或牵引腰背；或下连气街，冲气急痛，且两腿膝胫疼烦。此外，还可因情志不遂，气机失于调达，发生突然昏厥癫狂；或为忧愁悲伤，时时发怒之证。此皆妇人杂病范畴，并非鬼神作怪。

最后一段说明妇人杂病的诊治原则。妇人杂病，如果延久失治，必见病人气血更虚，形体消瘦，以致正虚邪盛。妇人杂病，常见的有三十六种，其变化多端，错综复杂，因此医者必须审脉之阴阳紧弦。而辨证的寒热虚实，或用针灸或用汤药进行针对性治疗，才能切中病机，收到转危为安的效果。对于同病异脉之证，尤应详加审察，辨明该病的根源，以免误治。

第二节　证治

一、梅核气（半夏厚朴汤证）

妇人咽中如有炙脔（luán），半夏厚朴汤主之。

【译文】

妇人自觉咽中如有烤肉块般梗阻不适，用半夏厚朴汤主治。

【解读】

本病的发生多由七情所伤，肝失条达而气机郁结，气郁津凝成痰，痰气相搏，上逆于咽喉之间所致。表现为咽中自觉有物阻塞，咳之不出，咽之不下，或刷牙时有恶心欲呕感，后世称为"梅核气"。治用半夏厚朴汤开结化痰，顺气降逆。

该征的主要脉症：咽中自觉有物阻塞，咳之不出，咽之不下，或刷牙时有恶心欲呕感，舌淡苔白润或白滑，脉滑或弦缓。

病机：气滞痰凝，搏结咽喉。

治法：开结化痰，顺气降逆。

主方：半夏厚朴汤方

半夏一升、厚朴三两、茯苓四两、生姜五两、干苏叶二两。

上五味，以水七升，煮取四升，分温四服，日三夜一服。

方中半夏、厚朴、生姜辛开苦降，以散结降逆；佐以茯苓利饮化痰；苏叶芳香轻扬，宣肺气解郁结。诸药合用，气顺痰消，则咽中自爽。

注意事项：

（1）运用时注意方中当重用半夏、厚朴，轻用紫苏叶。

（2）慢性咽喉炎其病缠绵，病程常呈迁延，因此治疗时间较长。本方也可做成丸服用。

二、脏躁（甘麦大枣汤证）

妇人脏躁，喜悲伤欲哭，像如神灵所作，数欠伸，甘麦大枣汤主之。

【译文】

妇人脏躁病，忽喜笑忽悲伤想哭，好像似有神灵所作的样子，频数呵欠，伸懒腰，用甘麦大枣汤主治。

【解读】

本病多由情志不舒或思虑过多，郁而化火，伤阴耗液，虚火躁动所致，一般表现有情志不宁、无故悲伤欲哭、频作欠伸、神疲乏力等症。其治重在脾，因为若脾气健旺，气血津液充沛，则可资源他脏，五脏之阴充足，虚火自灭，脏躁诸症自平，故治用甘麦大枣汤补益心脾，宁心安神。

脏躁病虽多见于女子，但男子亦不少。根据症状和方药分析，本病始于肝，伤及心脾，累及于肾。故除原文所述症状外，还伴有心烦、易怒、失眠、便秘等症。关于脏躁的病位，历代有诸多不同认识，常见的有认为在子宫（如尤在泾）、心脏（如吴谦）、肺脏（如曹颖甫）、五脏（如黄树曾）、心与肝（《金匮要略译释》）或不拘何脏（如陈修园），各家见解，见仁见智。但子宫之说似不宜从，因为此病虽多见于女子，但男子也有。但诸多医家认为似以"五脏"更为恰当，因为五脏各有五志，若五脏功能失调，五志发于外则变生情志失常诸症，因此本病的发生，多由情志不舒或思虑过度，郁而化火伤阴，脏阴不足，虚火躁动所致，其病始于肝，而累及心、脾、肺、肾，为五脏俱病。

对脏躁的治疗，除了药物之外，还当配合一定的心理疗法。

该征的主要脉症：情志不宁、无故悲伤欲哭、频作欠伸、神疲乏力，伴心烦、易怒、失眠、便秘等，舌红苔薄白或少苔，脉细数。

病机：五志化火，伤阴耗液，虚火躁动。

治法：补益心脾，宁心安神。

主方：甘麦大枣汤方

甘草三两、小麦一升、大枣十枚。

上三味，以水六升，煮取三升，温分三服。亦补脾气。

方中三药，皆性平而味甘，小麦甘润，养心肝，安心神；甘草、大枣甘缓，补中缓急而止躁。三药相合，使脏不躁则悲伤叹息诸症自去，实属治脏躁之良剂、补脾之佳方。

注意事项：

甘麦大枣汤性味平淡，口感亦好，临床尚可用作大病后体虚不复、气阴两伤的辅助饮食疗法。该方对自汗、盗汗、小儿夜啼等病亦有较好的疗效，治疗盗汗、自汗时，小麦可用至50～200克。

三、月经病

（一）热入血室

1. 辨证和治禁

妇人伤寒发热，经水适来，尽日明了，暮则谵语，如见鬼状者，此发热入血室。治之无犯胃气及上二焦，必自愈。

【译文】

妇人感受寒邪而发热，时值月经来潮，昼日明了，入夜则语言失常，好像见到了鬼一样，这是热入血室的证候。治疗应按热入血室的方法来处理，不可用攻下的药物伤中焦的胃气，也不可用发汗的药物伤上焦的清气，必自行痊愈。

【解读】

患伤寒发热时，妇人虽经水正行而畅利，但邪气乘虚而入血室，扰于血分，血为阴，夜暮亦为阴，所以白日神志清楚，夜暮则胡言乱语，精神错乱。此证不同于阳明腑实证，而是热入血室，血分热盛所致。所谓"必自愈"亦并非不用药物而待自愈，而是因邪陷不深，尚未与血相结，月经正行，邪热可随月经外泄而愈。

2. 表证已罢，瘀热内结（刺期门穴证）

妇人中风，发热恶寒，经水适来，得之七、八日，热除脉迟，身凉和，胸胁满，如结胸状，谵语者，此为热入血室也，当刺期门，随其实而取之。

【译文】

妇人感受风邪而发热恶寒，正值月经来潮，患病已七、八日，热退、脉迟、身已凉和，而见胸胁胀满，有如结胸之状，神识不清，语言失常的，此亦为热入血室。当刺肝处之期门穴，泻肝经的实热，而散血室的瘀热，随其邪实所在而取之。

【解读】

妇人患中风，发热恶寒，正值经期，经水适来，脉迟身凉和，胸胁满如结胸状、谵语等，此为表热已罢、瘀热结于血室之证。血室属肝，肝脉络于胁，瘀热而致肝的经脉不利，故胸胁满如结胸状；其谵语并非阳明腑实，而是血热上扰神明（母病及子）所致，治疗宜取肝部期门穴刺之，以泻其实而清其瘀热。

（二）崩漏

1. 虚寒挟瘀（温经汤证）

问曰：妇人年五十所，病下利数十日不止，暮即发热，少腹里急，腹满，手掌烦热，唇口干燥，何也？师曰：此病属带下。何以故？曾经半产，瘀血在少腹不去。何以知之？其证唇口干燥，故知之。当以温经汤主之。

【译文】

问道：妇人年已五十左右，病前阴下血，数十日不止，傍晚发热，小腹里急，腹中胀满，手掌发热，唇口干燥，是什么原因呢？老师说：

此病属带脉以下的病变。什么原因呢？这是由于曾经小产，有瘀血停在小腹未去。怎么知道呢？因其证见唇口干燥，所以知道是瘀血停留于小腹，当以温经汤主治。

【解读】

妇人五十岁左右，气血已衰，冲任不充，经水应绝。今又阴道出血几十天不止，此属崩漏（原文"下利"当是"下血"）。病由冲任虚寒，曾经小产，少腹有残余的瘀血停留，致腹满里急，或伴有刺痛、拒按等症。漏血数十日不止，阴血势必耗损，以致阴虚生内热，故见暮即发热、手掌烦热等症。瘀血不去则新血不生，津液失于上润，故见唇口干燥。证属冲任虚寒，瘀血内停，故当用温经汤温养血脉，使虚寒得以补，瘀血得以行，从而起到温经行瘀之效。

该征的主要脉症：月经不调，或经来过多，或前或后，或崩漏不止，或一月再行，月经色暗有块，小腹冷痛喜热熨或刺痛拒按，伴唇口干燥，暮即发热，手心烦热，腹满，舌质紫黯，或边有瘀点瘀斑，脉沉涩或弦涩。

病机：冲任虚寒，瘀血内停，兼阴伤血热。

治法：温经养血，散寒行瘀，佐以滋阴清热。

主方：温经汤方

吴茱萸三两，当归、川芎、芍药、人参、桂枝、阿胶、生姜、牡丹皮、甘草各二两，半夏半升，参冬一升。

上十二味，以水一斗，煮取三升，分温三服。亦主妇人少腹寒，久不受胎；兼取崩中去血，或月水来过多，及至期不来。

方中吴茱萸、桂枝、生姜温经暖宫；阿胶、当归、川芎、芍药、牡丹皮养血行瘀；麦冬养阴润燥而清虚热；人参、甘草、半夏补中益气和胃。诸药配合、共奏温补冲任、养血去瘀、扶正祛邪之功。

注意事项：

调经一般以三个月为一周期，即每月除经期外，需坚持服用，方能巩固疗效。

2. 冲任虚寒（胶姜汤证）

妇人陷经，漏下黑不解，胶姜汤主之。

臣亿等校诸本无胶姜汤方，想是前妊娠中胶艾汤。

【译文】

妇人因崩漏，经气下陷，下血不止，经血色黑，日久不解，用胶姜汤主治。

【解读】

妇人陷经，漏下色黑不止者，乃因冲任虚寒，不能摄血所致。治以胶姜汤，温补冲任，养血止血。

本条后世诸家多以下血的颜色来辨别寒热属性，似不足为据。因一般出血量多则血色鲜红，如出血量少，或停留时间较长，其血则为紫黑色，故漏下色黑，固可属于虚寒，但也有瘀血郁热、冲任有火所致者。本条除漏下色黑外，势必具有相应的虚寒证候，始可按后世注家所述用胶艾汤加干姜或胶姜汤为治。

该征的主要脉症：妇人漏下色黑不解，淋漓不尽，伴面色苍白，头晕心悸，气短神倦，腰膝酸软，憎寒畏冷，舌质淡，脉微弱。

病机：冲任虚寒，不能摄血。

治法：调补冲任，温阳散寒，固经止血。

主方：胶姜汤方

前人均谓胶姜汤方缺，可用胶艾汤加干姜。林亿等人认为恐是胶艾汤。按《千金方》胶艾汤，其中亦有干姜。陈修园治一妇人漏下黑水，宗此方用阿胶、生姜二味治愈，可作参考。

本方配伍特点在于：阿胶补血滋阴，润燥止血，善疗血虚出血；干姜温达阳气，使阳气固摄脉络以止血，与阿胶相用，温阳之中以补血，补血之中以生阳，阳气阴血得温得补，各行其职，以主持正常的生理功能。二药相用，以达温阳补血止血之效。

注意事项：

邪热出血者禁用。

（三）经水不利——血瘀（土瓜根散证）

带下经水不利，少腹满痛，经一月再见者，土瓜根散主之。

【译文】

妇人带脉以下的病变，月经不能如期而至，或月经循行不畅，小腹部满痛，月经一月两行，用土瓜根散主治。

【解读】

妇女患经水不利或兼一月再见者，多因留瘀所致，故少腹同时出现满痛症状，并伴有少腹按之有硬块，月经量少，色紫有块，舌紫暗，脉涩等脉症。治当以活血通瘀为主，方用土瓜根散。阴瘀肿，多属瘀积为患，故本方亦能治疗。

该征的主要脉症：月经不调，或过期而至，或一月再行，经行不畅，月经量少，色紫有块，少腹满痛，按之不减或拒按，或少腹按之有硬块，伴身恶寒，舌质淡紫暗，脉沉或涩。

病机：瘀血内阻。

治法：破瘀通经。

主方：土瓜根散方

土瓜根、芍药、桂枝、䗪虫各三两

上四味，杵为散，酒服方寸匕，日三服。

方中土瓜根（王瓜根）祛瘀破血；䗪虫破血开闭；桂枝、芍药调营止痛，加酒以行药势。诸药相伍，以奏活血祛瘀，通经止痛之功，瘀血得去则经水自调。方中之土瓜根，即葫芦科植物王瓜的块根，亦可用丹参、桃仁、泽兰等代之。

注意事项：

（1）本方破瘀通经，效力较峻，故当见有瘀血内积之征方可运用。

（2）气血亏虚所致的经闭禁用。

（四）水血并结血室（大黄甘遂汤证）

妇人少腹满如敦状，小便微难而不渴，生后者，此属水与血俱结在血室也，大黄甘遂汤主之。

【译文】

妇人小腹胀满，其形隆起如敦（古代盛黍稷的一种器具，上下稍锐，中部肥大）状，小便略难而口不渴，此乃生产之后，余邪未清，是水与血俱结在血室，用大黄甘遂汤主治。

【解读】

妇人少腹满，有蓄水与蓄血之不同。若满而小便自利，为蓄血；满而小便不利，口渴，为蓄水。今少腹胀满，其形高起如敦（duì）状，小便微难不渴，且发生在产后，所以诊断为水与血俱结在血室。治当水血兼攻，以大黄甘遂汤破血逐水。

该征的主要脉症：本证以小腹胀满，疼痛拒按，其形隆起，小便微难，口不渴或下肢浮肿，舌淡胖边有齿痕，苔白滑或白润，脉沉弦而涩为主要脉症。

病机：水血俱结血室。

治法：破血逐水。

主方：大黄甘遂汤方

大黄四两、甘遂二两、阿胶二两。

上三味，以水三升，煮取一升，顿服之，其血当下。

主方分析：

方中大黄荡涤胞中瘀血，使瘀从下而去；甘遂逐胞中水气，使水气尽从下去，与大黄相用，逐瘀泻水，洁净胞宫；因产后所得，故配阿胶养血扶正，佐制大黄、甘遂攻伐太过，使邪去而不伤正。

注意事项：

（1）方后云"当下血"，乃提示服用本方后不仅大小便次数增多，还会见下血，乃水血外出之征，下血后诸症减轻，切不可误以为病情加重；但若下血后病不愈者，且伴头晕、少气懒言等，则当审慎。

（2）孕妇禁用。

四、带下病

（一）湿热带下（矾石丸证）

妇人经水闭不利，脏坚癖不止，中有干血，下白物，矾石丸主之。

【译文】

妇人经水闭塞而不通，子宫内有凝结的坚积不去，是其中有干血，又时下白带，用坐药矾石丸主治。

【解读】

本条带下病是由经行不畅或经闭，干血内着，郁为湿热，久而腐化所致。故以矾石丸为坐药，纳入阴中，以除湿热而止带下，这是治疗白带的外治法。

该征的主要脉症：白带量多色黄，或臭秽，或阴痒，伴少腹疼痛，固定不移，按之则硬或闭经或月经色黯有瘀块，舌红苔白腻或黄腻，脉滑数。

病机：内有干血，郁为湿热。

治法：清热利湿，杀虫止痒。

主方：矾石丸方

矾石三分（烧）、杏仁一分。

上二味，末之，炼蜜和丸枣核大，内脏中，剧者再内之。

矾石性寒燥湿，清热祛腐，解毒杀虫，酸涩止带；杏仁破滞利湿，与矾石相用，降气利湿，共奏燥湿清热、宣达气机之功；配白蜜滋润以制矾石燥涩之性。

注意事项：

（1）本方为治标之剂，一般还需同时内服消瘀通经之剂，如大黄䗪虫丸、桂枝茯苓丸等以治其本。

（2）临证应用本方时，先将药依法制丸后，用消毒纱布包好，适温下，纳入阴道。如有宫颈糜烂或阴道溃疡者，宜先治其糜烂或溃疡，暂不宜用本方。

（二）寒湿带下（蛇床子散证）

蛇床子散方，温阴中坐药。

【译文】

妇人阴中寒冷，用温阴中坐药蛇床子散主治。

【解读】

从"温阴中"及方后云"绵裹内之，自然温"，可知病人自觉阴中寒冷甚至连及后阴；以药测症，还应有带下清稀，腰酸困重，少腹寒冷，外阴瘙痒等症状。此由阴寒湿浊之邪凝着下焦所致，故用蛇床子散作为坐药，直接温其受邪之处，以暖宫燥湿，杀虫止痒，使寒湿得去，则带下自除。

该征的主要脉症：带下清稀，色白，或黏稠，伴腰酸困重，少腹寒冷，外阴瘙痒等，舌淡苔白腻，脉沉滑或沉缓。

病机：阴寒湿浊，凝结下焦。

治法：暖宫燥湿，杀虫止痒。

主方：蛇床子散方

蛇床子仁

上一味，末之，以白粉少许，和令相得，如枣大，绵裹内之，自然温。

方中蛇床子性味辛苦温，温肾壮阳，散寒燥湿，杀虫止痒，善主妇人阴中瘙痒、男子阴囊湿痒；白粉甘平，补益正气，长于扶正驱邪，与蛇床子相用，益气以助阳，温阳散寒除湿。

注意事项：

本方既可外用，亦可内服，但蛇床子因有毒，故内服注意剂量一般不宜太大，以免导致恶心、呕吐等不良反应。

五、腹痛

（一）瘀血内阻（红蓝花酒证）

妇人六十二种风，及腹中血气刺痛，红蓝花酒主之。

【译文】

妇人感受了六十二种风，导致腹中血气刺痛，用红蓝花酒主治。

【解读】

六十二种风，是泛指一切风邪病毒而言。妇人经后和产后，风邪易侵入腹中，与血气相搏，致血滞不行，故腹中刺痛。治用红蓝花酒活血行瘀，利气止痛。

该征的主要脉症：腹中刺痛拒按，经闭或痛经或经来色黯有块，舌质紫黯，脉沉涩。

病机：风与血搏，血滞不行。

治法：活血行瘀，利气止痛。

主方：红蓝花酒方（疑非仲景方）

红蓝花一两

上一味，以酒一大升，煎减半，顿服一半，未止再服。

方中以红蓝花（即红花）味辛，活血祛瘀，利气止痛；酒亦能行血，助红蓝花之力，使气血得以畅通，则风自灭，故方中不再用祛风药物。

注意事项：

（1）红花破血，故月经量过多或孕妇禁用。

（2）本方以温通气血见长，故阴虚血热甚者不宜。

（二）肝脾失调（当归芍药散证）

妇人腹中诸疾痛，当归芍药散主之。

【译文】

妇人腹中多种疾痛，皆可用当归芍药散主治。

【解读】

妇人腹痛的原因颇多，但多由肝脾不和，肝郁则气滞血凝，脾气不运则生湿，症见腹痛，舌淡胖，边有齿痕，苔白润，脉沉滑，治用当归芍药散调肝脾，理气血，利水湿，使肝脾和，气血调，水湿去，则痛自已。

（三）脾胃虚寒（小建中汤证）

妇人腹中痛，小建中汤主之。

【译文】

妇人腹中疼痛，用小建中汤主治。

【解读】

条文叙证简略，从药测证妇人腹痛，因中焦脾胃虚寒所致者，临床见症为腹痛喜按，心悸虚烦，面色无华，神疲纳少，大便溏薄，舌质淡红，脉细涩等。用小建中汤治疗，意在建中培土，补气生血，使脾胃健运，气血流畅，则腹痛自已。

六、转胞（肾气丸证）

问曰：妇人病，饮食如故，烦热不得卧，而反倚息者，何也？师曰：此名转胞，不得溺也，以胞系了戾（lì），故致此病。但利小便则愈，宜肾气丸主之。方见虚劳中。

【译文】

问道：妇人病，饮食如平常，但感觉烦热不得卧，反而倚床呼吸，这是什么原因呢？老师答道：此病名为转胞，病人不能小便，是膀胱之系缭绕不顺，只需利小便，则病可愈，宜用肾气丸主治。

【解读】

妇人转胞的主症为脐下急痛，小便不通。由于病不在胃，故饮食如故；因病在膀胱，故少腹胀满急痛而不得溺；水气不化，浊阴上逆，故烦热；水不得下行，故倚息不得卧。病由肾气虚弱，膀胱气化不行所致。条文中云"利小便则愈"，是在提示要使小便通利，需恢复膀胱气化为要，故治用肾气丸，益肾以化膀胱之气，气化则溺出，诸症自消。

转胞为男女皆有之疾，肾气虚弱，膀胱气化不行，仅是其中一种。此外，尚有中焦脾虚下陷；上焦肺虚，通调失职；妊娠胎气上迫以及忍溺入房等，都能导致胞系缭绕不顺而发生转胞，故应分别论治。如朱丹溪用补中益气汤，程钟龄用茯苓升麻汤（赤茯苓、白茯苓，升麻，当归，川芎，苎麻根，急流水煎，或调琥珀末更佳），就是根据转胞的不同病机进行治疗的例子，可补本条之不足。

转胞之胞，一般多释为膀胱，即胞与脬通。转胞之证，由于肾阳不足，膀胱失温，阴寒内生，寒则使其拘急收引；或肾虚系胞无力，胎元下压，膀胱转位，致使与其相连的排尿管道发生屈曲、结纠，影响了尿液的正常排泄，类似今之尿潴留。还可配合外用之法，如《世医得效方》中有用葱白炒热裹脐下或以盐炒热囊盛熨小腹的方法，有用良姜、葱头、紫苏茎叶煎汤熏洗小腹外阴，并以手抚脐的方法。

七、前阴诸疾

（一）阴疮（狼牙汤证）

少阴脉滑而数者，阴中即生疮。阴中蚀疮烂者，狼牙汤洗之。

【译文】

少阴脉滑而兼数的，必是前阴生疮。前阴生疮腐蚀糜烂的，治用狼牙汤主治。

【解读】

肾主二阴，少阴属肾，若少阴脉见滑而数，说明湿热内蕴下焦，日久必致阴中痒痛糜烂，伴带浊淋漓。治用狼牙汤煎水洗阴中，旨在清热燥湿，杀虫止痒。

该征的主要脉症：阴疮，烂痒肿痛，重则恶痒恶痛，或痛引腰腹，舌红苔根部黄腻，脉滑数。

病机：湿热内蕴下焦。

治法：清热燥湿，杀虫止痒。

主方：狼牙汤

狼牙三两

上一味，以水四升，煎取半升，将丝绵缠于筷子上，如蚕茧那样大，浸泡于药汤内，再取出将药汁滴入阴中。日四遍。

方中狼牙即仙鹤草根芽。狼牙始见于《神农本草经》，曰："牙子，一名狼牙。味苦寒，无毒。主邪气，热气，疥搔，恶疡，创，痔，去白虫。"《名医别录》曰："牙子，味酸，有毒。一名狼齿，一名狼子，一名犬牙。"《吴普本草》名"天牙"。陶宏景说："其牙如兽之齿牙，故有诸名。八月采根。"

狼牙汤、矾石九、蛇床子散三方均外用，但三方用法、功效有所不同。例如，狼牙汤证有疮痛，采用洗剂，以利清疮排毒；矾石丸、蛇床子散证无疮痛，采用坐药纳于阴中，除湿止带，杀虫止痒，且蛇床子散还可直接温阴中寒冷。

（二）阴吹（猪膏发煎证）

胃气下泄，阴吹而正喧，此谷气之实也，猪膏发煎导之。

【译文】

胃气下泄，前阴吹气，连续不断，喧然有声，此为大便不通，治用猪膏发煎，养血润燥、通导大便，大便一通气归常道，阴吹自然消失。

【解读】

此为胃肠燥结，腑气不畅，以致浊气下泄，干及前阴而致阴中出气有声。以方测证，除阴吹而正喧外，还当有大便燥结、小便不利、舌红苔黄少津等症。在病机上除胃肠燥结外，还兼有瘀血，故治用猪膏发煎化瘀润肠通便，使浊气下泄归于肠道，则其病自愈。本方还可治疗胃肠燥结的萎黄证。

阴吹之病在临床上并不少见，病轻的多隐忍不言，重者阴吹不已，声喧于外，始行医治，故后世方记载不多。本病一般多发于生育后的妇女，体虚气血不足是其根本因素，故临床上除本证胃肠燥结兼瘀血之阴吹外，还有后世医家所载的气虚下陷用补中益气汤；《温病条辨》从饮病论治，提出"饮家阴吹，脉弦而迟，橘半桂苓枳姜汤主之"之说，说明阴吹亦当辨证论治。此病可由直肠与阴道间其他因素形成瘘管而成；也可见于经产妇人子宫宽弛，无力收缩恢复，在起坐或睡卧时转侧身体，阴中即如气囊收缩样出声。此时可用补益升提之药，取效较速。

主方：猪膏发煎方

猪膏半斤、乱发如鸡子大三枚。

上二味，和膏中煎之，发消药成。用法是丝绵裹如枣核大放入阴中。这个阴中不是前阴，面是后阴，即肛门。

注意事项：

此方切不可用于前阴。